黄帝内经

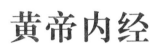

（上古）黄帝 著　（清）张志聪 集注

〔第三卷〕

光明日报出版社

卷八（中）

六元正纪大论篇第七十一

此篇论六气主司天于上，在泉于下，五运六气运化于中，间气纪步，为加临之六气以主时，五六相合，以三十年为一纪，再纪而为一周，故名《六元正纪大论》。

黄帝问曰：六化六变，胜复淫治，甘苦辛咸酸淡先后，余知之矣。

"六化"，谓司天在泉，各有六气之化。"六变"，谓胜制之变也。胜复者，渭五运之气，亦复其岁，有相胜制，而治之不全也。甘苦辛咸酸淡，谓五味所资，生化有厚薄，成熟有多少，先后之各有制，各有胜，各有生，各有成也。此承上章而言司天在泉之气，胜制其五运。五运之气制胜其司天在泉，今欲调之正味，使气运和平，上下合德，无相夺伦，天地升降，不失其宜，五运宣行，勿乖其政，盖尽人事以救天地之淫邪，故谓之《正纪大论》。〔眉批："岁"，谓六气之主岁。上章末节"用淡易甘"以便照应此节。〕

夫五运之化，或从五气，或逆天气，或从天气而逆地气，或从地气而逆天气，或相得，或不相得，余未能明其事，欲通天之纪，从地之理，和其运，调其化，使上下合德，无相夺伦，天地升降，不失其宜，五运宣行，勿乖其政，调之正味，从逆奈何？

"五运"，谓五行之化运。或从五气者，谓敷和、升明、审平、静顺之纪，五运和平，与六气无犯也。或逆天气者，如丙子丙午岁，火运司天，而行水运；甲辰甲戌岁，水运司天，而行土运也。或从天气，或从地气者，太过而从天化者三，不及而同天化者亦三，太过而同地化者三，不及而同地化者亦三。凡此二十四岁，与天地相符，与地气相合也。或逆地气，或逆天气者，除天符岁会之年，而与司天在泉之气不相合也。或相得，或不相得者，谓四时之气，如风温春化同，热暄夏化同，清露秋化同，云雨长夏化同，冰雪冬化同，此客气与时气之相得也。如主气不足，客反胜之，是客气与时气之不相得也。通天之纪，顺地之理，使上下合德，无相夺伦者，使司天在泉之气，上下和平也。天地升降，不失其宜者，升已而降，降已而升，天地之更用，无失其宜也。和其运，调其化，使五运宣行，勿乖其政者，调和五运之气，宣行德化，勿乖其政令也。夫五运六气有德化政令之和祥，必有淫胜郁复之变易，今欲使气运和平，须以五味折之、资之、益之、抑之，故曰："调之正味。"盖在天为气，在地为味，以味而调其气也。从逆者，谓资之、益之者，顺之；折之、抑之者，当逆取也。张玉师曰："以上五篇，论天地气运有自然之盛衰。此下二篇，论用人力以调其不和，故此篇曰《正纪》，下篇曰《至真》。"〔眉批：论六气而先问五运。〕

岐伯稽首再拜对曰：昭乎哉问也！此天地之纲纪，变化之渊源，非圣帝孰能穷其至理欤！臣虽不敏，请陈其道，令终不灭，久而不易。

五运阴阳者，天地之道也，万物之纲纪，变化之父母，生杀之本始，神明之府也。"令"，善也。谓能调其气运，得令终而无殄灭之患，垂永久而无变易之灾。

帝曰：愿夫子推而次之，从其类序，分其部主，别其宗司，昭其气数，明其政化，可得闻乎？岐伯曰：先立其年，以明其气。金木水火土，运行之数；寒暑燥湿风火，临御之化，则天道可见，民气可调，阴阳卷舒，近而无惑，数之可数者，请遂言之。

类者，甲己类天干，子午类地支。天干始于甲，地支始于子，各有其序，所谓先立其年是也。部主者，厥阴之上，风气主之，少阴之上，热气主之，以六气为六部，各主岁而主时也。宗司者，谓五运五行，为运气之宗。主正化者，热化寒化雨化风化，所谓以明其气是也。运行之数者，五运相袭，而皆治之，终期之日，周而复始。临御之化者，六气有司天之上临，有在泉之下御，有四时之主气，有加临之客气也。明其气数，则天道可见，民气可调，阴阳卷舒，近而无惑矣。〔眉批：顾氏影宋本，"政"作"正"。又：上"数"，叶素。下"数"，上声。〕

帝曰：太阳之政奈何？岐伯曰：辰戌之纪也。

辰戌岁，主太阳司天。〔眉批：首太阳者，太阳标阳而本水，即先天始生之精气也。次阳明者，阳明之右太阳治之。〕

太阳司天　太角化运　太阴在泉　壬辰壬戌壬为阳年，岁木太过，故主太角。

其运风，其化鸣紊启坼，故其变振拉摧拔，其病眩掉目瞑。

"紊"，音文。"坼"，音册。此节专论太角之化运，后节始论司天在泉及间气加临之六气。"鸣"，风木声。"紊"，繁盛也。"启坼"，木发而开坼也。风木太过，故其变振拉摧拔。"眩掉目瞑"，皆风木之为病。倪仲宣曰："五运内合五脏，病在肝，故证见于目"。后五运仿此。

太角初正　少徵　太宫　少商　太羽终

《灵枢经》曰："天地之间，六合之内，不离于五。"又曰："五者，音也。音者，冬夏之分，分于子午，阴与阳别，寒与热争。"是五音主子午之二至，卯酉之二分，土位中宫，而分旺于四季，故五音合五行之化运。按木火土金水，后天之五行也。天地开辟，而五方五时皆属后天之气，故以太角木运为首、为正，次太徵，次太宫、太商、太羽。五运相袭，终期之日，周而复始，此五音之主岁也。初者，岁之首。终者，岁之终。以角下注"初"字，羽下注"终"字者，盖每岁仍以角木主春，徵火主夏，商金主秋，羽水主冬，土居中宫，而主长夏，此五音之主时也。故其运风，其化鸣紊启坼；其运热，其化暄暑郁燠。此论主岁之运，统司一岁之气，而四时又有春之温，夏之热，秋之凉，冬之寒。故曰风温春化同，热曛夏化同，燥清秋化同，冰雪冬化同，此主岁之气，与时气之相得也。如水运之岁，至夏而热；火运之岁，至冬而寒。又如水运之岁，至夏而寒；火运之岁，至冬而热。或从岁运，或从四时，此岁气与时气之不相得也。甲丙戊庚壬，五阳年主太；乙丁己辛癸，五阴年主少。以丁壬木运为初正，故以壬辰壬戌太阳司天之岁为运首，次丁卯丁酉之少角，壬寅、壬申之太角，自太而少，少而太。从壬而丁，丁而壬，皆以木运为首，水运为末，以主岁；木运为初，水运为终，以主时。张玉师曰："司天在泉之六气，总归于阴阳精气，似属先天之水火。五运之化，始于丹黅苍素玄之气，经于五方之分，盖天地开辟，而后分五方五时，故五运属后天之五行。"〔眉批：水为精，火为气。〕

太阳　太徵　太阴　戊辰戊戌同正徵。

戊癸化火，戊为阳年，主火运太过，故为太徵。火运太盛，而寒水上临，火得承制，则炎烁已平，而无亢盛之害，故与正徵之岁相同。正徵之岁，乃火运临午，所谓岁会气之平也。金西铭曰："午属少阴君火，火运临午，是二火相合，其热更盛，而反为平岁者何也？"曰："此论地支之主岁，与运气相合，故曰岁会，非司天之上临也。岁有十二辰，子午为经，卯酉为纬，阴中有阳，阳中有阴，主岁亦然。故木运临卯，火运临午，金运临酉，水运临子。以运气上临于岁辰，非司天上临于运气也。午者，盛阳之阴也，阳盛而阴气加之，故为平岁。如水运临子，阴盛而一阳承之，皆得承制之为平也，卯酉亦然。"

其运热，其化暄暑郁燠，其变炎烈沸腾，其病热郁。

热者，火之气。"暄暑郁燠"，火之化也。火运太过，故其变炎烈沸腾。"郁"，郁蒸也。火热太过，故为热郁之病。玉师曰："火运上临太阳，故热郁。"

太徵戊　少宫己　太商庚　少羽辛终　少角丁初

戊主火运大过，故为太徵，以太徵居上者，尊主岁之气也。四时之气始于角木，故从丁之少角生戊火，火生己土，土生庚金，金生辛水，从少而太，太而少，自上而下，下而复上也。馀运仿此。

太阳　太宫　太阴　甲辰岁会，甲戌岁会。

甲属阳土，故为太宫，土运临四季，为岁会。四季者，辰戌丑未岁也。

其运阴埃，其化柔润重泽，其变震惊飘骤，其病湿下重。

云雨昏暝埃，乃湿土之气，故其运阴埃，后节日其运阴雨，柔润重泽，土之化也。土运太过，故其变震惊飘骤，湿重脾病也。

太宫甲　少商乙　太羽丙终　太角壬初　少徵

从壬之太角，起初运以主春，角生癸火，火生甲土，土生乙金，金生丙水，盖从壬而癸，复从癸而甲也。

太阳　太商　太阴　庚辰　庚戌　其运凉，其化雾露萧瑟，其变肃杀凋零，其病燥，背瞀胸满。

庚主金运太过，故为太商。商主秋金，故其运凉，其化萧瑟。金气太盛，故其变肃杀凋零，燥背胸满，皆肺部之病。肺俞在肩背，胸中乃肺之宫城。"瞀"，睡貌。《经脉篇》曰："肺，是动病，甚则交两手而瞀。"皆太盛而目伤也。

太商庚　少羽辛终　少角丁初　太徵戊　少宫己

丁接上节所终之丙，辛接下节初起之壬，五运之十干，皆连续不断。

太阳　太羽　太阴　丙辰丙戌天符

辰戌太阳寒水司天，丙乃水运，与司天之气相合，故为天符。

其运寒，其化凝惨栗冽，其变冰雪霜雹，其病大寒留于谿谷。

寒者，水之气凝惨栗冽，水令之化也。水运太过，故其变冰雪霜雹。"变"，盛极而变易也。肾主骨，大寒留于谿谷者，谿谷属骨，运气与脏气相合而为病也。

太羽丙终　太角壬初　少徵癸　太宫甲　少商乙

主岁之气太过者，三年皆从壬起。壬癸甲乙丙不及者，三年皆从丁起。丁戊己庚辛俱横以观之，六岁一周而复起也。主时之气，阳年从壬起初，而终于丙，阴年从丁起初，而终于辛，俱竖以观之。一太一少，而递相沿袭，因以主岁之气，提出于上，故止于角下注初，羽下注终，当知每岁皆应角木主春，徵火主夏，商金主秋，羽水主冬。若另立一主时之图，是皆以角为首也。学者以意会之，容易了然，不必多赘图象。玉师曰："司天之气，以间气主时，乃加临之客气也。五运之气以余气主时，乃四时之主气也。"

凡此太阳司天之政，气化运行先天。天气肃，地气静，寒临太虚，阳气不令，水土合德，上应辰星、镇星。其谷玄黅，其政肃，其令徐。寒政大举，泽无阳焰，则火发待时。少阳中治，时雨乃涯，止极雨散，还于太阴，云朝北极，湿化乃布，泽流万物，寒敷于上，雷动于下，寒湿之气，持于气交。民病寒湿，发肌肉萎，足痿不收，濡泻血溢。

此统论六气之主岁而主时也。主岁者，司天在泉；主时者，主气客气。六气虽各有分部，而司天之气又为一岁之主，故曰："凡此太阳司天之政，气化运行先天。"夫子午寅申辰、戌为六阳年，气主太过；丑未卯酉巳亥为六阴年，气主不及。凡主岁主时之气太过之年，皆先天时而至，不及之年皆后天时而至，故曰："运太过则其至先，运不及则其至后。"太阳寒水司天，故天气肃；太阴湿土在泉，故地气静。寒临太虚，故阳气不能彰其政令。水土合德，故上应辰星、镇星，其谷主玄、黅者成熟，感司天在泉之气，所谓岁谷是也。肃者，天之政。徐者，地之令也。泽无阳焰者，谓阴中之生阳，为寒水所抑，盖二之气乃少阴君火主气，因寒政大举，故必待时而后发。待时者，至五之气，少阴间气司令而后发，此言四时之主气，而为司天之所胜也。少阳中治者，少阳相火主三之气，而又为寒水加临，是以时雨乃涯，此言四时之主气，而为加临客气之所胜也。岁半之前，天气主之，岁半之后，地气主之，而加临之三气主寒水，四之主气属太阴，是以寒水之气至，三气止而交于四气之太阴也。太阴所至为云雨，雨朝北极者，在泉之气运化于上也；泽流万物者，湿土之气周备于下也。寒敷于上者，太阳寒水之在上也。雷动于下者，少阴之火气在太阴之右，至五气而始发也。寒湿之气，持于气交者，上下交互也。民病肉萎濡泻诸证，皆寒湿之气，发而为病也。此节总论太阳司天，太阴在泉，有四时之主气，有加临之客气，以五常政论之图象推之，六气之次序了然在目矣。

初之气，地气迁，气乃大温，草乃早荣，民乃疠，温病乃作，身热头痛，呕吐，肌腠疮疡。

此分论加临之间气。间气者纪步，而初气始于少阳。地气迁者，谓上年在泉之终气，而交于今岁司天之初气也。岁前之终气乃少阴君火，今岁之初气乃少阳相火，二火相交，故气大温。草乃早荣者，长气盛也。春始交而大温，故民病疠，温病乃作，为身热头痛，呕吐疮疡。

二之气，大凉反至，民乃惨，草乃遇寒，火气遂抑，民病气郁中满，寒乃始。

二之气，阳明金气加临，故大凉反至，化炎热为清凉于岁半之前，故云反。民乃惨者，寒凉之气在于气交之中。草乃遇寒者，寒气之在下也。中下寒凉，而上临之火气始抑，盖谓司天间气皆从下而上也。气郁中满者，阳气遏抑于内也。寒乃始者，谓司天之寒气自二之气乃始，此司天之气，又为间气之所胜也。

三之气，天政布，寒气行，雨乃降，民病寒，反热中，痈疽，注下，心热瞀愦，不治者死。

司天寒水之气，加临于三气，故其时天政乃布，而寒气行，雨乃降也。夏时应热而反为寒气加临，故民病寒而内反热也。痈疽瞀愦，皆火郁之病，勿治将自焚矣。

四之气，风湿交争，风化为雨，乃长乃化乃成，民病大热尘气，肌肉萎，足痿，注下赤白。

加临之气，乃厥阴风木，四之主气，乃太阴湿土，是以风湿交争。风化为雨者，加临之气从时而化也。夏秋之交，湿土主气，故乃长乃化乃成，盖夏主长，秋主成，而长夏主化也。民病大热少气者，风热之病也。肉萎足痿者，湿土之气也。注下赤白者，湿热之交感也。按以上论司天之气及主时之气，皆为加临客气之所胜，此论加临之风木，又从湿土之气，化而为雨，是主客之气，互相盛衰。书不尽言，言不尽意，欲明岁运之精微又当随时审气，随气论时。若因执于文言，何异按图索骥也？张玉师曰："风木之气旺于春，今加临于四气，是为秋金所制，故从时气之化。"

五之气，阳复化，草乃长乃化乃成，民乃舒。

二气之少阴君火，为寒凉所加，至五气而复治，故阳气复化，即所谓泽无阳焰，火发待时，而雷动于下也。火气复化，故草乃长；湿土之气，主岁半以下，故乃化；五之主气，系阳明秋金，故乃成；火郁发之，故民乃舒。

终之气，地气正，湿令行，阴凝太虚，埃昏郊野，民乃惨凄，寒风以至，反者孕乃死。

在泉之气临于终气，故地气正而湿令行。阴凝太虚者，太阴之气运于上也。埃昏郊野者，湿土之化布于下也。民乃惨凄者，阴湿之气行于中也。《易》曰："至哉坤元！万物资生。"土主化育倮虫，而人为倮虫之长，如寒风以至，是土为风木反胜，故主胎孕不成。此谓非时之邪，而胜主时之气，与《至真要论》之"湿司于地，热反胜之"大义相同。张玉师曰："太阳终三之气，而雨乃降，是司天寒水之降于下也。太阴主终之气，而阴凝太虚，是在泉湿气之布于上也。上下之气，互相交感者也。故曰：'岁半之前，天气主之；岁半之后，地气主之；上下交互，气交主之，岁纪毕矣。'当知司天之气，始于下而主于上，在泉之气始于上而主于下，上者下行，下者上行，又非上者上而下者下也。"

故岁宜苦以燥之温之。

苦乃火味，火能温寒，苦能胜湿，凡此太阳司天之岁，乃寒湿主气，故宜燥之以胜湿，温之以胜寒，所谓调之正味，而使上下合德也。下文曰："食宜同法。"

必折其郁气，先资其化源。

化源者，谓五运为六气之生源。折其郁气者，折其致郁之气也。如太徵之岁，太阳司天则火运受郁矣。太羽之岁，太阴在泉则水运受郁矣。故当燥之以折太阴之土气，温之以折太阳之寒邪，六气同义。张玉师曰："下文云：'五运之气，郁极复岁'，即此郁也。"

抑其运气，扶其不胜，无使暴过而生其疾。

凡此太阳司天之岁，运气皆主太过，故当抑其淫胜之气，而扶其所不胜。如太角之岁，风木淫胜，则土受其制矣，是当抑其风木之胜，扶其土之不胜。如太徵之岁，火运太过，则金气受其制矣，是当抑其火之太过，扶其金之不胜。所谓和其运，调其化，无致暴过，而致生民疾也。后少阴少阳岁相同。〔眉批：所谓金土者，即五运之余气。〕

食岁谷以全其真，避虚邪以安其正。

　　岁谷者，玄黅之谷，感司天在泉之气而成熟，食之以全天地之元真。虚邪者，谓反胜其间气之邪。如太阳司天之岁，初之气，乃少阳相火，而寒反胜之，是寒邪淫胜其初气矣；二之气，乃阳明燥金，而热反胜之，是热邪淫制其二气矣；四之气乃厥阴风木，而清反胜之，是燥邪制胜其四气矣；五之气乃少阴君火，而寒反胜之，是热邪制胜其五气矣。是谓四畏，必谨察之。故曰"食间谷以辟虚邪"，邪去则正自安矣。〔眉批：真者，精气也，天地人皆有此真。〕

　　适气同异，多少制之，同寒湿者燥热化，异寒湿者燥湿化，故同者多之，异者少之。

　　此论五运之气，与司天在泉各有同异，而气味之多少，亦各有所制也。"适"，酌也，酌其气之同异而制之也。"同寒湿者"，谓太羽太宫主运，是与司天在泉之寒湿相同，故当多用燥热之气味以制化。盖用燥以制湿，用热以化寒也。如太徵、太角、太商主运，是与寒湿之气各异，又当少用燥湿之气以化之，盖用湿以滋燥热之气，用燥以制风木之邪。同者气盛，故宜多之；异者气孤，故少制之也。

　　用寒远寒，用凉远凉，用温远温，用热远热，食宜同法，有假者反常，反是者病，所谓时也。

　　此论司天在泉及间气加临之六气，各有寒热温凉之宜，而又当无犯者也。如太阳司天，是当用热以温之，而初之气，乃少阳相火用事，又当远此少阳之热，而后可用热也。如少阴在泉，是当用寒以清之，而四之气，值太阳寒水用事，又当远此太阳之寒，而后可用寒也。温凉同义，药食同法，所谓时与六位是也。"有假者反常"，是谓邪气反胜，又不必远寒而远热矣。如太阳寒水司天，初之气，乃少阳相火，而天气反寒，是当用热而不必远热矣。如少阴君火在泉，四之气，乃太阳寒水，而天气反热，是当用寒而不必远寒矣。所谓天气反时，则可依时是也。反是者，皆为民病所谓加临之时气也。此篇论调其正味，以和气运之不和，如以"苦燥之温之"，所以治司天在泉之太过也；折其郁气者，折司天在泉之胜气也；抑其运气者，抑运气之太过也。食岁谷以全其真者，全天地之真气也；避虚邪以安其正者，安纪步之真气也。适气同异者，酌五运六气之异同也。用寒远寒，用热远热者，调上下左右之六气也；"假者反之"，逆治四时不正之气也。盖天地阴阳之气，有德化之祥，有政令之彰，有胜复之作，有变易之灾，人居天地气交之中，能和其运，调其化，使上下合德，无相夺伦，五运宣行，勿乖其政，安其屈伏，以平为期，庶暴过不生，苛疾不起，此圣人随时养生之大道也。〔眉批：张玉师曰："在天为气，在地为味，用气味以调天地不和之气。"〕

帝曰：善。阳明之政奈何？岐伯曰：卯酉之纪也。

"卯酉"，阳明司天。

阳明　少角　少阴　清热胜复同。

丁主少角，则木运不及，故金之清气胜之，有胜必有复，火来复之，故为清热胜复同者，谓清热之气与风气同其运也。

同正商。

岁木不及而上临阳明，所谓上商与正商同。

丁卯岁会。

木运临卯是为岁会。

丁酉，其运风清热。

不及之运，常兼胜复之气。"风"，运气也。"清"，胜气也。"热"，复气也。少运皆同。

少角初正　太徵　少宫　太商　少羽终

岁以木为首，故为初正，从丁起少角。丁生戊火，火生己土，土生庚金，金生辛水而终。

阳明　少徵　少阴　寒雨胜复同。

寒者，寒水之气。雨者，湿土之气。寒胜少徵，土来复之。

同正商。

伏明之纪，上商与正商同。

癸卯癸酉，

癸主少徵，卯酉主阳明司天，少阴在泉。

其运热寒雨。

运气为热，胜气为寒，复气为雨。

少徵　太宫　少商　太羽终　太角初

从壬起太角而生少徵之癸水，水生甲土，土生乙金，金生丙水而终。

阳明　少宫　少阴　风凉胜复同。

土运不及，风反胜之，清凉之金气来复。

己卯己酉。

甲己化土，甲主土运太过，己主土运不及。

其运雨风凉。

太阴所至为云雨，雨乃土之运气，风为胜气，清为复气，因运气不及，故胜复之气同其化。

少宫　太商　少羽终　少角初　太徵

从丁而起少角，丁生戊火，火生己土，土生庚金，金生辛水而终。

阳明　少商　少阴　热寒胜复同。

热胜少商，寒气来复。

同正商。

从革之纪，上商与正商同。

乙卯天符。

乙主金运，卯酉阳明燥金司天，运气与司天之气相合，是名天符。

乙酉岁会，太乙天符。

金运临酉是为岁会，金运之岁上见阳明是为天符。岁会合天符，名曰太乙天符，又名曰三合。三合者，司天运气年辰，三者之相合。

其运凉热寒。

运气为凉，胜气为热，复气为寒。

少商　太羽终　太角初　少徵　太宫

从太角起壬木而生徵，徵生太宫，宫生少商，商生太羽而终。

阳明　少羽　少阴　雨风胜复同。

雨乃胜气，风乃复气。

辛卯少宫同。

辛主水运不及，而土得以乘之，故宫音半同其化。按木运不及，乃阳明之辛卯、辛酉，太阴之辛丑、辛未，厥阴之辛巳、辛亥，太阴司天之岁，乃太阳在泉，水得助而旺，厥阴司天之岁，木气上临，土受木之制，辛酉岁乃金水相生之年辰，故止言辛卯岁也。夫五音皆有不及，而独言宫音者，以土位中宫，而乘于四气也。故曰："五运之气，根于中而运于外。"根于中者，根于中宫之土，而运化于四方也。〔眉批：年辰属金，又属少阴水。〕

辛酉辛卯，其运寒雨风。

寒为运气，雨为胜气，风乃复气。

少羽终　少角初　太徵　少宫　太商

提少角少羽于上者，论主岁之气也。太少之岁皆以角为始，而羽为终。角下注初，羽下注终者，论主时之气也。一太一少，皆以角为始，而羽为终，后四气准此。

凡此阳明司天之政，气化运行后天。

卯酉主岁运不及，凡司天在泉，主气客气，皆后天时而至。

天气急，地气明。

阳明司天，则少阴在泉，金令在上，故天气劲急，君火在下，故地气光明。

阳专其令，炎暑大行，物燥以坚。

阳明在上，君火在下，故阳热盛而物燥坚。

淳风乃治，风燥横运，流于气交，多阳少阴，云趋雨府，湿化乃敷，燥极而泽。

主时之初气，乃厥阴风木。凡太过之岁，客气盛而多从客气；不及之岁，客气弱而兼从主气，是以淳风乃治，从初气风木之化也。阳明燥金司天，厥阴风木主气，故风燥横运，溜于气交。横者，谓主客之气，交相纵横。气交者，终于岁半之前，而交于岁半之后也。二气之主客，乃君相二火。三气之主客，乃阳明少阳，故多阳少阴。云趋雨府者，土之湿气蒸而为云，天气降而为雨，盖四之气乃太阴湿土主气，太阳寒水加临，故曰云趋雨府，湿化乃敷。司天之燥金，终三之气而交于四气之寒水湿土，是以燥极而泽。〔眉批：太阳为雨府。〕

其谷白丹。

感司天在泉之气而成熟者，所谓岁谷是也。

间谷命太者。

间谷者，感左右之间气而成熟。间气者，在司天在泉，左右之四气也。如阳明在上，则左太阳右少阳，阳明主少而太阳少阳主太，故曰间谷。"命太者"，盖言在左右之太者，为间谷也。太阳之下，是为厥阴，少阳之下，是为太阴，感此四气而成者，是谓间谷。止言在上之太，而不言在下之二气者，盖数之始起于上，而终于下，故举此在上之太，而在下之二气可知矣。以《五常政论》之圆图轮转观之，则六气之太少了然在目矣。张玉师曰："不及之岁，而曰间谷命太者，则太过之岁，又当云间谷命少者。如太阳在上，则左厥阴，右阳明，太阳主太，而左右之厥阴阳明主少。书不尽言，学者当引而伸之。"〔眉批："命"，言也。又：总在

两旁。太阳少阳少阴主太；阳明太阴厥阴主少。〕

其耗白甲品羽。

此言五类之虫，感司天在泉之气，而少有生育也。"耗"，少也，散也。曰白曰文曰品者，谓感司天之气，不过文彩品格之虫，少有生育，非若运化之蕃息也。如金运之岁，其虫介，概言三百六十之介虫，皆感金运而生。今感司天之金气，止白甲者生，而余色之介虫不育也。倪仲宣曰："六气，只言少而不言太，又不及于太阴，何也？"曰："太过者，其气暴，不及者，其气徐。"如运气太过，有相胜制，则胎孕不育，治之不全，故不言其太也。又如厥阴阳明司天，皆感生长收成之气，故胎运易于生成。如太阴司天则寒水在泉，水湿相合，全无生长之气，则虫类艰于孕育，故不言及太阴也。如上章论太阳在泉，倮虫不育；太阴在泉，鳞虫不成，即此意也。此句盖言五类之虫，皆感五运之气而生，如敷和之纪，其虫毛；发生委和之纪，其虫毛介。虽岁运有太过不及，而皆生息蕃振。如感司天之气，不过少有生育，若运气太过，有相胜制，并其不生不育矣。故曰耗者，言所育既少，又不能生聚而耗散也。此注当与上章"岁有胎孕不育"节合看。〔眉批：厥阴主生，少阴少阳主长，阳明主成。〕

金火合德，上应太白荧惑。其政切，其令暴，蛰虫乃见，流水不冰，民病咳嗌塞，寒热发暴，振栗，癃闭。

金火合德，上应太白荧惑光明。清切者，金之政。急暴者，火之令。君火在泉，是以蛰虫不藏，流水不冰，民病嗌塞振栗诸证，皆感燥热之气而为病也。

清先而劲，毛虫乃死，热后而暴，介虫乃殃。

清先而劲者，言司天之气盛于岁半以前。"热后而暴"，谓在泉之气淫于岁半以后。毛虫死，介虫殃者，又受司天在泉之胜制而死也。故曰："各有胜，各有制，各有生，各有成。"谓五运六气各有生成，各有胜制。五运之胜，能制其六气，而六气之胜，又能制其五运，制则不生不育，或不静而死也。故止于阳明节列此四句，盖欲使后学，知运气之互相制胜，类而推之。〔眉批：上节言五运制六气，此言六气胜五运。〕

其发躁，胜复之作，扰而大乱，清热之气，持于气交。

阳明少阴之气皆主躁，故其发躁。如火胜金于岁半之前，则水复火于岁半之后，是以胜复作而岁时之气大乱矣。气交者，司天在泉之气上下相交。张玉师曰："持于气交则无胜复。"

初之气，地气迁，阴始凝，气始肃，水乃冰，寒雨化，其病中热胀，面目浮肿，善眠，鼽衄嚏欠呕，小便黄赤，甚则淋。

地气迁者，谓岁前在泉之终气，交更于今之初气，馀运仿此。夫卯酉岁初之客气，乃太阴湿土，故阴凝而雨化。下文曰厥阴所至为风生，终为肃气。始肃者，谓主时之初气乃厥阴也。阴凝于外则阳郁于内，故民病热胀、便赤诸证。而目浮肿善眠者，湿土之为病也。鼽衄嚏欠呕者，风木之气也。

二之气，阳乃布，民乃舒，物乃生荣，疠大至，民善暴死。

二之主客，乃君相二火，阳气得以敷布，故民乃舒，物得长气而生荣。如疠大至，则民善暴死。盖谓二火相交，臣位君上故也。

三之气，天政布，凉乃行，燥热交合，燥极而泽，民病寒热。

司天之金气加临，故天政布，凉乃行。三之主气，乃少阳相火，故燥热交合，三气终而交于四气之寒水湿土，故燥极而泽。燥湿水火相交，故民病寒热。

四之气，寒雨降，善暴仆振栗，谵妄少气，嗌干引饮，及为心痛，痈肿疮疡，疟寒之疾，骨痿血便。

四之加临客气，乃太阳寒水，主气乃太阴湿土，故寒雨降岁半以后，乃少阴君火主气，反为寒湿相加，故民病振栗、谵妄、嗌干、便血等证，皆因寒凝于外，火郁于内故也。经云："诸禁鼓栗，如丧神守，皆属于火。"及为心痛者，乃寒邪内凌君火也。经云："邪在心则病心痛，时眩仆。"又曰："诸痛肿筋挛骨痛，此寒气之肿也。"

五之气，春令反行，草乃生荣，民气和。

厥阴风木加临于五气，故春令反行。草得生气，故乃生荣，少阴之郁得木气而舒达，故民气和。

终之气，阳气布，候反温，蛰虫来见，流水不冰，民乃康平，其病温。

少阴君火之气加临于终气，故在泉之阳气得以舒布，而冬之时候反温，冬气温暖，故蛰虫不藏，流水不冰，地气舒畅，故民乃康平。其有灾眚，当主病温，所谓冬温病也。冬温之病，与伤寒大异。张玉师曰："冬伤于寒，今感温热而为病，故与伤寒异。"

故食岁谷以安其气，食间谷以去其邪。

岁谷者，白丹之谷，感天地之气而生。气者，元真之气也。间谷者，感间气而生，如初之气，宜食白黅；二之气，宜食白丹；四之气，宜食丹玄；五之气，宜食丹苍之谷。邪者，反胜其间气之邪。

岁宜以咸以苦以辛，汗之清之散之。

"宜咸"，以清君火之热；"宜辛"，以润阳明之燥；"宜苦"，以泄内郁之火。"汗之"，以解在外之寒；"清之"，以消内入之邪；"散之"，以解冬温之气。

安其运气，无使受邪。

运气不及，故宜安之，无使邪胜。

折其郁气，资其化源。

折其司天在泉之气，以资五运之化源。

以寒热轻重少多其制，同热者多天化，同清者多地化。

寒，以清在地之火热；热，以制司天之燥金。同者多之，异者少之，故以寒热之轻重，而少多其制。如少徵、少角之运，同少阴之热者，多以天化之清，凉以制之；如少商、少宫、少羽之运，同阳明之清者，多以地化之火，热以制之。天化者，燥金之清凉。地化者，在泉之火热。按《至真要论》曰："风淫所胜，平以清凉。"是风同热化，当以清凉平之。

用凉远凉，用热远热，用寒远寒，用温远温，食宜同法。有假者反之，此其道也。反是者，乱天地之经，扰阴阳之纪也。

阳明清凉之气司天，是宜用温热矣。如二之气乃君相二火，又当远此六十日而用温热。少阴君火之气在泉，是宜用寒凉矣。如四之主客乃寒水湿土，又当远此六十日而后可用寒凉。有假者，谓四时之寒热温凉，非司天在泉及间气之真气，又当反递以治之，此调和天地阴阳之道也。反此者，乱司天在泉之经常，扰间气阴阳之纪步。

帝曰：善。少阳之政奈何？岐伯曰：寅申之纪也。

少阳　太角　厥阴　壬寅壬申，其运风鼓，其化鸣紊启坼，其变振拉摧拔，其病掉眩，肢胁惊骇。

壬主木运太过，寅申少阳司天，厥阴在泉，运气与太阳太角相同，但其病少异。盖木与水土相合，其病在血分；木与风火相合，其病在气分。《本经》曰："诸风眩掉，皆属于肝。"又曰："东方肝木，其病发惊骇。"〔眉批：此单论太角之运，注见前，馀仿此。〕

太角初正　少徵　太宫　少商　太羽终

少阳　太徵　厥阴　戊寅天符　戊申天符。

戊主火运太过。火运之岁上见少阳，天与之会，故《天元册》曰天符。

其运暑，其化暄嚣郁燠，其变炎烈沸腾。

盛之极也。

其病上热郁，血溢血泄，心痛。

火运上临少阳，故为此诸病。

太徵　少宫　太商　少羽终　少角初

少阳　太宫　厥阴　甲寅甲申，其运阴雨，其化柔润重泽，其变震惊飘骤。

柔者，土之德。"润泽"，湿之化也。太阴所至为雷霆，骤注烈风，气变之常也。

其病体重，胕肿，痞饮。

感太宫之运，而为脾病也。按太过之运气有三，三五十五，为民病少有异同，盖以司天在泉之气化少异故耳，学者以意会之。

太宫　少商　太羽终　太角初　少徵

少阳　太商　厥阴　庚寅庚申，同正商。

岁金太过，而司天之火制之，则金气已平，故与正商之岁同。

其运凉，其化雾露清切。

金气和平，故曰清切。

其变肃杀凋零，其病肩背胸中。

肺脉出胸中，俞在肩背。

太商　少羽终　少角初　太徵　少宫

少阳　太羽　厥阴　丙寅丙申，其运寒肃，其化凝惨栗冽，其变冰雪霜雹。

皆太羽之运化。

其病寒浮肿。

寒水之病。

太羽终　太角初　少徵　太宫　少商

凡此少阳司天之政，气化运行先天。

寅申岁主太过，六气皆先天时而至。

天气正，

此申明天地阴阳之气交相感召，所谓上下交互，气交主之，岁纪毕矣。夫苍黅丹素玄之气化，生地之五行，地之五行，上呈天之六气。故曰："寒暑燥湿风火，天之阴阳也，三阴三阳上奉之。"是三阴三阳在下，而六气之在上也。是以少阳之上，火气治之，中见厥阴；厥阴之上，风气治之，中见少阳。"正"，中也。天气正者，谓少阳司天而气化行于气交之中，盖以三阴三阳在下，故虽主司天而气下行于中也。下节厥阴司天，而曰地气正者，谓少阳在泉之气而亦行于中，盖少阳为厥阴之中见也。再按厥阴不从标本，从中见少阳之化，故凡此厥阴之政，诸同正岁，气化运行同天，谓厥阴同少阳天气正、地气正之诸岁，而厥阴之气，运行同少阳天气之在中。盖以少阳司天，则厥阴在中，少阳在泉，则地气在中，少阳为厥阴之中见也。厥阴在泉，则地气在中，厥阴司天，则天气亦在中，谓厥阴从中见少阳之化也。能明乎司天在泉及左右间气，再于上下气交中求之，斯得运化之微妙。〔眉批：少阳在上，则厥阴在下；少阳在下，则厥阴在上。〕

地气扰，

厥阴在泉，故地气扰。下文曰："厥阴所至，为挠动，为迎随，行令之常也。"

风乃暴举，木偃沙飞，炎火乃流。

"火"，风之气也。

阴行阳化，雨乃时应。

谓厥阴之气上行，而从少阳之化，故雨乃时应，盖少阳所至为火生，终为蒸溽，此德化之常也。

火木同德，上应荧惑岁星。

上应二星倍明。〔眉批：厥阴从少阳之化，故止言少阳之蒸溽，又曰火木同德。〕

其谷丹苍。

感司天在泉之气而成热者。

其政严，其令扰。

严者，火之政。扰者，风之令也。

故风热参布，云物沸腾，太阴横流，寒乃时至，凉雨并起。

风热参布者，少阳厥阴之气交相参合，而布于气交之中。云物沸腾者，地气上升也。太阴横流，凉雨并起者，蒸溽而为雨也。按厥阴风木，上从司天之化，故太阴湿土从之，即风气下临，黄起土用之义，畏其胜制而从之也。

民病寒中，外发疮疡，内为泄满，故圣人遇之，和而不争，往复之作，民病寒热疟泄，聋瞑呕吐，上怫肿色变。

风热之气在外，则寒湿之气在内，是以外发疮疡，内为寒中泄满，故圣人遇此之候，和其寒热，而不使外内交争，往复出入也。如外内往复交作，则为寒热之疟，泄聋呕吐者，风热之气乘于内也。上怫肿色变者，寒湿之气乘于外也。

初之气，地气迁，风胜乃摇，寒乃去，候乃大温，草木早荣，寒来不杀，温病乃起。其病气怫于上，血溢目赤，咳逆头痛，血崩胁满，肤腠中疮。

"杀"，叶帅。初之间气，乃少阴君火，主气乃厥阴风木，是以风摇候温，草木得生长之气而早荣也。"杀"，降也。少阳司天而又值君火主气，故虽有时气之寒来，而不能杀二火之温热也。血溢、目赤、咳逆、肤疮等证，皆风火之为病也。

二之气，火反郁，白埃四起，云趋雨府，风不胜湿，雨乃零，民乃康，其病热郁于上，咳逆呕吐，疮发于中，胸胁不利，头痛身热，昏愦脓疮。

二之客气，乃太阴湿土，是以司天之火气反郁，而白埃四起，云趋雨府，皆湿土之气化也。厥阴风气虽上从少阳，而亦不能胜其雨湿，风火气盛得阴湿以和之，故民乃康。其有灾眚，则病热郁、呕吐、昏愦、脓疮诸证，皆因阴湿凝于外，而火热郁于内也。

三之气，天政布，炎暑至，少阳临上，雨乃涯，民病热中聋瞑，血溢脓疮，咳呕衄血，渴，嚏欠喉痹，目赤，善暴死。

司天之气，上临于三气，故天政布，主时之气，亦属少阳，故炎暑至，雨乃涯者，太阴横流也。民病热中、血溢、衄血、嚏欠诸证，感风火之气也。二火相交，风热并至，故善暴死。

四之气，凉乃至，炎暑间化，白露降，民气和平，其病满，身重。

加临间气，乃阳明清凉之气，故凉乃至白露降。少阳之火，与风热之气，交于气交之中，故炎暑间化。风热主岁，而遇此清凉，故民气和平。其病满身重者，感主时湿土之气也。〔眉批：间化者，有时而凉，

有时而热。〕

五之气，阳乃去，寒乃来，雨乃降，气门乃闭，刚木早凋，民避寒邪，君子周密。

五之间气乃太阳寒水，故阳热去而寒乃来，以秋冬之交，而行闭藏之冬令，故气门乃闭，宜周密以避寒邪。曰圣人曰君子，盖言圣贤之随时调养，以和其气，是以暴过不生，苛疾不起。

终之气，地气正，风乃至，万物反生，霜雾以行，其病关闭不禁，心痛，阳气不藏而咳。

厥阴风木主终气，故风乃至。地气正者，厥阴从中见少阳之化也。万物遇生气而反生，地气反上升，而霜雾以行，以闭藏之时，而反行发生之令，故其病关闭不禁。心痛者，肾气上乘于心也。夫肺主气，而肾为生气之原，故肾为本，肺为末，阳气至冬而归脏于肾脏，今反上乘于肺故咳。〔眉批：地气正，天气正，故曰诸同正岁。"诸"，者，谓寅申之十年，从少阳之化，故曰气化运行同天，馀运仿此。〕

抑其运气，赞所不胜，必折其郁气，先取化源，暴过不生，苛疾不起。

运气太过，故当抑之，所不胜者，如壬年角运太过，则土气不胜；戊年火运太过，则金气不胜，故宜抑其太过，赞助其所不胜。折其郁气者，如庚寅庚申岁，少阳司天则商运受郁矣；甲寅甲申岁，厥阴在泉则宫运受郁矣。是当折其致郁之气，先取二运之化源，折抑其太过，赞助其不胜，是以暴过不生，苛疾不起。暴者，谓太宫、太商之运气，主太过而反受其郁，故其过暴。暴者，为病甚，故曰苛。

故岁宜咸辛宜酸，渗之泄之，渍之发之。

宜咸，以制少阳之火；宜辛，以胜风木之邪。厥阴从少阳之火化，是子泄其母气矣，故又宜用酸以补之。渍者，上古用汤液浸渍以取汗。渗之泄之者，以清火热之在中。渍之发之者，以散风邪之外袭。

观气寒温，以调其过，同风热者多寒化，异风热者少寒化。

寒温者，谓五运之寒温也。如太角太徵之岁，运气与司天在泉之风热相同者，多用寒凉以清之；如太宫太商太羽之岁，运气与司天在泉之气异者，则少之。食药同法。

用热远热，用温远温，用寒远寒，用凉远凉，食宜同法，此其道也。有假者反之，反是者，病之阶也。

张玉师曰："按太阳司天，太阴在泉，则先云用寒远寒，用凉远凉。少阳司天，厥阴在泉，则先云用热远热，用温远温"。盖言岁运寒热之药食，当远此司天在泉。远者，勿犯也。

帝曰：善。太阴之政奈何？岐伯曰：丑未之纪也。

太阴　少角　太阳　清热胜复同。

少角主木运不及，故清气胜之。有胜必有复，故热以复之，清热胜复之气，与本运同其化。

同正宫。

《五常政论》曰："委和之纪，上宫与正宫同。"

丁丑丁末，其运风、清、热。

风乃运气，清乃胜气，热乃复气，三气同其运。愚按太过之运，言病；不及之运，不言病。盖太过者暴，不及者徐。

少角初正　太徵　少宫　太商　少羽终

太阴　少徵　太阳　寒雨胜复同。

火运不及，寒反胜之，土雨来复。

癸丑癸末，其运热寒雨。

少徵　太宫　少商　太羽终　太角初

太阴　少宫　太阳　风清胜复同。

疏义同前。

同正宫。

《五常政论》曰："上宫与正宫同。"

己丑太一天符，己未太一天符。

土运临四季，是为岁会。土运之岁，上见太阴，是为天符。天符合岁会，是为太一天符；

其运雨风清。

少宫　太商　少羽终　少角初　太徵

太阴　少商　太阳　热寒胜复同。乙丑乙末，其运凉、热、寒。

疏义同前。

少商　太羽终　太角初　少徵　太宫

太阴　少羽　太阳　雨风胜复同。同正宫。

《五常政论》云："涸流之纪，上宫与正宫同。"

辛丑辛末，其运寒雨风。

少羽终少角初　太徵　少宫　太商

凡此太阴司天之政，气化运行后天，阴专其政，阳气退避，大风时起，天气下降，地气上腾，原野昏霿，白埃四起，云奔南极，寒雨数至，物成于萎夏。民病寒湿，腹满身月真愤，胕肿痞逆，寒厥拘急。湿寒合德，黄黑埃昏，流行气交，上应镇星辰星。其政肃，其令寂，其谷黅玄。

　　"霿"，音蒙。"数"，叶朔。萎，叶咨。太阴司天，寒水在泉，故阴专其政，阳气退避，土令不及，风反胜之，天地之寒湿气交，是以原野昏霿，寒雨数至也。"萎夏"，长夏之时，秋之交也。民病腹满诸证，皆感寒湿之气而成，寒湿合德，是以黄黑埃昏，流行气交，上应辰镇二星明耀。肃者，土之政。寂者，水之令。黅玄之谷，感司天在泉之气而成。〔眉批：水气南行。〕

故阴凝于上，寒积于下，寒水胜火，则为冰雹，阳光不治，杀气乃行。

太阴之湿气凝于上，太阳之寒气积于下，寒水胜火则为冰雹，即所谓火郁之发，山川冰雪是也。阳气在上，为阴凝所胜，则肃杀之气乃行，此言上下阴阳之气也。〔眉批：上下皆阳，乃气之环转也。〕

故有馀宜高，不及宜下；有馀宜晚，不及宜早。土之利，气之化也，民气亦从之。

此言五方之地土，各有高下厚薄之不同也。故岁气有馀，地土宜高厚；岁气不及，地土宜卑下。盖太过之气宜缓，不及之气宜先。地土高厚，气缓于出，地之下者，气易于升也。气有馀，宜至之迟；气不及，宜至之早。此地利之有高下，气至之有早晏，而民气亦从之。愚按此论上下阴阳之气者，谓天包乎地之外也；地土之有高下者，地居乎天之中也；气至之有早晏者，气贯乎地之内也；人气从之者，人由乎气交之中也。此当与《五常政论》合看。

间谷命其太也。

注见前。

初之气，地气迁，寒乃去，春气正，风乃来，生布万物以荣，民气条舒，风湿相薄，雨乃后。民病血溢，筋络拘强，关节不利，身重筋痿。

初之主客，皆风气所司，是以岁前之地气迁，冬令之寒乃去，而春气正，风乃来，生荣万物，民气条舒。主客之气与司天之气相薄，故雨乃后至也。民病血溢，筋痿诸证，皆感风湿之气所致。

二之气，大火正，物承化，民乃和。其病温疬大行，远近咸若，湿蒸相薄，雨乃时降。

二之主客，乃君相二火，故大火盛，火土合德，故物承化，民乃和，湿热气盛，是以温疬大行，土气周备于四方，故近咸若。〔眉批："正"，中也。谓寒湿在于上下，二火正在于中。〕

三之气，天政布，湿气降，地气腾，雨乃时降，寒乃随之。感于寒湿，则民病身重胕肿，胸腹满。

司天之气临于三气，寒湿之气行于气交。

四之气，畏火临，溽蒸化，地气腾，天气否隔，寒风晓暮，蒸热相薄，草木凝烟，湿化不流，则白露阴布，以成秋令。民病腠理热，血暴溢疟，心腹满热，胪胀，甚则胕肿。

四之客气，乃少阳相火，寒水司地，故畏火之加临。四之主气，乃太阴湿土，湿热相合，则溽蒸化而地气上腾。阴湿之气，与火气不相合，是以天气否隔，湿化不溜于下，则白露阴布以成秋令。寒风，太阳寒水之气也。民病满胀等证，乃寒湿热三气杂至，合而为病也。

五之气，惨令已行，寒露下，霜乃早降，草木黄落，寒气及体，君子周密，民病皮腠。

五气之主客，皆阳明清凉之气，故其候寒冷，收藏之令早行，故君子周密。阳明之气主肌，故病在皮腠。

终之气，寒大举，湿大化，霜乃积，阴乃凝，水坚冰，阳光不治。感于寒，则病人关节禁固，腰脽痛，寒湿推于气交而为疾也。

五之主客，乃在泉寒水之气，故寒大举。寒湿之气，上下相交，故湿大化。霜积阴凝，湿之化也。冰坚阳伏，寒之令也。肾为冬脏，而主骨，关节禁固，骨节不利也。腰脽者，肾之府也。寒湿推于气交，谓天地之气上下相推，人在气交之中而为病也。此句照应前"民气亦从之"句。

必折其郁气而取化源，益其岁气，无使邪胜。

岁运不及，故当益之，邪气者，即己所不胜之气也。

食岁谷以全其真，食间谷以保其精。

真精者，乃天乙所生之真元，即精与气耳，故曰真曰精。

故岁宜以苦燥之温之，甚者发之泄之。不发不泄，则湿气外溢，肉溃皮拆，而水血交流，必赞其阳火，令御甚寒，从气异同，少多其判也。同寒者以热化，同湿者以燥化，异者少之，同者多之。

苦乃火味，故能燥湿而温寒。判者，分也。

用凉远凉，用寒远寒，用温远温，用热远热，食宜同法，假者反之，此其道也，反是者病也。

帝曰：善。少阴之政奈何？岐伯曰：子午之纪也。

少阴　太角　阳明　壬子壬午，其运风鼓，其化鸣紊启拆，其变振拉摧拔，其病支满。

与诸太过角运相同。

太角初正　少徵　太宫　少商　太羽终

少阴　太徵　阳明　戊子天符。

火运之岁，上见少阴。

戊午太一天符。

火运临午，火运之岁，上见少阴。

其运炎暑，其化暄曜郁燠，其变炎烈沸腾，其病上热血溢。

与前太徵运同。

太徵　少宫　太商　少羽终　少角初

少阴　太宫　阳明　甲子甲午，其运阴雨，其化柔顺时雨，其变震惊飘骤，其病中满身重。

与前太宫运同。

太宫　少商　太羽终　太角初　少徵

少阴　太商　阳明　庚子庚午同正商。

《五常政大论》曰："坚成之纪，上徵与正商同。"

其运凉劲，其化雾露萧飔，其变肃杀凋零，其病下清。

运气与诸太商同，其病下清者，感秋金之气也。

太商　少羽终　少角初　太徵　少宫

少阴　太羽　阳明　丙子岁会。

水运临子。

丙午，其运寒，其化凝惨栗冽，其变冰雪霜雹，其病寒下。

感寒水气。

太羽终太角初少徵太宫少商

凡此少阴司天之政，气化运行先天，地气肃，天气明，寒交暑，热加燥，云驰雨府，湿化乃行，时雨乃降，金火合德，上应荧惑、太白。其政明，其令切，其谷丹白。水火寒热，持于气交而为病始也。

太过之岁，气运皆先天时而至。燥金在泉，故地气肃。君火在天，故天气明。岁前之终气乃少阳相火，今岁之初气乃太阳寒水，故为寒交暑，而水火寒热持于气交，而为病始也。君火在上，燥金在下，故曰热加燥。云驰雨府，湿化乃行，时雨乃降，即少阳临土，雨乃涯之义。金火合德，上应荧惑太白光明。明者，火之政。切者，金之令也。其谷丹、白，感金火之气而成热者。

热病生于上，清病生于下，寒热凌犯而争于中，民病咳喘，血溢血泄，鼽嚏，目赤眦疡，寒厥入胃，心痛腰痛腹大，嗌干，肿上。

寒热凌犯者，司天在泉之气交相犯，而争于中也。咳喘血溢鼽嚏，目赤眦疡嗌干肿上，热病生于上也；血泄、寒厥，清病生于下也；入胃心痛、腰痛腹大，寒热交争于中而为病也。

初之气，地气迁，燥将去，寒乃始，蛰复藏，水乃冰，霜复降，风乃至，阳气郁，民反周密。关节禁固，腰脽痛，炎暑将起，中外疮疡。

初之客气，乃太阳寒水，故岁前之燥热将去，而寒乃始，蛰虫复藏，冰霜复结也。初之时气，乃厥阴风木，故风乃至。阳春之气郁，而民反周密。太阳主筋而为肾之府，故关节禁固，而腰脽痛，时交于二气之君火，故炎暑将至。金西铭曰："前后用二'将'字者，谓寒热之气交也。"〔眉批：前少阳交于太阳，后寒水交于君火。〕

二之气，阳气布，风乃行，春气以正，万物应荣，寒气时至，民乃和。其病淋，目瞑目赤，气郁于上而热。

二之主气，合司天之君火，客气乃厥阴风木，故阳气布而风乃行，春气始正，万物应生长之气以荣。按少阴之上，君火主之。少阴标阴而本热，二气三气皆君火司令，而曰寒气时至者，少阴从本从标也。寒热气交，故民乃和，其病淋目瞑者，寒气之为病也。经云："阳盛则瞋目，阴盛则瞑目。"目赤者，君火之气也。气郁于上而热者，寒气上乘也。〔眉批：诸气主客，俱在五运行图内。〕

三之气，天政布，大火行，庶类蕃鲜，寒气时至。民病气厥心痛，寒热更作，咳喘目赤。

三之主气，乃君相二火，故天政布，大火行，众类得长气而蕃鲜，在下之寒气时至，故民病气厥心痛。盖君火在上，阴寒在下，寒气厥逆凌心，则心痛而寒热更作。乘于肺则为咳喘，盖肺乃心之盖，而又下交于肾也。迫其君火上炎则目赤。〔眉批：与厥阴从中见之化合参。吴注

以寒气为胜气。按三阴三阳皆无胜复，而况少阴之盛气耶？〕

四之气，溽暑至，大雨时行，寒热互至。民病寒热嗌干黄瘅，鼽衄饮发。

四之主客乃湿土主气，湿热气交，故溽者至，大雨时行，寒热互至也。民病嗌干、黄瘅诸证，皆感温热之气。

五之气，畏火临，暑反至，阳乃化，万物乃生乃长荣，民乃康，其病温。

岁半以下，及五之主气，皆属阳明，而少阳相火加之，故畏长气上临。间气司令，故暑反至，阳乃化，万物得长气而生荣。凉热之气合化，故民乃康。其有灾眚，感温热而为温病。

终之气，燥令行，馀火内格，肿于上，咳喘甚则血溢，寒气数举，则霜雾翳，病生皮腠，内合于胁下，连少腹而作，寒中，地将易也。

终气乃阳明燥金司令，故燥令行。气交之馀热内格，而为咳喘，血溢诸证。寒水主时，故寒气数举，舍于皮腠而为病也。夫地支始于子，而对于午，六气已终，则在泉之气将易而交于丑未矣。金西铭曰，"此句照应前二'将'字后之'甲子甲午'。"

必抑其运气，资其岁胜，折其郁发，先取化源，无使暴过而生其病也。

运气太过，故当抑之，而资其岁之所不胜。郁发者，谓五运之气，郁极乃发也。

食岁谷以全真气，食间谷以辟虚邪。

"虚邪"，不正之邪也。以能保其精，则邪自辟矣。

岁宜咸以耎之，而调其上，甚则以苦发之，以酸收之，而安其下，甚则以苦泄之。

咸从水化，故能耎坚，以调和在上之君火，甚则以苦发其火郁。金气主收，故宜酸收以安其下，甚则以苦泄其燥。

适气同异而多少之，同天气者，以寒清化；同地气者，以温热化。

同司天之热气，宜以寒清；同在泉之清凉者，宜用温热。

用热远热，用凉远凉，用温远温，用寒远寒，食宜同法。有假则反，此其道也，反是者病作矣。

帝曰：善。厥阴之政奈何？岐伯曰：巳亥之纪也。

厥阴　少角　少阳　清热胜复同。同正角。

《五常政论》曰："委和之纪，上角与正角同。"

丁巳天符，丁亥天符。

木运之岁上见厥阴。

其运风清热。

少角初正　太徵　少宫　太商　少羽终

厥阴　少徵　少阳　寒雨胜复同，癸巳癸亥，其运热寒雨。

少徵　太宫　少商　太羽终　太角初

厥阴　少宫　少阳　风清胜复同。同正角。

《五常政论》曰："卑监之纪，上角与正角同。"

己巳己亥，其运雨风清。

少宫　太商　少羽　终少角　初太徵

厥阴　少商　少阳　热寒胜复同。同正角。

《五常政论》曰："从革之纪，上角与正角同。"

乙巳乙亥，其运凉热寒。

少商乙　太羽丙终　太角壬初　少徵癸　太宫甲

合前注会意。

厥阴　少羽　少阳　雨风胜复同。辛巳辛亥，其运寒雨风。

雨风胜复之气，与风运同化，皆非本年正化，所谓邪化日也。不及之运同。

少羽辛终　少角丁初　太徵戊　少宫己　太商庚　始于丁而终于辛。

凡此厥阴司天之政，气化运行后天。

不及之岁，气运皆后天时而至。

诸同正岁，气化运行同天。

此言厥阴少阳标本之相合也。少阳司天，则天气正；少阳在泉，则地气正。谓厥阴同少阳之诸正岁。如厥阴在泉，则厥阴之气，同少阳司天之运行；厥阴司天，则少阳之气，同厥阴司天之运行。故曰："风生高远，炎热从之。"盖厥阴少阳，标本相合，而厥阴又从少阳之气化也。〔眉批：六气之中，止二气相合。又：彼此凡十干，故曰诸。〕

天气扰，地气正，风生高远，炎热从之。云趋雨府，湿化乃行，风火同德，上应岁星荧惑。其政扰，其令速，其谷苍、丹，间谷言太者，其耗文角品羽，风燥火热，胜复更作，蛰虫来现，流水不冰，热病行于下，风病行于上，风燥胜复形于中。

风性动摇，故天气扰。少阳之气运行于中，故地气正。风气在天，故风生高远。少阳之气上与厥阴相合，故炎热从之。云趋雨府，湿化乃行者，从风火之胜制也。风火同归于正，故曰同德，上应岁星荧惑光明。扰者，风之政。速者，火之令也。苍丹之谷，感司天在泉之气而成熟者。间谷者，言左之少阴而下，右之太阳而下，感左右之间气而成。"文角品羽"，感司天在泉之气而生育者，不过文品之毛虫、羽虫，又不能生聚而耗散也。胜复更作者，谓炎热从之于上，而复相乘于气交之中也。"蛰虫来见"，流水不冰，相火之在泉也。感风气则病行于上，感热气则病行于下，风燥胜复相乘，则形见于气交之中。愚谓行于上，行于下。又曰"形于中而不曰病"，盖谓风火之气行于上下，而复交于中也。炎热从之于上者，子从母也。胜复更作者，厥阴之气复下，归于正也。故厥阴在泉，则地气正，今厥阴司天而天气亦正，斯谓之诸同正岁。〔眉批：丹黅苍素玄，天之气色也。其谷苍丹者，谓果谷草木昆虫，生于天之六气，而成于地之五行也。又：诸上见厥阴，左少阴，右太阳，二气皆主太。分而合，合而分者，二气环转乎地之外，复贯乎地之中。故曰："行于上行于下。""更"，叶庚。〕

初之气，寒始肃，杀气方至，民病寒于右之下。

初之气，乃阳明清金司令，故寒始肃，而杀气方至。民病寒于右之下，谓阳明之间气，在在泉少阳之右也。

二之气，寒不去，花雪水冰，杀气施化，霜乃降，名草上焦，寒雨数至，阳复化，民病热于中。

二之间气，乃太阳寒水，是以寒不去，而霜乃降。二之主气，乃少阴君火，而寒水加临于上，是以名草上焦，而阳复化于下也。民病热中者，君火之气为寒气郁于内也。

三之气天政布，风乃时举，民病泣出，耳鸣掉眩。

三之气，乃司天之风气主令，是以天政布，风乃时举，民病泣出，耳鸣掉眩，乃风病行于上也。

四之气，溽暑湿热相薄，争于左之上，民病黄瘅而为胕肿。

四之客气，乃少阴君火，主气乃太阴湿土，是以溽暑湿热相薄。争于左之上者，谓少阴在司天厥阴之左也。按厥阴司天之间气始于下之阳明，而交于太阳；少阳在泉之间气始于上之少阴，而交于太阴。故民病寒于右之下者，盖从下而上也；争于左之上者，谓从上而下也。是以间谷言太者，言在上左右之少阴太阳，而及于太阴阳明，所谓数之始，起于上而终于下也。故曰"食间谷以保其精"，谓保四气主时之精气也。又曰"食间谷以避虚邪"，谓避左右间气之虚邪也。盖能保其精，则能避其邪矣。"民病黄瘅胕肿"，皆湿热之为病。

五之气，燥湿更胜，沉阴乃布，寒气及体，风雨乃行。

五之客气，乃太阴湿土，主气乃阳明燥金，是以燥湿更胜。沉阴布而寒及体者，二气并主清寒也。太阴所至终为雨，阳明所主为悽鸣，故风雨乃行。〔眉批：四之气湿热相薄，五之间气并于上之四气而为病，故不复言病。〕

终之气，畏火司令，阳乃大化，蛰虫出见，流水不冰，地气大发，草乃生，人乃舒，其病温疠。

终之主气，乃太阳寒水，而相火加临于上，故畏火司令。客胜其主，是以阳气大化，流水不冰，少阳在泉之气大发，草感生长之气而生，人感温暖之气而舒。其病温厉者，所谓冬温病也。

必折其郁气，资其化源，赞其运气，无使邪胜。

化源者，五运乃六气之生源。如少宫之运，厥阴司天，则土气受郁矣；少商之运，少阳在泉，则金气受郁矣。故当折其致郁之气，以资五运之化源，以上六气相同。岁运不及，故当赞助其运气，无使所不胜之邪胜之。以上不及之三气相同。

岁宜辛以调上，以咸调下，畏火之气，无妄犯之。

辛从金化，以调风木之胜。咸从水化，以调火热之淫。厥阴不从标本，从中见少阳之火化，是一岁之中皆火司令，故当畏火之气，无妄犯之。〔眉批：谓宜远热，无妄犯之。〕

用温远温，用热远热，用凉远凉，用寒远寒，食宜同法，有假反常，此之道也，反是者病。

厥阴司气，以温用温无犯。少阳司气，以热用热无犯。食宜同法者，药食并宜也。

帝曰：善。夫子言可谓悉矣，然何以明其应乎？岐伯曰：昭乎哉问也！夫六气者，行有次，止有位，故常以正月朔日，平旦视之，睹其位，而知其所在矣。

此言司天在泉之气，六期环转，而各有定位也。行有次者，少阳之右，阳明治之；阳明之右，太阳治之；太阳之右，厥阴治之；厥阴之右，少阴治之；少阴之右，太阴治之；太阴之右，少阳治之。六气终期，而六期环会也。止有位者，上下有位，左右有纪，一气各主六十日有奇也。以正月朔日平旦视之者，盖以寅为岁之首，朔为月之首，寅为日之首，而起初气也，睹其司天在泉之定位，则知六气之所在矣。

运有馀，其至先；运不及，其至后。此天之道，气之常也。运非有馀，非不足，是谓正岁，其至当其时也。

"运"，谓六气之化运。如子午寅申辰戌六岁，主有馀，其主岁主时之气，皆先天时而至。如丑未卯酉巳亥六岁主不及，其主岁至时之气，皆后天时而至。"正岁"，谓岁会之纪，非太过非不及，其气应时而至也。〔眉批：言天之道而不言地者，天包乎地也。〕

帝曰：胜复之气，其常在也。灾眚时至，候也奈何？岐伯曰：非气化者，是谓灾也。

此论五运之胜复，而为灾眚者，何以候之？"非气化者"，谓非运气之化也。如丁卯丁酉岁，其运风清热，风乃少角之气化，其清热乃胜复之气，此邪化也，是谓灾眚。徐振公曰："此篇论司天在上，在泉在下，而运化于中，故此节论司天在泉之中，而兼论其运气。"

帝曰：天地之数，终始奈何？岐伯曰：悉乎哉问也！是明道也，数之始，起于上而终于下，岁半之前，天气主之；岁半之后，地气主之；上下交互，气交主之，岁纪毕矣。故曰位时气月可知乎，所谓气也。

"天"，谓司天。"地"，谓在泉。"道"，谓天地阴阳之道。数之始起于上者，谓数之始于一而起于天乙也；终于下者，谓天数之始于一而终于地六也。岁半之前，岁半之后者，谓天地之气上下有位也。气交者，谓天地之气，上下相交也。"位"，谓司天在泉及左右间气之六位。"气月"，谓一气之各主两月也。愚谓司天在泉之六气，总属天乙所生之真元。真元者，精气也。气为阳，精为阴，一阴一阳，化生太少之四象，而共为六气也。天包乎地之外，故不曰在地而曰在泉，精通乎天之上，故曰天有精也。六气循天而环转，故六期而环会，复通贯乎地之中，故上下交互也。故曰："食岁谷以全其真，食间谷以保其精"。真者，元真之气。精者，天乙之精。是以上文曰："此天之道，气之常也。"〔眉批：未分之前为真元，已分之后为精气，故六气以太阳气在上，而精水在下也。〕

帝曰：余司其事，则而行之，不合其数何也？岐伯曰：气用有多少，化洽有盛衰，衰盛多少，同其化也。帝曰：愿闻同化何如？岐伯曰：风温，春化同；热曛昏火，夏化同；胜与复同；燥清烟露，秋化同；云雨昏暗埃，长夏化同；寒气霜雪冰，冬化同。此天地五运六气之化，更用盛衰之常也。

此论五运六气有同化之盛衰，是以有不合也。不合其数者，不合六气之数也。气用有多少者，谓六气之用，有有余不足也。化洽有盛衰者，谓五运之化，有太过不及也。风热寒燥者，言阴阳之六气也。春夏秋冬者，言角徵宫商羽，主岁而主时也。风温春化同者，厥阴与角运同化也。热曛夏化同者，少阴少阳与徵运同化也。胜与复同者，谓五运之胜与复气，亦与六气之相同也。如清金胜角木，其胜气即与阳明同；炎火复秋金，其复气即与少阴少阳同也。此天地五运六气之化，更用盛衰之常，是以有不合也。如风温之多，合春化之盛，是气运同其化矣。若六气之少，合五运之盛，五运之衰，合六气之多，此盛衰更用而不合矣。此节论六气主岁主时之多少，又当审五运主岁主时之盛衰，合而推之，斯得气运之微妙。〔眉批：火有少阳少阴，故曰热曰火。又：胜气在岁前，复气在岁后，故此句列于四时之中。〕

帝曰：五运行同天化者，命曰天符，余知之矣，愿闻同地化者，何谓也？岐伯曰：太过而同天化者三，不及而同天化者亦三；太过而同地化者三，不及而同地化者亦三。此凡二十四岁也。帝曰：愿闻其所谓也。岐伯曰：甲辰甲戌，太宫下加太阴；壬寅壬申，太角下加厥阴；庚子庚午，太商下加阳明。如是者三。

此太过而同地化者，三运合六气，计六岁。

癸巳癸亥，少徵下加少阳；辛丑辛未，少羽下加太阳，癸卯癸酉，少徵下加少阴。如是者三。

此不及而同地化者，三运合六气，计六年。

戊子戊午，太徵上临少阴；戊寅戊申，太徵上临少阳；丙辰丙戌，太羽上临太阳。如是者三。

此太过而同天化者，三运合六气，计六年。

丁巳丁亥，少角上临厥阴；乙卯乙酉，少商上临阳明；己丑己未，少宫上临太阴。如是者三。

此不及而同天化者，三运合六气，计六年。

除此二十四岁，则不加不临也。

言此二十四岁则上下加临，余三十六岁，则不加不临也。〔眉批：下

加于上曰加，上临于下曰临。〕

帝曰：加者何谓？岐伯曰：太过而加同天符，不及而加同岁会也。

此言太过而同地化者，与天符相同；不及而同地化者，与岁会相同。

帝曰：临者何谓？岐伯曰：太过不及，皆曰天符，而变行有多少，病形有微甚，生死有早晏耳！

言太过不及之十二岁皆曰天符，然内有变行多少之分焉。多少者，即太过不及之变也。太过者暴，不及者徐，暴者为病甚，徐者为病持，故有微甚死生之分焉。按马注引执法行令贵人而言，然此节单论天符之有太过不及，前篇分别天符岁会太一天符，与此不相符合。

帝曰：夫子言用寒远寒，用热远热，余未知其然也。愿闻何谓远？岐伯曰：热无犯热，寒无犯寒，顺者和，逆者病，不可不敬畏而远之，所谓时兴六位也。

"兴"，起也。此总言一岁之中，有应时而起之六位，各主六十日零八十七刻半，各有寒热温凉之四气，皆宜远而无犯之。如初之气，天气尚寒，是宜用热，时值少阳相火司令，又当远此一位而无犯也。如二之气，天气已温，是宜用凉，时值太阳寒水司令，又当远此一位而用凉也。每岁之六气皆然，从则和，逆则病，不可不敬畏而远之。〔眉批：寒热乃太阳之总纲，故总论六位，止言寒热。〕

帝曰：温凉何如？岐伯曰：司气以热，用热无犯；司气以寒，用寒无犯；司气以凉用凉无犯；司气以温，用温无犯。间气同其主无犯，异其主则小犯之。是谓四畏，必谨察之。

此分论司天在泉及间气之无犯也。如少阴在上，司气以热，而用热者，又当远此少阴之热而无犯也。如阳明在泉，司气以凉，而用凉者，又当远此阳明之凉而无犯也。馀气皆然。如间气与司天在泉之主气相同者，不可犯，与主气异者，则小犯之。假如少阳司天，初气乃少阴君火，是与司天之气相同，无犯其热。如少阴在泉，四之气乃太阳寒水，是与主气相异，可少用热而小犯之。是谓寒热温凉之四畏，不可不谨察也。

帝曰：善。其犯者何如？岐伯曰：天气反时，则可依时，及胜其主则可犯，以平为期，而不可过，是谓邪气反胜者。

天气反时者，如司气以热，而天气反凉，是当依时而用温矣。如司气以热，而寒反胜之，又可用热而犯主气之热矣。然只以气平为期，不可过用以伤司气之元真，是谓邪气反胜者，则可犯也。

故曰：无失天信，无逆气宜，无翼其胜，无赞其复，是谓至治。

"天信"，谓气之应时而至者，无差失而妄犯之。六气各有所宜而不可逆，有胜气，又宜折之，而无翼其胜；有复气又当抑之，而无赞其复。调之正味，使上下合德，无相夺伦，五运和平，勿乖其政，是谓主治。

帝曰：善。五运气行，主岁之纪，其有常数乎？岐伯曰：臣请次之。

此章与上章大义相同。前以太阳为始，序三阳三阴之六气，以角运为初，序角徵宫商羽之五音，而年岁有所不齐也。故今以天干始于甲，地支始于子，从甲子而至癸巳，三十岁而为一纪，复从甲午而至癸亥，六十岁而为一周，斯岁运始顺，故复次之。〔眉批：《诗经》以节为章。又：斯谓之《天元正纪》。〕

甲子　甲午岁

上少阴火　中太宫土运　下阳明金。

热化二，

天乙生水，地六成之；地二生火，天七成之；天三生木，地八成之；地四生金，天九成之；天五生土，地十成之。天干始于甲，地支始于子，故其数从生始。

雨化五，

此运居其中。太过者，其数成；不及者，其数生。雨为土化，土常以生，故其数五。

燥化四，

乃己卯己酉也。己主不及，故其数生。

所谓正化日也。

无胜复之邪化，故为正化。所谓日者，以一运统主一岁，而五运又以角木为初，羽水为终，各分主七十二日有奇也。

其化上咸寒，中苦热，下酸热，所谓药食宜也。

"上"，谓司天。"下"，谓在泉。"中"，谓化运。君火司天，故宜咸寒以制化，太阴湿土运化于中，故宜苦以燥湿。热以温阴，阳明清凉在泉，故宜酸以助收，热以温凉，药食并相宜也。此即上章"宜苦燥之温之，食宜同法"之义，馀岁俱仿此。〔眉批：曰所谓者，复结上章之义。〕

乙丑乙未岁

上太阴土　中少商金运　下太阳水　热化寒化胜复同，所谓邪气化日也。

不及之运有胜复。金运不及，火热胜之，金之子寒水来复，有胜复之邪气，故为邪化。所谓日者，谓胜气在胜彼所主之七十二日，复气在复我所司之七十二日。此即上章"清热胜复同，其运风清热"之义，馀不及岁俱准此。〔眉批：土制水而金能生之。五气分主之时，反为胜气复气专令，故谓之邪化日。〕

灾七宫。

按九宫分野，七乃兑宫。金运不及为热，寒胜复，故主灾眚，在于兑之西方。上章以太过之岁，而主民病，此以不及之岁而言灾眚，盖太过之气暴，不及之气徐，病甚而灾微也。〔眉批：上章不及之岁不言病，故补论之于后。〕

湿化五，

乙主不及，故其数生。按乙运不及，则丑末之司天在泉，亦主不及，气运之同也。

清化四，

运不及，故其数生，馀不及岁俱准此。

寒化六，

乃庚辰庚戌也。庚主太过，故其数成。

所谓正化日也。

湿化五，清化四，寒化六，皆主正化，无胜复之邪气也。五运之气，又各分主七十二日，司天在泉之气，各主六十日而有奇。

其化上苦热，中酸和，下甘热，所谓药食宜也。

金气主收，故宜酸以收之。和者，谓五运之气虽各主一岁，而一岁之中，又有生长化收藏之五运，故又宜五味以和之。甘为土味，能制化寒水。

丙寅　丙申岁

上少阳相火　中太羽水运　下厥阴木。

火化二，

火临于上，水承制之，故主不及。

寒化六，

运太过，故其数成。馀太过运俱准此。

风化三，

乃辛巳辛亥也。巳亥主不及，故其数生。

所谓正化日也。其化上咸寒，中咸温，下辛温，所谓药食宜也。

水运主咸，而以咸助之，后之化运，多用和助之味，所谓折其郁气，资其化源也。

丁卯　丁酉岁

上阳明金　中少角木运　下少阴火　清化热化胜复同，所谓邪气化日也。

清主胜气，热乃复气。

灾三宫。

"三宫"主震，分野之东方也。

燥化九，

委和之纪，上商与正商同，故主成。盖木运不及，金气胜之，今又燥化临于上，则金气盛矣。

风化三，热化七，

壬子，壬午也。子午主太过，故其数成。

所谓正化日也。其化上苦小温，中辛和，下咸寒，所谓药食宜也。

戊辰　戊戌岁

上太阳水　中太徵火运　下太阴土。

寒化六，

辰戌主太过，故其数成。〔眉批：水气盛而土气不及，故不能胜。〕

热化七，湿化五，

癸丑，癸未也。丑未主不及，故其数生。

所谓正化日也。其化上苦温，中甘和，下甘温，药食宜也。

己巳　己亥岁

上厥阴木　中少宫土运　下少阳相火　风化清化胜复同，所谓邪气化日也。

灾五宫，

乃中央土宫。

风化三，

巳亥主不及，故其数生。

温化五，火化七，

乃戊寅，戊申也。寅申主太过，故其数成。

所谓正化日也。其化上辛凉，中甘和，下咸寒，所谓药食宜也。

庚午　庚子岁

上少阴火　中太商金运　下阳明金。

热化七，

子午主太过，故其数成。

清化九，

金运太过。

燥化九，

乃乙卯乙酉也。从革之纪，上商与正商同，故主成。盖金气不及，而得运化之助，故与正商相同而盛也。

所谓正化日也。其化上咸寒，中辛温，下酸温，所谓药食宜也。

辛未　辛丑岁

上太阴　土中少羽水运　下太阳水　雨化风化胜复同，所谓邪气化日也。

灾一宫。

乃北方坎位。

雨化五，

丑未主不及，故其数生。

寒化一，

在化运主不及，故其数生，在在泉乃丙辰丙戌也。辰戌乃太阳之水，合丙之化运而始生，故其数一。

所谓正化日也。其化上苦热，中苦和，下苦热，所谓药食宜也。

壬申壬寅岁

上少阳相火中太角木运下厥阴木。

火化二，

壬申壬寅为同天符，故其数生，天主生也。

风化八，

在中运主角木太过，故其数成。在在泉乃丁巳丁亥也。委和之纪，上角与正角同，故主成，盖木气不及，而得运化之助，则木气盛矣，故其数八。〔眉批：巳亥虽主在泉，而不主司天，然丁巳丁亥主木气盛，而不主不及，一定之数也。馀义同。〕

所谓正化日也。其化上咸寒，中酸和，下辛凉。所谓药食宜也。

癸酉　癸卯岁

上阳明金　中少徵火运　下少阴火　寒化雨化胜复同，所谓邪气化日也。

灾九宫。

乃南方离位。

燥化九，

伏明之纪，上商与正商同，故主成，盖火运不及，收气自政，而又上临于司天，则其气盛矣。

热化二，

在中运主不及，故其数二。在在泉乃戊子戊午，属天符之岁，故其数生，盖天生而地成也。

正化日也。

〔眉批：顾氏影宋本，"正化日也"之上有"所谓"二字。"正化日也"之下有："其化上苦小温，中咸温，下咸寒，所谓药食宜也。""所谓"二字，为承前章而言，故后去之。〕

甲戌　甲辰岁

上太阳水　中太宫土运　下太阴土。

寒化六，

辰戌主太过，故其数成。按土盛而不胜水者，乃岁会之年气之平也，故无胜复。

湿化五，

在中运土常以生，在在泉乃己丑己未，丑未主不及，故其数生。

正化日也。其化上苦热，中苦温，下苦温，药食宜也。

〔眉批：甲戌甲辰为岁会。〕

乙亥　乙巳岁

上厥阴木中少商金运下少阳相火热化寒化胜复同，邪气化日也。

灾七宫，风化八，从革之纪，上角与正角同，故主成。盖金运不及，生气乃扬，而又上临于司天，则木气盛矣。

清化四，火化二，

乃庚寅庚申也，当主成数，疑误故缺。

正化度也。

度者，谓所主之时度也。〔眉批：先曰"日"，而后曰"度"，盖言

一岁之中，又各有分主之时度。〕

其化上辛凉，中酸和，下咸寒，药食宜也。

丙子　丙午岁

上少阴　火中太羽水运　下阳明金。

热化二，

火司于上，水承制之，故主不及。

寒化六，清化四，

乃辛卯辛酉也。卯酉主不及，故其数生。

正化度也。其化上咸寒，中咸热，下酸温，药食宜也。

丁丑　丁未岁

上太阴　土中少角木运　下太阳水　清化热化胜复同，邪气化度也。

灾三宫。雨化五，

丑未主不及，故其数生。

风化三，寒化一，

乃壬辰壬戌也。辰戌之水，合于水而始生，故其数一。按天乙始生
之水曰天癸，然太阳之水，上合丙之化气，壬之生气，而不与辛癸相合，
盖辛与丙合，壬与癸合也。倪仲宣曰："寒水在泉，土制于上，故主不
及。"玉师曰："土应胜水，有木制其中。"〔眉批：言胜复之各有时
度。太阳之水，即天乙之始生，天为阳也。〕

正化度也。其化上苦温，中辛温，下甘热，药食宜也。

戊寅　戊申岁

上少阳相火　中太徵火运　下厥阴木。

火化七。

寅申太徵皆主火运太过，故其数成。

风化三，

乃癸巳癸亥也。巳亥主不及，故其数生。

正化度也。其化上咸寒，中甘和，下辛凉，药食宜也。

己卯　己酉岁

上阳明金　中少宫土运　下少阴火　风化清化胜复同，邪气化度也。
灾五宫。

清化九，

金不及而土运生之，故其气盛。

雨化五，热化七，

乃甲子甲午也。子午主太过，故其数成。

正化度也。其化上苦小温，中甘和，下咸寒，药食宜也。

庚辰　庚戌岁

上太阳水　中太商金运　下太阴土。

寒化一，

土制其水，故主不及。

清化九，雨化五，

乃乙丑乙未也，丑未主不及，故其数生。

正化度也。其化上苦热，中辛温，下甘热，药食宜也。

辛巳　辛亥岁

上厥阴木　中少羽水运　下少阳相火　雨化风化胜复同，邪气化度也。灾一宫。

风化三，

巳亥主不及，故其数生。

寒化一，火化七，

乃丙寅丙申也。寅申主太过，故其数成。

正化度也。其化上辛凉，中苦和，下咸寒，药食宜也。

壬午　壬子岁

上少阴火　中太角木运　下阳明金。

热化二，

受壬水之制，故主不及。

风化八，清化四，

乃丁卯丁酉也。卯酉主不及，故其数生。

正化度也。其化上咸寒，中酸凉，下酸温，药食宜也。

癸未　癸丑岁

上太阴土　中少徵火运　下太阳水　寒化雨化胜复同，邪气化度也。

灾九宫。雨化五，

丑未主不及，故其数生。

火化二，

〔眉批：丙辛乃化气，壬癸乃旺气，故曰火化。〕

寒化一，

乃戊辰戊戌也。水受土制，故主不及。

正化度也。其化上苦温，中咸温，下甘热，药食宜也。

甲申　甲寅岁

上少阳相火　中太宫土运　下厥阴木。

火化二，

寅申主太过，其数成。疑误故缺。

雨化五，风化八，

乃己巳己亥也。上角与正角同，故主成。盖卑监之纪，化气不令，生政独彰，而又与巳亥相合，则木气盛矣，故其数八。

正化度也。其化上咸寒，中咸和，下辛凉，药食宜也。

〔眉批："中咸和"，高士宗《直解》改作"中甘和"。〕

乙酉　乙卯岁

上阳明金　中少商金运　下少阴火　热化寒化胜复同，邪气化度也。

灾七宫。燥化四，

卯酉主不及，故其数生。

清化四，热化二，

乃庚子庚午也。同天符岁，故其数生。

正化度也。其化上苦小温，中苦和，下咸寒，药食宜也。

丙戌　丙辰岁

上太阳水　中太羽水运　下太阴土。

寒化六。

辰戌太羽皆主太过，故其数成。

雨化五，

乃辛丑辛未也。丑未主不及，故其数生。

正化度也。其化上苦热，中咸温，下甘热，药食宜也。

丁亥　丁巳岁

上厥阴木　中少角木运　下少阳相火，清化热化胜复同，邪气化度也。灾三宫。

风化三，

巳亥少角，皆主木运不及，故其数生。

火化七，

乃壬寅壬申也。寅申主太过，故其数成。

正化度也。其化上辛凉，中辛和，下咸寒，药食宜也。

戊子　戊午岁

上少阴火　中太徵火运　下阳明金。

热化七。

子午太徵，皆主太过，故其数成。

清化九，

乃癸卯癸酉也。伏明之纪，上商与正商同，故主成。盖长气不宣，收气自政，而又与卯酉相合，则金气盛矣，故其数九。

正化度也。其化上咸寒，中甘寒，下酸温，药食宜也。

己丑　己未岁

上太阴土　中少宫土运　下太阳水　风化清化胜复同，邪气化度也。灾五宫。

雨化五，

丑未少宫，皆主不及，故其数生。

寒化一，

乃甲辰甲戌也。土盛则水衰，故主不及。

正化度也。其化上苦热，中甘和，下甘热，药食宜也。

庚寅　庚申岁

上少阳相火　中太商金运　下厥阴木。

火化七，

寅申主太过，故其数成。

清化九，风化三，

乃乙巳乙亥也。巳亥主不及，故其数生。

正化度也。其化上咸寒，中辛温，下辛凉，药食宜也。

辛卯　辛酉岁

上阳明金　中少羽水运　下少阴火　雨化风化胜复同，邪气化度也。灾一宫。清化九，

涸流之纪，少羽与少宫同，故其数成，盖藏令不举，化气乃昌，土盛生金，则金气盛矣。

寒化一，热化七，

乃丙子丙午也。子午主太过，故其数成。

正化度也。其化上苦小温，中苦和，下咸寒，药食宜也。

壬辰　壬戌岁

上太阳水　中太角木运　下太阴土。

寒化六，

辰戌主太过，故其数成。

风化八，雨化五，

乃丁丑丁未也。丑未主不及，故其数生。

正化度也。其化上苦温，中酸温，下甘温，药食宜也。

〔眉批：中酸温，高士宗《直解》作中酸和。〕

癸巳　癸亥岁

上厥阴木　中少徵火运　下少阳相火　寒化雨化胜复同，邪气化度也。灾九宫。风化八，

天干终于癸，地支终于亥，故其数成。

火化二，

在化运主少徵，故其数二。在在泉乃戊寅戊申也，岁主天符，故其数生。

正化度也。其化上辛凉，中咸和，下咸寒，药食宜也。

以上司天在泉之生数成数，诸家以子丑申卯辰巳为对化，从标主成；午未寅酉戌亥为正化，从本主生。惟张介宾疑为不然，言《内经》诸篇并无正对之说，止本篇后文云："太过者，其数成；不及者，其数生。"此但欲因生成之数，以明气化之微盛耳。故其言生者不言成，言成者不言生，皆各有深义存焉，似不可以强分也。然欲明各年生成之义者，当以上中下三气合而观之，以察其盛衰之象，庶得本经之义。愚按本经之所分太过不及，在天干以甲丙戊庚壬主太过，乙丁己辛癸主不及；在地支以子午寅申辰戌主太过，卯酉巳亥丑未主不及。今复以子午卯酉之中，又分出太过不及，是与经旨相违，而不无蛇足矣。且甲子为六十岁之首，子既属对化主成，不当云热化二矣；次庚午为正化主生，又不当为热化七矣。再按卯酉之对化五年，乃九九九四九，奚以卯之对化主四年，而酉之正化只一年耶？又如巳亥之风化五年，乃三八三三八。再查寅申岁厥阴在泉之风化五年，乃三八三八三，十年合而论之，当主生数五，成数五，又奚三居六而八居四耶？此皆不明经义，强为臆说，诒误后人。愚仍以子午卯酉之太过不及，兼以上中下之生克，五运六气之相资，参疏于右，其间或有未尽，以待后贤参补可也。〔眉批：惜乎言之而不能分。又：先从子而后

午，未有先午而先子也。〕

凡此定期之纪，胜复正化，皆有常数，不可不察，故知其要者，一言而终，不知其要，流散无穷，此之谓也。

定期之纪，谓天干始于甲，地支始于子，子甲相合，三十岁而为一纪，六十岁而成一周。胜复者，不及之年；正化者，太过之纪，皆有经常不易之数。要者，总属阴阳之盛衰耳。

帝曰：善。五运之气，亦复岁乎？

此论五运之化，受司天在泉之胜制，郁极乃发，以报复其岁气，故曰折其郁气，资其化源。盖谓岁气胜制其化运，当以所胜之味折之，而勿使其郁复也。如丁卯丁酉岁、少商木运，而上临阳明，则木气郁矣；戊辰戊戌岁，太徵火运，而上临太阳，则火气郁矣；己巳己亥岁、少宫土运，而上临厥阴，则土气郁矣；庚子庚午岁，太商金运，而上临少阴，则金气郁矣；辛丑辛未岁，少羽水运，而上临太阴，则水气郁矣；庚寅庚申岁、太商金运，而相火司天，则金气郁矣。又如乙巳乙亥岁、少商金运，而相火在泉，则金气郁矣；壬子壬午岁、太角木运，而阳明在泉，则木气郁矣；癸丑癸未岁、少徵火运，而太阳在泉，则火气郁矣；甲寅甲申岁、太宫土运，而厥阴在泉，则土气郁矣；乙卯乙酉岁、少商金运，而君火在泉，则金气郁矣；丙辰丙戌岁、太羽水运，而太阴在泉，则水气郁矣。凡此十二运中，有太有少，并受司天在泉之郁而后复，故曰太过者暴，不及者徐。
〔眉批：五行之中有二火，故十二年。〕

岐伯曰：郁极乃发，待时而作也。

待时而作者，土郁发于四之气，金郁发于五之气，水郁发于二火前后，火郁发于四之气，惟木发而无时也。

帝曰：请问其所谓也。岐伯曰：五常之气，太过不及，其发异也。帝曰：愿卒闻之。岐伯曰：太过者暴，不及者徐，暴者为病甚，徐者为病持。

太过之运受郁，其发暴；不及之运受郁，其发徐。持者，能主持而不甚也，即所谓"持于春，持于秋"之意。

帝曰：太过不及，其数何如？岐伯曰：太过者其数成，不及者其数生，土常以生也。

初生之气微，故主不及；已成之数盛，故主太过。天乙生水，地六成之；地二生火，天七成之；天三生木，地八成之；地四生金，天九成之；

天五生土，地十成之。五行之气皆感天生地成，地成天生，此《河图》数也。土常以生者，土位中央，感天干而始化，天地之气，皆本于五，而终于九，此《洛书》数也。故曰："天地之间，不离于五，人亦应之。"王龙谿曰："五行有气有质，皆藉于土。如天乙生水，水之气也；一得五而为六，水之质始成。《洛书》所陈《九畴》，皆帝王治天下之大经大法，每畴之首，不过以数起之。"倪仲宣曰："土位中央，其数五，合天之生数五，得五而成十，天地之数，在五之中。"〔眉批：天数五，地数五。〕

帝曰：其发也何如？岐伯曰：土郁之发，岩谷震惊，雷殷气交，埃昏黄黑，化为白气，飘骤高深，击石飞空，洪水乃从，川流漫衍，田牧土驹，化气乃敷，善为时雨，始生始长，始化始成。故民病心腹胀，肠鸣而为数后，甚则心痛胁月真，呕吐霍乱，饮发注下，胕肿身重，云奔雨府，霞拥朝阳，山泽埃昏，其乃发也。以其四气，云横天山，浮游生灭，怫之先兆。

此言五郁之发，有天地山川之变象，有草木虫兽之兆征，有民病之灾眚，有寒热之变更，观其发而知其复也。雷者，火之气，三之气主火，四之气主土，故殷殷然之雷，在土之下，火土相合，而发于三气四气之交。白乃金之气，土舒而金化也。"高深"，高山深谷之间。田牧土驹者，盖因洪水泛衍，如驹之土块，散牧于田野之间。始者，谓土受天干之始化，土气复，而生长化收藏之气，咸从土化也。民病腹胀，肠鸣诸证，皆感土气而发。其气四者，发于夏秋之交，四之气也。太阴所至为云雨，浮游朝生暮死，感湿气而化生，湿土之气，上蒸而为云横天山，下化而浮游生灭，此怫郁欲发之先兆也。"怫"，郁也。按此五郁之发，与《气交变论》之"郁复"不同，气交篇之"复"，即上章之所谓"清热胜复同，其运风清热。"盖因主岁之运不及，所胜之气胜之，而子气为母复仇，乃运气之自相胜复也。此章之所谓复岁者，即上文之所谓"折其郁气，资其化源。"盖五运之气，居其中，上受司天之胜，下受在泉之制，无分太过不及，咸受其郁而复发也。故其所发者，即所郁之本气，非子为母复也。是以复气与民病，各有不同，学者俱宜体析。〔眉批：甲己化土，土生金，金生水，水生木，木生火，故先论土而后金。"数"，叶朔，频也。火资土而土生金。照应土常以生。又：五运之自相胜复，只有不及之岁。〕

金郁之发，天洁地明，风清气切，大凉乃举，草树浮烟，燥气以行，霜雾数起，杀气来至，草木苍干，金乃有声。故民病咳逆，心胁满引少腹，善暴痛，不可反侧，嗌干，面尘色恶，山泽焦枯，土凝霜卤，怫乃发也。其气五，夜零白露，林莽声凄，怫之先兆也。

"霜"，音蒙。"数"，叶朔。明洁清切，金之令也。凉燥杀气，金之气也。此所郁之金气复发，而政令复行也。咳逆嗌干，肺之病也。《灵枢经》曰："足少阳，是动，病心胁痛，不能转侧，甚则面有微尘，体无膏泽。"又曰："肝，是动，则病腰痛、嗌干、面尘脱色。"盖金气复，而肝木病也。土凝霜卤者，言土凝如霜之盐，即芒硝火硝是也。其气五者，发于五之气也。"夜雪白露"，言露浓之如雪。"林莽声凄"，声在树间，此秋声也，金之郁气，欲发之先兆也。〔眉批：皆本气之自复。气凉而蒸溽之气，凝于上则为霜雾，凝于下则为霜卤。〕

水郁之发，阳气乃辟，阴气暴举，大寒乃至，川泽严凝，寒雾结为霜雪，甚则黄黑昏翳，流行气交，乃为霜杀，水乃现祥。故民病寒客心痛，腰脽痛，大关节不利，屈伸不便，善厥逆痞坚腹满。阳光不治，空积沉阴，白埃昏瞑，而乃发也。其气二火前后，太虚深玄，气犹麻散。微见而隐，色黑微黄，怫之先兆也。

"辟"，避也。气交乃夏秋之交，相火之后也。"霜杀"，寒结为霜，而杀物也。"祥"怪异也。"腰脽"，肾之府也。关节屈伸，乃筋骨之病，肾主骨，而筋属于节也。厥逆痞坚、腹满者，阳气下藏，中气塞也。君火主二之气，相火主三之气，其气发于二火之前后也。气犹麻散者，寒凝之气，感火气而欲散也。

木郁之发，太虚埃昏，云物以扰，大风乃至，屋发折木，木有变。故民病胃脘当心而痛，上支两胁，鬲咽不通，食饮不下，甚则耳鸣眩转，目不识人，善暴僵仆，太虚苍埃，天山一色，或气浊色，黄黑郁若，横云不起雨，而乃发也。其气无常，长川草偃，柔叶呈阴，松吟高山，虎啸岩岫，怫之先兆也。

"太虚埃昏"，木气发而埃土飞扬。"云物以扰"，风之动也。"屋发折木"，郁怒之大发也。"民病胃脘咽鬲，食饮不下"，木胜而土伤。"上支两胁，耳鸣眩转，仆不识人"，风气之为病也。"天山一色"，皆苍色也。"浊色"，埃土昏翳也。按土郁曰黄黑埃郁，水郁曰黄黑昏翳，木郁曰黄黑郁若，盖言天玄地黄，天地之气色，交相拂郁也。横云不起雨者，风行天上，密云不雨也。风乃天地四方之气，故所发无常。"松吟高山",风之声也。"虎啸岩岫",虎啸则风生,风从虎也。此木郁将发之先兆也。〔眉批:和风乃天地之和气,大风乃天地之怒气。在金日天洁地明。〕

火郁之发,太虚曛翳,大明不彰,炎火行,大暑至,山泽燔燎,材木流津,广厦腾烟,土浮霜卤,止水乃减,蔓草焦黄,风行惑言,湿化乃后。故民病少气,疮疡痈肿,胁腹胸背,面目四肢,月真愤胕胀,疡痱呕逆,瘛疭骨痛,节乃有动,注下温疟,腹中暴痛,血溢流注,精液乃少,目赤心热,甚则瞀闷懊↑农,善暴死,刻终大温,汗濡玄府,其乃发也。其气四,动复则静,阳极反阴,湿令乃化、乃成,华发水凝,山川冰雪,焰阳午泽,怫之先兆也。

"大明",日月之光明也。火郁发而曛翳于上,则日月之明不彰。土浮霜卤者,水湿之气,受郁热上蒸而成,如霜之卤也。惑言者,嘻嘻嗝嗝,形容其风自火出也。风火相合,是以阴湿之气,在后乃化。民病痈肿诸证,皆火热盛而精血伤也。少气者,火为气之贼也。"瞀闷",肺气病也。火甚精伤,故善暴死。刻终者,谓一气分主六十日零八十七刻半,如三气之终,而大温将发于四之气也。"玄府",汗空也。动复则静,阳极反阴者,少阴所至为热生,终为寒,少阴之从本从标也。湿令乃化乃成者,少阳所至为火生,终为蒸溽也。"水凝冰雪",寒之胜也。光华之气,发于水凝,焰阳之热,生于午泽,山泽通气也。此二火之气受寒气之郁极,而将复发也。按五行之中,有二火,阳火以明而在天,阴火以位而在地。华发水凝者,阳火之将发也。焰阳午泽者,阴火之欲复也。阳火由水中而生,阴火从地泽而发。〔眉批:天地为人之大夏。玉师曰:"广厦腾烟,有火灾也。""惑言"二字,列于气化之中,不在民病之内,不当作民病解。水受土制而化火,故曰水凝,如流行则不生化矣。〕

有怫之应,而后报也,皆观其极,而乃发也。木发无时,水随火也。

"报",复也。如华发水凝,焰阳午泽,怫之应也。阳极反阴,山川冰雪,郁之极也。风气行于四时,是以木发无时,水发于二火前后,故水随火也。按戊癸化火,火生于水泽之中,水火之相合也。是以华发水凝,水随火发。

谨候其时,病可与期,失时反岁,五气不行,生化收藏,政无恒也。

谨候其时,则病可期而知,亦可以先期而调之。"失时",失五音六气所主之时。"反岁",逆司天在泉之岁,气不能使之上下合德,无相夺伦。五气不行者，不能使五运宣行，致乖其生化收藏之常政矣。

帝曰：水发而雹雪，土发而飘骤，木发而毁折，金发而清明，火发而曛昧，何气使然？岐伯曰：气有多少，发有微甚，微者当其气，甚者兼其下，征其下气，而见可知也。

此申明五运之郁，受六气之胜制也。按《六微旨论》曰：愿闻地理之应六节气位何如？岐伯曰：显明之右，君火之位也；君火之右，退行一步，相火治之；复行一步，土气治之；复行一步，金气治之；复行一步，水气治之；复行一步，木气治之；复行一步，君火治之。相火之下，水气治之；水位之下，土气承之；土位之下，风气承之；风位之下，金气承之；金位之下，火气承之；君火之下，阴精承之。此言六气之有定位，各有承制之在下，故曰：征其下气，而见可知。言征其六气在下之承制，则所见水发之雹雪，土发之飘骤可知矣。气有多少者，五运之气有太过不及也。发有微甚者，有徐有暴也。当其气者，当其本气而自发也。兼其下者，水发而兼土之雹雪，土发而兼木之飘骤，木发而兼金之毁折，金发而兼火之清明，火发而兼水之曛昧。盖分别此章之复，乃受六气之郁，非五运之自相胜复也。〔眉批：顾氏影宋本作"征其下气"，高士宗《直解》从之。〕

帝曰：善。五气之发不当位者，何也？岐伯曰：命其差。帝曰：差有数乎？岐伯曰：后皆三十度而有奇也。

"差"，音雌。"位"，谓五运所主之时。"命"，令也。"差"，参差也。言五运之发，不当其本位而发者，乃所行之政令有差也。如水位于冬，而所发在于二火前之正月、二月；土位于长夏，而所发在于四气之七月、八月；金位于秋，而所发在于五气之九月、十月；火位于夏，而所发在于四气之七月、八月，皆后发三十日而有奇。盖郁极而后乃发，是以去本位之少迟。

帝曰：气至而先后者何？岐伯曰：运太过则其至先，运不及则其至后，此候之常也。帝曰：当时而至者，何也？岐伯曰：非太过，非不及，则至当时，非是者眚也。

此论五运主时之有太过不及也。"气"，谓四时之气。"运"，谓五运之化。五运各主七十二日有奇，运太过则其气至先，运不及则其气至后，此时候之常也。非太过非不及，则气至当时，非是者，则生长化收藏之气不应，而为四时之灾眚矣。

帝曰：善。气有非时而化者，何也？岐伯曰：太过者当其时，不及者归其己胜也。

此论六气主时之有太过不及也。六气各主六十日有奇，如清肃之气行于春，炎热之气行于秋，凝寒之气行于夏，溽蒸之气行于冬，是谓非时而化。盖太过者，当其时而各司寒、热、温、凉之气；不及者，归其己胜，己胜者，谓归于胜己之气，即非时之化也。前章论五运六气之主岁，而有盛衰，此复论五运六气之主时，而亦有太过不及。

帝曰：四时之气，至有早晏高下左右，其候何如？岐伯曰：行有逆从，至有迟速，故太过者化先天，不及者化后天。帝曰：愿闻其行何谓也？岐伯曰：春气西行，夏气北行，秋气东行，冬气南行。故春气始于下，秋气始于上，夏气始于中，冬气始于标，春气始于左，秋气始于右，冬气始于后，夏气始于前，此四时正化之常。故至高之地，冬气常在；至下之地，春气常在。必谨察之。帝曰：善。

此论四时之气而有太过不及也。早晏者，先天而至，后天而至也。顺者，春气西行，夏气北行，秋气东行，冬气南行。逆者，反顺为逆也。春气生于东，故从东而西行；夏气发于南，故从南而北行；秋气始于西，故从西而东行；冬气本于北，故从北而南行。此四时之应四方也。故春气自下而升，秋气从上而降，夏火之气由中而布于四旁，冬藏之气从表而归于内府，左东右西，前离后坎，此四时之有高下左右，乃正化之常也。故至高之地，冬气常在，谓收藏之气，从高而下，自外而内也；至下之地，春气常在，谓生长之气，自下而升，从内而外也。上节论五运六气之太过不及，以应四时之早晏，此论四时气之迟速，以应五运六气之盛衰。〔眉批：高下左右应六气，中标应五运。此"常"字照应后之"常"字。〕

黄帝问曰：五运六气之应，现六化之正，六变之纪，何如？岐伯对曰：夫六气正纪，有化有变，有胜有复，有用有病，不同其候，帝欲何乎？帝曰：愿尽闻之。

此论五运六气之主时，而各有德化政令，胜复变病之常。夫前章之所谓初之气、二之气者，论加临之客气，乃六期环转，各有不同。此复论四时之主气，有春之木，夏之火，秋之金，冬之水，各主七十二日有奇，又有初气之厥阴；二气之少阴，三气之少阳，四气之太阴，五气之阳明，六气之太阳，各主六十日零八十七刻半。此四时不易之气，有寒热温凉，生长收藏之政令，故曰常。

岐伯曰：请遂言之。夫气之所至也，厥阴所至，为和平；少阴所至，为暄；太阴所至，为埃溽；少阳所至，为炎暑；阳明所至，为清劲；太阳所至，为寒雾。时化之常也。

"气之所至"，谓四时有五运六气之所至也。春气舒迟，故为和平。"暄"，春晚也。又，温暖也。盖少阴虽主君火而本寒，故主于寒热之交，以司温和之气。此节盖以厥阴风木主春，少阳炎暑主夏，阳明清凉主秋，太阳寒水主冬，此四时气化之常也。故以太阴转列于少阳之前者，谓土气分旺于四季，先从春夏始也。此首论六气之中有五运，五运之中有四时。〔眉批：应者，谓五运六气之应四时。土主长夏，而分旺于四季。故论于时气之首。〕

厥阴所至为风府，为璺启；少阴所至为火府，为舒荣；太阴所至，为雨府，为员盈；少阳所至为热府，为行出；阳明所至，为司杀府，为庚苍；太阳所至，为寒府，为归藏。司化之常也。

"璺"，音问。府者，各有所司也。"璺启"，开坼也。"舒荣"，舒展而荣华也。"员盈"，周备也。夏气始于中，行出者，从中而出于外也。"庚"，更也。草木至秋而更变也。归藏者，万物至冬而归藏也。此三阴三阳各有风寒湿热之所司，而为璺启舒荣之化，故为司化之常。〔眉批：土曰备化。〕

厥阴所至为生，为风摇；少阴所至为荣，为形现；太阴所至为化，为云雨；少阳所至为长，为蕃鲜；阳明所至，为收，为雾露；太阳所至，为藏，为周密。气化之常也。

生长化收藏，五时之气也。风摇形见，气之化也，故为气化之常。

厥阴所至为风生，终为肃；少阴所至为热生，中为寒；太阴所至为湿生，终为注雨；少阳所至为火生，终为蒸溽；阳明所至为燥生，终为凉；太阳所至为寒生，中为温。德化之常也。

"肃"，肃杀也。风能生万物，而终为肃杀之气，盖四时皆有风气，故能生长万物而亦能收杀也。少阴太阳，为水火阴阳之主，太阳标阳而本寒，少阴标阴而本热，少阴之上，热气治之，中见太阳；太阳之上，寒气治之，中见少阴。阴阳标本，互换于中，故中寒而中温也。太阴湿土之气，上蒸而为云为雨，故终为注雨。少阳相火生于地泽，故终为溽蒸。阳明燥金终为清凉。生者，谓六气所生之德，而为凉为肃，德之化也。〔眉批：上文曰风发无时。〕

厥阴所至为毛化；少阴所至为羽化；太阴所至为倮化；少阳所至为羽化；阳明所至为介化；太阳所至为鳞化。德化之常也。

五类之虫，感五运六气而生育，故为德化之常也。

厥阴所至为生化；少阳所至为荣化；太阴所至为濡化；少阴所至为茂化；阳明所至为坚化；太阳所至为藏化。布政之常也。

生茂坚藏，乃六气之政，而宣布于四时。

厥阴所至为飘怒大凉；少阴所至为大暄寒，太阴所至为雷霆骤注，列风；少阳所至为飘风燔燎霜凝；阳明所至为散落温；太阳所至为寒雪冰雹白埃。气变之常也。

"飘怒"，风之变。"凉"，乃金气承之。"大暄"，火之甚。"寒"，乃阴精承之。"雷霆骤注"，湿土之变，极则风气承之。飘风者，风自火出也。"燔燎"，炎之甚极，则水气承之。"散落"，肃杀之甚，温乃火气承之。"寒雪冰雹"，寒之甚也，极则土气承之。盖气极则变，变则害，承乃制。〔眉批：夏秋霖雨多在日晏，感太阴之气也。〕

厥阴所至为挠动，为迎随；少阴所至为高明，焰为曛；太阴所至为沉阴，为白埃，为晦暝；少阳所至为光显，为彤云，为曛；阳明所至为烟埃，为霜，为劲切，为凄鸣；太阳所至为刚固，为坚芒，为立。令行之常也。

"迎随"，往来也。彤云者，泽气上蒸而为云也。"凄鸣"，金有声也。刚固坚芒，乃寒凝冰坚之象。此六气之令，行于四时之常也。

厥阴所至为里急；少阴所至为疡疹，身热；太阴所至为积饮否隔；少阳所至为嚏呕，为疮疡；阳明所至为浮虚；太阳所至为屈伸不利。病之常也。

此春病之常也。"里急"，逆气上升也。厥阴主春，春气始于下而上，故为里急。阳明主秋，秋气始于上，故为浮虚。火生于木，风火相煽，故为身热、疮疡。土位中央，而分旺于四季，故四时为痞蓄中满之病。太阳主筋，为风气所伤，故缩短而屈伸不利。

厥阴所至为支痛；少阴所至为惊惑恶寒战栗谵妄；太阴所至为蓄满；少阳所至为惊躁，瞀昧暴病；阳明所至为鼽尻阴股膝髀腨胻足病；太阳所至为腰痛。病之常也。

蓄，音畜。"瞀"，音务。"尻"，音敲。此夏病之常也。

厥阴所至为缓戾；少阴所至为悲妄、衄衊；太阴所至为中满霍乱吐下；少阳所至为喉痹耳鸣呕涌；阳明所至为胁痛皱揭；太阳所至为寝汗痉。病之常也。

"緛"，音软。"戾"，叶利。"蟆"音蓂。"皱"，音逡。此秋病之常也。"緛"，缩也。"戾"，了戾也。即转出小便之关戾。厥阴主利前阴，而脉络阴器，为燥金所伤，故戾緛不利。"皱"，皱也。以燥而遇燥，故皮为皱揭。

厥阴所至为胁痛呕泄；少阴所至为语笑；太阴所至为重胕肿；少阳所至为暴注瞤瘛暴死；阳明所至为鼽嚏；太阳所至为流泄禁止。病之常也。

此冬病之常也。心主言而喜为心志，君火为冬令之寒水所迫，则心气实而语笑不休。以上四时诸病，有因于六气者，有因于四时者，学者引而伸之，以意会之，其义自得。此论四时之五运六气，有德有化有政有令有变有病。〔眉批：不能下交于水，故为实。化三、德二、政一，令一、变一、病四。〕

凡此十二变者，报德以德，报化以化，报政以政，报令以令；气高则高，气下则下，气后则后，气前则前，气中则中，气外则外。位之常也。

报德以德，报化以化者，即所谓春有鸣条律畅之化，则秋有雾露清凉之政，盖无胜则无复也。气高则高，气下则下者，谓春气始于下，则五运六气皆主厥阴之风木；秋气始于上，则五运六气皆属阳明之燥金；夏气始于前，则五运六气皆主少阳之炎暑；冬气始于后，则五运六气皆属太阳之凝寒。此四时六气皆有定位之常，非若客气之环转也。此复结上文之义。

故风胜则动，火胜则肿，燥胜则干，寒胜则浮，湿胜则濡泄，甚则水闭胕肿，随气所在，以言其变耳。

首问五运六气之应，而上章独论六气之变，故复论其五运焉。风热燥寒，四时之气也。以湿土而列于四时之后者，谓土旺四季，先春夏而后秋冬也。随气所在者，随四时之气而言五运之胜耳。在者，言风气在春，热气在夏，燥气在秋，寒气在冬，湿气在于四季，各主七十二日有奇。

帝曰：愿闻其用也。岐伯曰：夫六气之用，各归不胜而为化，故太阴雨化，施于太阳；太阳寒化，施于少阴；少阴热化，施于阳明；阳明燥化，施于厥阴；厥阴风化，施于太阴。各命其所在以征之也。

此论五行胜化之为用也。命其所在而征之者，太阴之气在于长夏，太阳之气在于冬，少阴之气在于夏，阳明之气在于秋，厥阴之气在于春。如冬有雨化，以征太阴之胜；夏有寒化，以征太阳之胜。此与春胜长夏，长夏胜冬之义相同。徐振公曰："此即帝所问之，有胜有复，在六气为胜复，在四时为胜化。"〔眉批：用者，胜之始。变者，复之机。〕

帝曰：自得其位，何如？岐伯曰：自得其位，常化也。帝曰：愿闻所在也。岐伯曰：命其位而方月可知也。

自得其位者，四时之六气，各自司其本位，此时化之常也。厥阴位于正月二月，少阴位于三月四月，各命其位而方之月，则可知六气之所在矣。

帝曰：六位之气，盈虚何如？岐伯曰：太少异也。太者之至徐而常，少者暴而亡。

此言主时之六气，亦有盛有虚，乃随岁运之太少也。岁运太过，则六位之气盈；岁运不及，则六位之气虚。盖太过之气，来徐而长；不及之气，来疾而短，故曰少者暴而亡。金西铭曰："太过之气，先天时而至，故徐而长；不及之气，后天时而至，故暴而短。譬如人之后至，则疾行而趋走矣。"〔眉批：气来迟，故短而易亡。〕

帝曰：天地之气，盈虚何如？岐伯曰：天气不足，地气随之；地气不足，天气从之，运居其中而常先也。恶所不胜，归所同和，随运归从，而生其病也。故上胜则天气降而下，下胜则地气迁而上，多少而差其分，微者小差，甚者大差，甚则位易气交，易则大变生而病作矣。《大要》曰：甚纪五分，微纪七分，其差可见，此之谓也。

"恶"，去声。"差"，叶雌。此论主时之六气，亦有天地盈虚之分，而上下相胜也。岁半以上，天气主之；岁半以下，地气主之。运居于天地之中，常先天地之气而为之胜，故曰随运归从，而生其病，谓天地之气，归从运气，而彼此相胜也。"气交"，谓三气四气之交，如天气不足，地气随之，则四之土气先交于三气之火；如地气不足，天气随之，则三之火气先交于四气之土。此火土子母相合，谓之归所同和，乃胜之微者也。"微者小差"，小差者，在天之纪仍居七分，而三分交于地；在地之纪仍居七分，而三分交于天。此上下气交，不为民病者也。恶所不胜者，恶己所不胜之气也。太阳寒化施于少阴，阳明燥化施于厥阴，此下胜则地气迁而上；厥阴风化施于太阴，少阴火化施于阳明，此上胜则天气降而下，乃胜之甚者也。"甚者大差"，大差者，在天之纪居五分，而五分直降于下；在地之纪居五分，而五分反迁于上。故曰："甚则位易气交，易则大变生而病作矣。"位易者，谓越三气四气之位，而初气二气行于五位六位，五气六气行于初位二位，此所不胜之气胜之，故日恶所不胜。越其位而加之，故日之变。如归所同和，则不越位矣。〔眉批：六气之火在五月，土在七月，金在九月，五运之火在四月，土在长夏，金在七月，故为常先。如火土金子母相乘，为归所和同，如火行乘金，金行乘木，为恶所不胜。运主五时，气分六气，大略相同。"上"，谓岁半以上；"下"，谓岁半以下，不可在司天在泉上看。六气总属五行之气，故五运之胜，即六气之胜。从之为微，胜则为甚。又：土胜水亦越阳明之五位。〕

帝曰：善。论言热无犯热，寒无犯寒，余欲不远寒，不远热，奈何？岐伯曰：悉乎哉问也！发表不远热，攻里不远寒。帝曰：不发不攻，而犯寒犯热，何如？岐伯曰：寒热内贼，其病益甚。帝曰：愿闻无病者，何如？岐伯曰：无者生之，有者甚之。帝曰：生者何如？岐伯曰：不远热则热至，不远寒则寒至。寒至则坚否腹满，痛急下利之病生矣；热至则身热吐下霍乱，痛疰疮疡，瞀郁注下，瞤瘛肿胀，呕，鼽衄头痛，骨节变肉痛，血溢血泄，淋闭之病生矣。帝曰：治之奈何？岐伯曰：时必顺之，犯者，治以胜也。

此言主时之六气亦当远寒而远热者也。按前章之所谓热无犯热，寒无犯寒者，论司天在泉，及加临之六气，此章论主时之六气，亦有寒热温凉之分，故帝复有此问。辛甘发散为阳，故有病而应发散者，即当远热而不远热矣。酸苦涌泄为阴，如有病而应攻里者，即当远寒而不远寒矣。如虽病而不宜发表攻里，若妄犯之，则寒热内贼，其病益甚。若无病而不远热不远寒者，则坚痞腹满，身热吐下之病生矣。"时"，谓四时。治以胜者，如犯热，则以所胜之寒治之；如犯寒，则以所胜之热治之。张玉师曰："后之病生与前章之客气总论亦可。"〔眉批：辛热苦寒。〕

黄帝问曰：妇人重身，毒之何如？岐伯曰，有故无殒，亦无殒也。帝曰：愿闻其故，何谓也？岐伯曰：大积大聚，其可犯也，衰其大半而止，过者死。

此言胎孕积聚亦有阴阳寒热之分，所当远寒而远热者也。"重身"，谓娠妊而身重。毒者，大寒大热之药也。娠妇始结胎之一月二月，乃木气司养；三月四月主火；五月六月主土；七月八月主金；九月十月主水。至太阳而五行已周，阴阳水火分，而成后天之形身矣。然未生之前，五行之气各有盛有虚，有胜有郁，宜以寒热温凉从逆而调之。设或有病而欲不远寒不远热，亦无伤于胎气，所谓有故无殒，然亦无过之而致殒也。即如大积大聚，乃属脏腑之五行，尚其可犯寒而犯热者也，若过犯之则死。寒热温凉，是谓四畏，可不慎诸？此节大有关于治道，学者宜细心体会。

附论：七月所生小儿能育而亦多长寿者，盖七月乃肺脏司养，肺属天而主气、主血，天乙生水，感天地之气而生，故育。九月、十月乃少阴、太阳所主，皆感阴阳水火而生。若夫八月，乃阳明大肠主气，感阳明之腑气而生，故虽生而不育。〔眉批：肺生水而五行已备。〕

帝曰：善。郁之甚者，治之奈何？岐伯曰：木郁达之，火郁发之，土郁夺之，金郁泄之，水郁折之，然调其气，过者折之，以其畏也，所谓泻之。帝曰：假者何如？岐伯曰：有假其气，则无禁也，所谓主气不足，客气胜也。

此言四时之郁，而有调治之法也。"郁之甚者"，太阴施于太阳，则水郁矣；太阳施于少阴，则火郁矣；少阴施于阳明，则金郁矣；阳明施于厥阴，则木郁矣；厥阴施于太阴，则土郁矣。调治之法，木郁则舒达之，火郁则发散之，土郁则疏夺之，金郁则泄利之，水郁则折流之。然调其所胜之气，太过者折之，以其畏而无复也。"所谓泻之"，谓泻其胜气也。"假者"，非长夏胜冬，冬胜夏，夏胜秋，秋胜春，春胜长夏，乃主气不足，客气胜也。如厥阴风木主春，而值阳明金气加临；君相二火主夏，而值太阳寒水加临；长夏湿土主气，而值厥阴风木加临；阳明金气主秋，而值二火之气加临；太阳寒水主冬，而值太阴土气加临，有假其气，竟以寒热治客气之胜，而主气之寒热则无禁也。按此篇所谓《六元正纪论》者，六气谓之六元，五运亦感天元而化，首数章论六气之主岁，而五运化于其中，各有盛有虚，有胜有复，末章论六气之主时，随运归从，上下胜制，有胜有郁，而无复。善养生者，皆当随时调养，以参天地之和，施于天下，溜于无穷，乃调变之大关目也。〔眉批：主岁之郁，有胜有复，用咸和酸和，论治在于上章。此四时之郁，有胜无复，故曰达之发之。此"甚"字照应大差之"甚"。〕

帝曰：至哉！圣人之道，天地大化，运行之节，临御之纪，阴阳之政，寒暑之令，非夫子孰能通之。请藏之灵兰之室，署曰《六元正纪》，非斋戒不敢示，慎传也。

〔眉批：顾氏影宋本道作法。〕

（注：第七十二、七十三篇原稿遗失）

卷八（下）

至真要论篇第七十四

　　此篇论六气司天，六气在泉，有正化，有胜复，有主客，有邪胜。至真者，谓司天在泉之精气，乃天乙之真元。要者，谓司岁备物以平治其民病，无伤天地之至真，乃养生之至要也。

　　黄帝问曰：五气交合，盈虚更作，余知之矣。六气分治，司天地者，其至何如？

　　此承上章而言五运六气互相交合，各有太过不及，彼此胜制已详论于前矣，今欲分论六气之司天在泉，其气至之何如也。

　　岐伯再拜对曰：明乎哉问也！天地之大纪，人神之通应也。

　　王冰曰："天地变化，人神运为，中外虽殊，其通应则一也。"

　　帝曰：愿闻上合昭昭，下合冥冥，奈何？岐伯曰：此道之所生，工之所疑也。

　　"昭昭"，合天道之明显。"冥冥"，合在泉之幽深。道之所生，其生惟一，工不知其要，则流散无穷，故多疑也。〔眉批：顾氏影宋本生作主，高士宗《直解》从之。〕

　　帝曰：愿闻其道也。岐伯曰：厥阴司天，其化以风；少阴司天，其化以热；太阴司天，其化以湿；少阳司天，其化以火；阳明司天，其化以燥；太阳司天，其化以寒。以所临脏位，命其病者也。

　　风寒暑湿燥火，天之六气也，三阴三阳上奉之，故六气为司天之化。临脏位者，天气上临，而下合人之脏位，随六气之所伤，而命其病也。按此篇重在司岁备物，以五味六气举抑补泻，以平治天地之不和，故首提其病焉。

　　帝曰：地化奈何？岐伯曰：司天同候，间气皆然。帝曰：间气何谓？岐伯曰：司左右者，是谓间气也。帝曰：何以异之？岐伯曰：主岁者纪岁，间气者纪步也。

　　此言六气司天而环绕于地下，故与司天同候，从左右而环转，是以间气皆然，但司天在泉之气纪岁，间气纪步之不同也。

帝曰：善。岁主奈何？岐伯曰：厥阴司天为风化，在泉为酸化，司气为苍化，间气为动化；少阴司天为热化，在泉为苦化，不司气化，居气为灼化；太阴司天为湿化，在泉为甘化，司气为黅化，间气为柔化；少阳司天为火化，在泉为苦化，司气为丹化，间气为明化；阳明司天为燥化，在泉为辛化，司气为素化，间气为清化；太阳司天为寒化，在泉为咸化，司气为玄化，间气为藏化。故治病者，必明六化分治，五味五色所生，五脏所宜，乃可以言盈虚病生之绪也。

主岁者，谓六气之各主一岁。风寒暑湿燥火，乃在天之六气，故为司天之化。《天元纪大论》曰："在地为化，化生五味。"故在地为味化。司气者，司五运之气化。五运者，五行之气也，感天之苍黅丹素玄之五色，而化生地之五行，是以司气为苍、为丹、为黅、为素、为玄，君火以明而在天，故不司在地之火化。所谓居气者，言少阴不司气化，在六气之中，自有所居之上下，即下章之南政居南，北政居北也。间气之为动、为灼、为柔、为明、为清、为脏者，六气之用也。此论六气之司天在泉，及化运间气之分治，皆有盛有虚，而为民病。治病者，或从岁气，或随运气以备物，以所生之五味、五色合五脏之所宜，乃可以言五运六化之盈虚，病生之端绪也。〔眉批：居者，谓少阴居于间气之岁，而运气之少阴与之同居。北政居少阴，南政居阳明。〕

帝曰：厥阴在泉而酸化，先余知之矣。风化之行也，何如？岐伯曰：风行于地，所谓本也。馀气同法。本乎天者，天之气也，本乎地者，地之气也，天地合气，六节分而万物化生矣。故曰：谨候气宜，无失病机，此之谓也。

此言司天在泉，俱以六气为本。六气绕地环转，而上下周行，又非气司天化，而味主地化也。六气之本于上者，即为天之气；本乎下者，即为地之气。天地合气，六节分而万物化生，故谨候六气之所宜，无失五行之病机，斯得至真之要道。王子律曰："四时六步皆有风气。"〔眉批：风乃天之气，故独提风者，言六气随大气以运行。〕

帝曰：其主病何如？岐伯曰：司岁备物，则无遗主矣。帝曰：先岁物何也？岐伯曰：天地之专精也。帝曰：司岁者何如？岐伯曰：司气者主岁同，然有馀不足也。帝曰：非司岁物何谓也？岐伯曰：散也。故质同而异等也，气味有薄厚，性用有躁静，治保有多少，力化有浅深，此之谓也。

"主病"，谓主治病之药物。"司岁备物"，谓从六气五运以备之。如少阴少阳二火司岁，则当收附子姜桂之热物；如阳明燥金司岁，则当收桑皮苍术之燥物；如厥阴风气主岁，则当收防风羌活之风物；如太阳寒水司岁，则当收苓通大黄之寒物；如太阴土气司岁，则当收山药黄精之类甘平甘温之品，及苍丹黔素玄之谷，所谓药食宜也，此皆得天地之专精。故先取岁物，谓先备司岁之物，即上章之所谓食岁谷以全其真，盖食天地之精，以养吾身之真也。"司气"，谓五运之气，五运虽与主岁相同，然又有太过不及之分。太过之岁，则物力厚；不及之岁，则物力浅薄矣。若非气运司岁之物，则气散而力薄，故形质虽同，而气味有浅深厚薄之异。治保有多少者，谓治病保真之药食，或宜多用而宜少用也。按中古之世，不能司岁备物，用炮制以代天地之助。如制附子、曰炮制，苍术、桑皮曰炒。盖以火助火，而以燥助燥也。近有制附子，以水煮曰阴制；制桑皮，以蜜拌曰润燥。是犹用鹰犬而去其爪牙，则驱之搏搴兔而不能，又安望韩卢之技哉？〔眉批：谓先备司天在泉之物。〕

帝曰：岁主脏害何谓？岐伯曰：以所不胜命之，则其要也。

此论五运之气，受司天在泉之胜制。岁主者，谓六气之主岁。"脏"，五脏也。盖言五脏内属五行，而外合五运，五运之气受胜制之所伤，则病入五脏而为害矣。如少商金运而值二火司天，少宫土运，而值厥阴在泉，此皆运气之所不胜，而受胜气之所胜，故以所不胜命之，则岁主脏害之要可知矣。"命"，名也。

帝曰：治之奈何？岐伯曰：上淫于下，所胜平之；外淫于内，所胜治之。

上淫于下者，谓司天之气，淫胜其在下之运气，当以所胜平之。如少商金运，而火热上临，宜平以咸寒，佐以苦甘。外淫于内者，在泉之气，淫胜其在内之五运，当以所胜治之。如少宫土运，而风木下淫，宜治以辛凉，佐以苦甘。按司天在泉之气根于外，五运之化根于中，故曰：外淫于内。下章平天气曰平，治在泉曰治。又，诸气在泉，曰淫于内。

帝曰：善。平气何如？岐伯曰：谨察阴阳所在而调之，以平为期，正者正治，反者反治。

"平气"，谓无上下之胜制，运气之和平也。甲丙戊庚壬为阳运，乙丁己辛癸为阴运，阴阳二运有太过不及之分，故谨察阴阳所在而调之，以平为期。"正者正治"，谓太过之岁，当抑其胜气，扶其不胜。"反者反帝曰：夫子言察阴阳所在而调之，论言人迎与寸口，相应若引绳，小大齐等，命曰平。阴之所在，寸口何如？岐伯曰：视岁南北，可知之矣。帝曰：愿卒闻之。

此承上文以申明少阴之所在也。五运之中，少阴不司气化，随六气之阴阳，而上下左右，故曰：阴之所在何如！圣人南面而立，前曰广明，后曰太冲，太冲之地名曰少阴，少阴之上名曰太阳。盖太冲坎位也，广明离位也，少阴主天乙之坎水，而上为太阳之离火。是以北政之岁，随三阴而在《坎》；南政之岁，从三阳而在《离》，故有应不应之分焉。所谓南北者，阴阳也。五运之中，戊癸化火，以戊癸年为南政，甲乙丙丁己庚辛壬为北政。五运之政有南有北，少阴之气有阴有阳，是以随之而上下也。"寸尺"，血脉也。血乃中焦之汁，流溢于下而为精，奉心神化赤而为血，故脉始于足少阴肾，而主于手少阴心，是以诊寸尺之阴阳，以征少阴之上下。〔眉批：心为阳中之太阳。又：下文曰"上下"曰"三阴"，俱宜着眼。〕

岐伯曰：北政之岁，少阴在泉，则寸口不应；厥阴在泉，则右不应；太阴在泉，则左不应。南政之岁，少阴司天，则寸口不应；厥阴司天，则右不应；太阴司天，则左不应。诸不应者，反其诊则见矣。

风寒暑湿燥火，天之阴阳也，三阴三阳上奉之，以司主岁之六气。木火土金水火，地之阴阳也，以司五行之化运，化运五岁而右迁，而五行之中有二火，故君火不司气化，然虽不主运，而有所居之位焉。少阴之上，君火主之，是少阴本于阴而主于阳，是以南政之岁居阳，北政之岁居于阴也。司天在南，在泉在北，此天地之定位，人面南而诊之。寸为阳，而在南，尺为阴，而在北。北政之岁，少阴在泉，则随阴而居北，是以寸口不应。南政之岁，少阴司天，则对阴而居阳，是以寸口不应。不应者，脉微而不应于诊，此论寸尺之阴阳南北也。北政之岁，厥阴在泉，则少阴在左，故右不应；太阴在泉，则少阴在右，故左不应。南政之岁，厥阴司天，则少阴在左，故右不应；太阴司天，则少阴在右，故左不应。此论人迎寸口之左右也。诸不应者，谓左右之不应也。反其诊者，以人面南面北而诊之也。盖以图象平置于几上，以司天在南，在泉在北。北政之岁，人面北以诊之；南政之岁，人面南以诊之，则左右之不应可见矣。夫天上地下，天南地北，此天地之定位也。人面南而面北者，人居天地气交之中，随天地之气而环转也。〔眉批：此章论少阴不司化运，而仍居于运中，是五运之中，亦有三阴三阳也。居阳者，同阳明而居于三阳之间；居阴者，同少阴而居于三阴之间；左右者，同少阴阳明居于间气之位。《五运行篇》之面北面南，与此同义。如：南政之岁，三阴在泉，则寸应矣。三阴在天，则尺应矣。以不应而反论其应则明矣。〕

帝曰：尺候何如？岐伯曰：北政之岁，三阴在下，则寸不应；三阴在上，则尺不应。南政之岁，三阴在天，则寸不应；三阴在泉，则尺不应；左右同。故曰：知其要者，一言而终，不知其要，流散无穷，此之谓也。

此总结上文之义，故问尺而兼论其寸焉。所谓三阴者，以少阴居二阴之中。上下者，以天在上而泉在下也。左右同者，谓尺之左右不应，与寸之左右不应同也。"故知其要者"，知少阴之不司气化，随阴阳而居上居下也。不知其要，流散无穷者，如疏注之议论纷纭，而茫无归着也。朱卫公问曰："假如甲子甲午岁君火司天，而寸口不应，是司天之少阴不应于脉耶？"曰："五运六气之道，五运外合五行，内合五脏，五脏之气见于六脉，而后合于六气，是感五运之气而见于寸尺也。故曰：'天地之气，无以脉诊'，盖谓司天在泉之六气，不形于诊也。是以首提曰脏害。当知'脏害'二字，为照应'寸尺'而言。"

帝曰：善。天地之气，内淫而病何如？岐伯曰：岁厥阴在泉，风淫所胜，则地气不明，平野昧，草乃早秀。民病洒洒振寒，善伸数欠，心痛支满，两胁里急，饮食不下，鬲咽不通，食则呕，腹胀善噫，得后与气，则快然如衰，身体皆重。

此章论六气在泉而为民病，当以所胜之气味治之。厥阴在泉，寅申岁也。风淫于下，则尘土飞扬，故地气不明，平野昏昧，草得生气，故早秀也。按《经脉篇》云：脾是动，则病洒洒振寒，善伸数欠。脾气病则饮食不下，食则呕，腹胀善噫，得后与气，则快然如衰，身体俱重"，盖木淫而土病也。又厥阴肝脉上贯鬲，布胁肋，故为心痛支满等证。〔眉批：初者，地气也。中者，天气也。故先论地而后论天。"后"，谓大便。"气"，转失气也。〕

岁少阴在泉，热淫所胜，则焰浮川泽，阴处反明。民病腹中常鸣，气上冲胸，喘不能久立，寒热皮肤痛，目瞑齿痛頗肿，恶寒发热如疟，少腹中痛，腹大，蛰虫不藏。

少阴在泉，卯酉岁也。少阴君火，生于水中，是以焰浮川泽。少阴标阴而本火，故阴处反明。腹中常鸣者，火气奔动也。气上冲胸者，火气炎上也。喘不能久立，寒热皮肤痛者，火淫肺金也。目瞑者，热甚阴虚，畏阳光也。"齿痛颐肿"，热乘阳明也。发热如疟者，少阴标本之气病也。热在下焦，则少腹中痛；热在中焦，则腹大也。

岁太阴在泉，草乃早荣，湿淫所胜，则埃昏岩谷，黄反见黑，至阴之交。民病饮积心痛，耳聋，浑浑焞焞，嗌肿喉痹，阴病见血，少腹痛肿，不得小便，病冲头痛，目似脱，项似拔，腰似折，髀不可以回，腘如结，踹如别。

太阴在泉，辰戌岁也。土为草木之所资生，故草乃早荣。黄乃土色，黑乃水色，土胜湿淫，故黄反现黑。《五常政论》曰："太阴司天，湿气下临，肾气上从，黑起水变，皆土胜水应之义。""至阴之交"，乃三气四气之交，土司令也。"饮积心痛"，寒湿上乘也。按《经脉篇》自耳聋至喉痹，乃三焦经病，自阴病至不得小便，以邪湿下流为肾脏受病；自冲头痛，至踹如别，乃膀胱经病。盖三焦为决渎之官，膀胱乃水津之府，土气淫胜而水脏水腑皆为病也。

岁少阳在泉，火淫所胜，则焰明郊野，寒热更至。民病注泄赤白，少腹痛，溺赤，甚则血便，少阴同候。

少阳在泉，巳亥岁也。少阳之火，地二所生，故焰明效野，寒热更至。热伤血分，则注赤；热伤气分，则注白。热在下焦，故少腹痛而溺赤。血便者，甚则血出于小便也。少阴之火出自水，少阴之火生于地，皆有阴阳寒热之分，故与少阴同候。

岁阳明在泉，燥淫所胜，则霿雾清暝。民病喜呕，呕有苦，善太息，心胁痛，不能反侧，甚则嗌干面尘，身无膏泽，足外反热。

阳明在泉，子午岁也。金气淫于下，则霿雾清暝于上矣。按《经脉篇》"呕苦善太息，心胁痛，不能转侧，甚则面有微尘，体无膏泽，足外反热"，乃足少阳病；"嗌干面尘"，乃足厥阴病。盖金胜而肝胆病也。

岁太阳在泉，寒淫所胜，则凝肃惨栗。民病少腹控睾，引腰脊，上冲心痛，血见，嗌痛颔肿。

太阳在泉，丑未岁也。水寒淫胜，故凝肃惨栗。寒淫于下，则膀胱与肾受之，膀胱与肾居于小腹，故少腹痛。肾主阴器，故控引睾丸。太阳之脉，挟脊抵腰中，故引腰脊；肾脉络心，故上冲心痛；心主血而寒气逼之，故血见。按《经脉篇》"嗌痛颔肿"，乃小肠经病。小肠者，心之腑也，亦水邪上侮火脏火腑而然。

帝曰：善。治之奈何？岐伯曰：诸气在泉，风淫于内，治以辛凉，佐以苦甘，以甘缓之，以辛散之。

风乃木气，金能胜之，故治以辛凉。过于辛恐反伤其气，故佐以苦甘。苦胜辛，而甘益气也。木性急，故以甘缓之，风邪胜，故以辛散之。《脏气法时论》曰："肝苦急，急食甘以缓之。肝欲散，急食辛以散之。"〔眉批：论在泉曰淫于内，论司天曰所胜。宋本作"佐以苦。"淫于内则干脏气。〕

热淫于内，治以咸寒，佐以甘苦，以酸收之，以苦发之。

热乃火气，水能胜之，故宜治以咸寒，佐以苦甘，甘胜咸，所以防咸之过。苦能泄，所以去热之实也。酸乃木味，火生于木，以酸收之者，收火归原也。热郁于内，而不解者，以苦发之。

湿淫于内，治以苦热，佐以酸淡，以苦燥之，以淡泄之。

湿乃阴土之气，故宜治以苦热，苦能胜湿，热以和阴也。酸从木化，故佐以酸淡。以苦燥之者，苦从火化也。《卦传》曰："燥万物者，莫熯乎火。"以淡泄之者，淡味渗泄为阳也。〔眉批：太阴阴中之至阴，宜以阳热和之。〕

火淫于内，治以咸冷，佐以苦辛，以酸收之，以苦发之。

火淫于内，故宜治以咸冷。苦能泄，辛能散，故当佐以苦辛，以酸收之，以苦发之，与上文同义。

燥淫于内，治以苦温，佐以甘辛，以苦下之。

燥乃清凉之金气，故当治以苦温，燥则气结于内，故当佐以辛甘发散，以苦下之。

寒淫于内，治以甘热，佐以苦辛，以咸泻之，以辛润之，以苦坚之。

寒乃水气，土能胜水，热能胜寒，故宜治以甘热。《脏气法时论》曰："肾苦燥，急食辛以润之。肾欲坚，急食苦以坚之，以苦补之，以咸泻之。"

帝曰：善。天气之变何如？岐伯曰：厥阴司天，风淫所胜，则太虚埃昏，云物以扰，寒生春气，流水不冰。民病胃脘当心而痛，上支两胁，隔咽不通，饮食不下，舌本强，食则呕，冷泄腹胀，溏泄瘕水闭，蛰虫不去。病本于脾，冲阳绝，死不治。

厥阴司天，巳亥岁也。风淫于上，故太虚埃昏，云物扰乱。寒生于春气，是以流水不冰。按《经脉篇》"舌本强，食则呕，胃脘痛，腹胀，饮食不下，溏瘕泄水闭"，皆脾经之病。盖风木淫胜，故病本于脾。蛰虫藏于土中，因风气外淫，故不去也。"冲阳"，足阳明胃脉，在足跗上动脉应手，胃气已绝，故死不治。

少阴司天，热淫所胜，怫热至，火行其政。民病胸中烦热，嗌干，右胠满，皮肤痛，寒热咳喘，大雨且至，唾血血泄，鼽衄嚏呕，溺色变，甚则疮疡胕肿，肩背臂臑及缺盆中痛，心痛，肺月真腹大满，膨膨而喘咳。病本于肺，尺泽绝，死不治。

少阴司天，子午岁也。"怫"，郁也。盖少阴之火发于阴中，故为怫热。少阴太阳，阴中有阳，阳中有阴，阴阳相从，标本互换，是以火热甚而大雨至，水寒极而运火炎，民病胸中烦热嗌干，右胠满，皮肤痛。肺受火热而津液不生也。"唾血、血泄"，热淫而迫血妄行也。按《经脉篇》"溺色变，肩背臂臑痛，烦心胸满，肺胀膨膨而喘咳"，皆肺经之病。盖火淫则金气受伤，故病本于肺。"尺泽"，在肘内廉大交中，动脉应手，肺之合穴脉也。肺气已绝，故死不治。

太阴司天，湿淫所胜，则沉阴且布，雨变枯槁，胕肿骨痛，阴痹，阴痹者，按之不得，腰脊头项痛，时眩大便难，阴气不用，饥不欲食，咳唾则有血，心如悬。病本于肾，太谿绝，死不治。

太阴司天，丑未岁也。湿淫于上，是以沉阴且布，草木枯槁，得化气之雨而变生。"胕肿阴痹"，皆感寒湿之气，病在阴者，名曰痹，故按之不得也。肾主骨而膀胱为之腑，故腰脊头项骨痛。肾开窍于二阴，故大便难也。阴气不用者，不能上交于心也，上下不交，则上焦之火热留于胃，胃热则消谷，故善饥。胃气上逆，故不欲食也。咳唾有血者，心火在上，而不得上下之相济也。《经脉篇》曰："肾，是动，病目𥇀𥇀无所见，心如悬若饥。"盖心肾不交，故虚悬于上而若饥也。此土淫胜水，故病本于肾。"太谿"，肾之动脉，在足内踝外踝骨上，太谿脉不至，则肾气已绝，故死不治。

少阳司天，火淫所胜，则温气流行，金政不平。民病头痛，发热恶寒而疟，热上皮肤痛，色变黄赤，传而为水，身面胕肿，腹满仰息，泄注赤白，疮疡咳，唾血烦心，胸中热，甚则鼽衄。病本于肺，天府绝，死不治。

少阳司天，寅申岁也。火淫所胜，故金政不平。少阳之火，在天为暑，故民病头痛，寒热而疟，热上皮肤，色变黄赤，火上淫于肺也。肺者，太阴皆积水也。传为水者，逼其金水外溢，故为肿满之水病也。"仰息"，肺气逆，而不得偃息也。"泄注赤白，疮疡唾血，烦心"，火热盛也。"鼽衄"，甚而及于肺也。此火淫胜金，故病本于肺。"天府"，肺脉在腋下三寸，动脉应手，肺气已绝，故死不治。

阳明司天，燥淫所胜，则木乃晚荣，草乃晚生，筋骨内变。民病左胠胁痛，寒清于中，感而疟，大凉革候，咳，腹中鸣注泄鹜溏，名木敛，生菀于下，草焦上首，心胁暴痛，不可反侧，嗌干，面尘，腰痛，丈夫㿉疝，妇人少腹痛，目昧眦疡，疮痤痈，蛰虫来见。病本于肝，太冲绝，死不治。

阳明司天，卯酉岁也。燥金淫胜于上，则木受其制，故草木生荣俱晚。肝血伤而不能荣养筋骨，故生内变。"左胠胁痛"，肝经病也。感寒清而成疟者，秋成痎疟也。大凉革候者，夏秋之交，变炎暑而为清凉也。"腹中鸣，注泄鹜溏"，寒清于中也。"菀"，茂也。"名木敛于上，而生菀于下，草焦上首"，肃杀之气淫于上也。"心胁暴痛，不可反侧，嗌干面尘，㿉疝眦疡"，皆肝经之病。盖金淫于上，故病本于肝。"太冲"，在足大趾本节后二寸，动脉应手，肝经之俞穴脉也。肝气已绝，故死不治。〔眉批：秋气始于上。〕

太阳司天，寒淫所胜，则寒气反至，水且冰，血变于中，发为痈疡。民病厥，心痛，呕血血泄，鼽衄善悲，时眩仆，运火炎烈，雨暴乃雹，胸腹满，手热肘挛，掖肿，心澹澹大动，胸胁胃脘不安，面赤目黄，善噫嗌干，甚则色炲，渴而欲饮。病本于心，神门绝，死不治。所谓动气，知其脏也。

曰寒气反至者，谓太阳为诸阳之首，即君火之阳也，然本于在下之寒水，今寒气反从上而至，是上下皆寒，而太阳运居于中，故曰运火炎烈。夫寒临于上，如阳能胜之，即所谓凡伤于寒则为病热，乃病反其本，得标之病矣。故治反其本，得标之方，此太阳从本从标，寒热更胜之气也。是以痈疡呕血，鼽衄腹满，乃阳热中盛之证。如心痛眩仆，面赤目黄，色炲善噫，乃寒凌心火，逼其火热上炎，水火寒热交争，而神门脉绝，心气灭矣。"神门"，心之俞穴，在手掌后锐骨端，动脉应手，故所谓候脉之动气，则知其五脏之存亡矣。《灵枢经》曰："邪在心，心痛善悲，时眩仆。"又曰："上走心为噫。"〔眉批：上下皆寒，故曰"水且冰"。

"且"字宜玩。太阳标阳而本寒。〕

帝曰：善。治之奈何？

此章论司天之六气淫胜，而以所胜之气味平之。

岐伯曰：司天之气，风淫所胜，平以辛凉，佐以苦甘，以甘缓之，以酸泻之。

按在泉之气曰淫于内而曰治，司天之气曰所胜而曰平。盖天气在外，而地气在内也。故曰治者，治其内而使之外也。曰平者，平其上而使之下也。是以在在泉，曰以辛散之；在司天，曰以酸泻之。

热淫所胜，平以咸寒，佐以苦甘，以酸收之。

此与在泉之治法相同，但少以苦发之，盖自下而上淫于内者，宜从之而发散于外也。

湿淫所胜，平以苦热，佐以酸辛，以苦燥之，以淡泄之。湿上甚而热，治以苦温，佐以甘辛，以汗为故而止。

湿乃土之湿气，故上甚而热者，亦宜用辛温发散，以汗为故而止。《金匮要略》曰："腰以下肿，当利小便，腰以上肿，当发汗乃愈。"此皆治水湿之要法。

火淫所胜，平以酸冷，佐以苦甘，以酸收之，以苦发之，以酸复之。热淫同。

少阳之火乃地火也。如平之而未平者，淫于内也。故当以苦发之，此即三焦之元气，宜复以酸收之，勿使其过于发散也。夫少阴之热，君主之火也。淫甚则外内相合，亦当以苦发之。

燥淫所胜，平以苦温，佐以酸辛，以苦下之。

苦温能胜清金，辛能润燥，燥必内结，故以酸苦泄之。

寒淫所胜，平以辛热，佐以甘苦，以咸泻之。

夫淫于内，则干涉于脏气，故上文曰以辛润之，以苦坚之。此胜于外，只宜平之泻之而已。

帝曰：善。邪气反胜，治之奈何？岐伯曰：风司于地，清反胜之，治以酸温，佐以苦甘，以辛平之；热司于地，寒反胜之，治以甘热，佐以苦辛，以咸平之；湿司于地，热反胜之，治以苦冷，佐以咸甘，以苦平之；火司于地，寒反胜之，治以甘热，佐以苦辛，以咸平之；燥司于地，热反胜之，治以平寒，佐以苦甘，以辛平之，以和为利；寒司于地，热反胜之，治以咸冷，佐以甘辛，以苦平之。

邪气反胜者，不正之气反胜在泉主岁之气，又当用胜邪之气味，以平治之。上章曰："天气反时，则可依时"，此之谓也。

帝曰：其司天邪胜何如？岐伯曰：风化于天，清反胜之，治以酸温，佐以甘苦；热化于天，寒反胜之，治以甘温，佐以苦酸辛；湿化于天，热反胜之，治以苦寒，佐以苦酸；火化于天，寒反胜之，治以甘热，佐以苦辛；燥化于天，热反胜之，治以辛寒，佐以苦甘；寒化于天，热反胜之，治以咸冷，佐以苦辛。

此论六气司天，邪气反胜，宜以所胜之气味平之。

帝曰：六气相胜奈何？岐伯曰：厥阴之胜，耳鸣头眩，愦愦欲吐，胃膈如寒，大风数举，倮虫不滋，胠胁气并，化而为热，小便黄赤，胃脘当心而痛，上支两胁，肠鸣飧泄，少腹痛，注下赤白，甚则呕吐，隔咽不通。

此论三阴三阳主岁之气，淫胜而为民病者，宜以所胜之气味平之。"耳鸣头眩"，木淫于上也。"大风数举"，淫于下而上也。"愦愦欲吐，胃气如寒"，胃土病也。"倮虫不滋"，木制之也。"胠胁气并"，肝气聚也。"化而为热，小便黄赤"，木淫而生火也。风木气胜，则脾胃受伤，故风气淫于上，则胃脘当心而痛，上支两胁，甚则呕吐，隔咽不通；淫而下，则肠鸣飧泄，少腹痛，注下赤白。所谓风之伤人也，善淫而数变。

少阴之胜，心下热善饥，脐下反动，气游三焦，炎暑至，木乃津，草乃萎，呕逆躁烦，腹满痛溏泄，传为赤沃。

"心下热善饥"，外淫之火交于内也。"脐下反动"，少阴之标阴发于下也。"气游三焦"，谓本标之气，游于上下，而交于中也。炎暑至者，与少阳气交之时。木乃津者，得少阴阴水之所资养也。草乃萎者，受君相二火之暑热也。"呕逆"，阴气上逆也。"烦躁"，阴阳寒热之证也。"腹满溏泄"，阴寒在下也。"传为赤沃"，君火下淫也。

太阴之胜，火气内郁，疮疡于中，流散于外，病在胠胁，甚则心痛，热格头痛，喉痹项强，独胜则湿气内郁，寒迫下焦，痛留顶，互引眉间，胃满，雨数至，燥化乃见，少腹满，腰脽重强，内不便，善注泄，足下温，头重，足胫浮肿，饮发于中，浮肿于上。

阴湿之气淫于外，则火气内郁，而疮疡于中矣。湿热之气流散于外，则及于风木，而病在胠胁，甚则心痛者，木甚而传于火也。热格头痛，喉痹项强者，风火之气与湿气相离，从颈项而上于巅顶也。此言太阴之气，火土相合，而淫于岁半以前。独胜者，阴湿之气复胜于岁半以后也。湿气在中，故内郁而迫于下焦。痛留顶而互引眉间者，风火之气留于巅顶，传于阳明之经，而下及于胃满也。雨数至燥化乃见者，至四气五气之交，而后见此证也。少腹满，腰脽重者，湿气下淫而及于肾也。足下温，头重者，风火之气复溜于下也。足胫浮肿者，土淫而水泛也。饮发于中，浮肿于上者，水邪之从下而中，中而上也。此节论土胜于四时，从中而外，外而上，上而中，中而上，同四时之气外内出入，环转一身，大有关于病机，学者宜体认无忽。〔眉批：与夏气始于中，春气始于下，秋气始于上，冬气始于标同义。〕

少阳之胜，热客于胃，烦心心痛、目赤欲呕，呕酸善饥，耳痛溺赤，善惊谵妄，暴热消铄。草萎水涸，介虫乃屈，少腹痛，下沃赤白。

少阳之气合于三焦，故热客于胃，盖三焦之原皆出于胃间也。三焦与心主包络相合，故烦心，心痛。三焦之脉上入耳中，络目锐眦，故淫上则为耳痛、目赤；淫于中，则为呕饥；淫于下，则为溺赤、少腹痛、下沃赤白也。善惊谵妄暴热者，阳明胃经热也。三焦之气，蒸津液，化荣血。消铄者，热盛而血液伤也。草萎者，暑热在上也。水涸者，火气在下也。介虫乃屈者，暑热在于气交之中，人与天地参也。王子律曰："少阴与少阳君相相合，在少阴反提出'三焦'二字，又曰炎暑至，在少阳止微露其端，皆经义微妙处。"

阳明之胜，清发于中，左胠胁痛，溏泄，内为嗌塞，外发㿗疝，大凉肃杀，花英改容，毛虫乃殃，胸中不便，嗌塞而咳。

金气寒肃，故清发于中；金胜则木气受亏，故为胁痛癫疝；清气在下，则为溏泄，在上，则为嗌塞。"大凉肃杀"，淫胜极也。是以花英改容，毛虫乃殃，胸中不便，嗌寒而咳者，阳明燥金上及于肺，同气相感也。

太阳之胜，凝栗且至，非时水冰，羽乃后化，痔疟发，寒厥入胃，则内生心痛，阴中乃疡，隐曲不利，互引阴股，筋肉拘苛，血脉凝涩，络满色变，或为血泄，皮肤否肿，腹满食减，热反上行，头项囟顶脑户中痛，目如脱，寒入下焦，传为濡泻。

太阳寒水气胜，故凝栗且至。非时水冰者，胜气在于岁半以前，是以羽虫后化也。《灵枢经》曰"足太阳是主筋所生病者"为痔。疟者，太阳寒热之邪也。厥逆而入于胃者，水侮土也。胃络上通于心，故心痛也。阴中乃痛，是以隐曲不利，而互引阴股，足太阳主筋，故筋肉拘苛也。"血脉凝涩，络满色变，或为血泄"，邪入于经也。皮肤否肿者，太阳之气主表也。腹满食减者，水气乘脾也。热反上行者，太阳之气随经上入脑，还出别下项，太阳经脉起于目内眦，故目如脱也。寒入下焦者，太阳标阳而本寒，是以阳热上行，而阴寒下行也。〔眉批：水胜则反侮所不胜之土。〕

帝曰：治之奈何？岐伯曰：厥阴之胜，治以甘清，佐以苦辛，以酸泻之；少阴之胜，治以辛寒，佐以苦咸，以甘泻之；太阴之胜，治以咸热，佐以辛甘以苦泻之；少阳之胜，治以辛寒，佐以甘咸，以甘泻之；阳明之胜，治以酸温，佐以辛甘，以苦泄之；太阳之胜，治以甘热，佐以辛酸，以咸泻之。

治诸胜气，寒者热之，热者寒之，温者消之，清者温之，散者收之，抑者散之，燥者润之，急者缓之，坚者耎之，脆者坚之，衰者补之，强者泻之，各安其气则病气衰去，此治之大体也。

帝曰：六气之复何如？岐伯曰：悉乎哉问也！厥阴之复，少腹坚满，里急暴痛，偃木飞沙，倮虫不荣，厥心痛，汗发呕吐，饮食不入，入而复出，筋骨掉眩，清厥，甚则入脾，食痹而吐，冲阳绝，死不治。

复者，谓三阴三阳之气，受所胜之气胜制，郁极而复发也。"少腹坚满，里急暴痛"，厥阴之气郁而欲发也。"偃木飞沙"，郁怒之气大复也。"倮虫不荣"，风气发而土气衰也。厥心痛者，色苍苍如死状，终日不得太息，此厥阴之气干于心也。汗发者，风热之阳加于阴也。"呕吐，饮食不入"，木淫而土败也。"筋骨掉眩"，风气盛也。清厥者，风淫于上，阴气下逆也。痹者，闭而痛也。"冲阳"，胃之动脉，此风气盛而土气绝也。按六气之胜复，与五运不同，五运不及之岁，有胜气而子气为母复仇，六气之胜复无分太过不及，有胜则有复，无胜则无复，胜甚则复甚，胜微则复微，而所复之气，即是所郁之本气复发，非子复母仇也。故曰："厥阴之复，少阴之复"，与《气交变》章之论复不同也。《六微旨论》曰："寒暑燥湿风火，气有胜复，胜复之作，有德有化，有用有变。"盖谓六气主岁，无论司天在泉，如上下和平，无有胜复，此气之德化也。用者，胜之始。变者，复之机。此胜复而为民病也。张介宾曰："按前章天地淫胜，只言司天六脉绝者不治，而在泉未言。此章于六气之复者，复言之，正以明在泉之化，盖四气尽终气，地气主之，复之常也。"〔眉批：《阴阳应象大论》曰："雷气通于心。"下文曰："有胜则复，无胜则否。"〕

少阴之复，懊热内作，烦躁鼽嚏，少腹绞痛，火见燔热嗌燥，分注时止，气动干左，上行于右，咳，皮肤痛，暴喑心痛，郁冒不知人，乃洒淅恶寒，振栗谵妄，寒已而热，渴而欲饮，少气骨痿，隔肠不便，外为浮肿，哕噫，赤气后化，流水不冰，热气大行，介虫不复，病痱疹疮疡，痈疽痤痔，甚则入肺，咳而鼻渊，天府绝，死不治。

"懊热"，郁热也。"烦躁"，火烦而阴躁也。"鼽嚏懊热"，上乘于肺也。"少腹绞痛"，少阴之阴气发于下也。"火见燔热"，君火之气发于上也。"嗌燥"，火热烁金也。夫阴寒在腹则注泄，得火热之气则注止。少阴标本并发，是以注泄分，而时注时止也气动于左者，君火之气发于左肾之水中。上行于右者，肺肾上下相交，肾为本而肺为末也。火淫肺金则咳而皮痛，金主声，故暴喑也。心痛者，火气自伤也。郁冒不知人者，寒热之气乱于上也。洒淅振栗者，阴阳相薄也。寒已而热者，少阴之阴寒，从火化而为热也。是以渴而欲饮，少气骨痿，盖火盛则少气，热盛则骨痿也。"隔肠"，小肠也。哕者，小肠之气不通，逆气上走心而为噫也。赤气后化者，复在五气终气，是以流水不冰，痱疹疮疡，乃热伤气血，火热铄金，故天府绝也。〔眉批：烦躁鼽嚏诸证，郁热发于内也；痱疹疮疡，复气出于外也。故经语分为两段。隔肠不便，则小便不通。《伤寒论》曰："哕而腹满，当视其前后，知何部不利，利之而愈。"〕

太阴之复，湿变乃举，体重中满，饮食不化，阴气上厥，胸中不便，饮发于中，咳喘有声，大雨时行，鳞见于陆，头顶痛重，而掉瘛尤甚，呕而密默，唾吐清液，甚则入肾，窍泻无度，太谿绝，死不治。

气极则变。"举"，发也。阴湿之气盛，是以体重中满，饮食不化。"胸中"，膻中也。宗气之所居，阴气上逆，是以胸中不便。咳喘有声者，饮乘于肺也。太阴所至为湿生，终为注雨。鳞见于陆者，土崩溃也。头项痛重，而掉瘛尤甚者，所谓因于湿，首如裹，湿热不攘，大筋缩短，小筋驰长，缩短为拘，驰长为痿也。呕者，湿乘阳明也。密默者，欲闭户牖而独居也。《脉解篇》曰："所谓欲独闭户牖而处者，阴阳相薄也。阳尽而阴盛，故欲独闭户牖而居。"盖阳明者，表阳也。太阴者，三阴也。阴变而乘于阳，则阳欲尽而阴盛，是以唾吐清液也。"甚则入肾"，下乘冬令之寒水也。肾开窍于二阴，故曰窍泻。夫太阴居中土，而旺于四季，是以胜气胜于四时，复气在于岁半以后，故止乘肺胃之秋金，冬令之肾水也。〔眉批：宗气，阳气也。胸中又君主之宫城。〕

少阳之复，大热将至，枯燥燔爇，介虫乃耗，惊瘛咳衄，心热烦躁，便数憎风，厥气上行，面如浮埃，目乃瞤瘛，火气内发，上为口糜，呕逆，血溢血泄，发而为疟，恶寒鼓栗，寒极以热，嗌络焦槁，渴饮水浆，色变黄赤，少气脉萎，化而为水，传为浮肿，甚则入肺，咳而血泄，尺泽绝，死不治。

少阳之火复发于秋冬之时，是以枯燥燔爇。"介虫乃耗"，谓木枯草焦，而甲虫耗散也。"惊瘛咳衄"，热乘心肺也。"便数憎风"，表里皆热也。"面如浮埃"，面微有尘也。手足少阳之脉，皆上系于目，故目乃瞤瘛。火气内发者，阴火发于内也。"上为口糜"，发于上焦也；发于中焦，则呕逆；发于下焦，则血溢、血泄也。发而为疟者，少阳主枢，是以寒热阴阳外内出入，寒极反热，从火化也。"嗌络焦槁"，肺金伤也。"渴饮水浆"，阳明胃金燥也。太阴湿土，主四之气，色变黄赤者，火土相合也。少气脉萎者，气血皆伤也。化而为水，传为浮肿者，从四气五气而直至于终之气也。

阳明之复，清气大举，森木苍干，毛虫乃厉，病生胠胁，气归于左，善太息，甚则心痛，否满腹胀而泄呕苦，咳哕烦心，病在鬲中，头痛，甚则入肝，惊骇筋挛，太冲绝，死不治。

阳明之复，发于本位主令之时，是以清气大举，森木苍干，毛虫乃厉，病生胠胁。气归于左者，金乘木也。"心痛否满，腹胀而泄"，乘火土也。胆病者，善太息，呕苦，木受金刑，腑亦病也。"咳哕"，肺气逆也。咳哕烦心者，病在鬲中，阳明之气上逆也。"颈痛"，厥阴病也。夫病生胠胁头痛，病在肝之经气，如入肝则干脏矣。干脏者，半死半生。盖邪虽迫脏，而脏真不伤者生。如太冲脉绝，真元伤矣。夫厥阴、少阴、少阳、太阴之复，发于五气六气之时；阳明太阳之发，报复岁半以前之气，是以木火土之皆病也。

太阳之复，厥气上行，水凝雨冰，羽虫乃死，心胃生寒，胸膈不利，心痛否满，头痛善悲，时眩仆食减，腰脽反痛，屈伸不便，地裂冰坚，阳光不治，少腹控睾，引腰脊，上冲心，唾出清水，及为哕噫，甚则入心，善忘善悲，神门绝，死不治。"

厥气上行者，郁逆之气上行，而欲复岁半以前之气也。"水凝"，水寒在下也。"雨冰"，寒气在上也。上下皆寒，是以羽虫乃死，盖寒淫而火灭也。心胃生寒，胸膈不利，心痛痞满，头痛善悲，时眩仆者，厥气上行，从下而中，中而上也。"食减"，水乘土也。"腰脽反痛，屈伸不利"，水淫而反自伤也。"阳光不治"，木火之气衰也。少腹控睾，引腰脊，上冲心者，厥阴病也。"唾出清水，及为哕噫"，从胃而上及于心也。盖亦报复岁半以前之木火土也。王子律曰："木火土三气，子母相合，而胜岁半以后之气，是以复发而俱报之。"计逊公问曰："少阴太阳有水火寒热之并发，奚少阴之复有寒气，而太阳之复无阳热耶？"曰："少阴之本火，太阳之本寒，报复之气发于岁半以后，乃凉寒之时，是以少阴有寒，而太阳无热，从时化也。"

帝曰：善。治之奈何？岐伯曰：厥阴之复，治以酸寒，佐以甘辛，以酸泻之，以甘缓之。少阴之复，治以咸寒，佐以苦辛，以甘泻之，以酸收之，辛苦发之，以咸耎之。太阴之复，治以苦热，佐以酸辛，以苦泻之，燥之泄之。少阳之复，治以咸冷，佐以苦辛，以咸耎之，以酸收之，辛苦发之。发不远热，无犯温凉，少阴同法。阳明之复，治以辛温，佐以苦甘，以苦泄之，以苦下之，以酸补之。太阳之复，治以咸热，佐以甘辛，以苦坚之。

上章曰："发表不远热，攻里不远寒。"如少阳少阴之火郁而不解，是宜不远热而发散之，然无犯其温凉，盖四之气宜凉，五之气宜温，至终之气而后可用热，时气之不可不从也。阳明之复，以苦泄之，以苦下之者，谓渗泄其小便，下其大便也。

治诸胜复，寒者热之，热者寒之，温者清之，清者温之，散者收之，抑者散之，燥者润之，急者缓之，坚者耎之，脆者坚之，衰者补之，强者泻之。各安其气，必清必静，则病气衰去，归其所宗，此治之大体也。

五味六气之中，辛甘发散为阳，酸苦涌泄为阴，咸味涌泄为阴，淡味渗泄为阳。六者或收或散，或缓或急，或燥或润，或软或坚，有补有泻，有逆有顺，各随五行六气而咸宜，安其胜复之气，使之必清必静，则病气衰而各归其所主之本位，此治之大体也。

帝曰：善。气之上下何谓也？岐伯曰：身半以上，其气三矣，天之分也，天气主之；身半以下，其气三矣，地之分也，地气主之。以名命气，以气命处，而言其病。半，所谓天枢也。

此论人身之上下，以应天地之上下也。夫岁半以上，天气主之，乃厥阴风木，少阴君火，少阳相火；岁半以下，地气主之，乃太阴湿土，阳明燥金，太阳寒水。在人身厥阴风木之气，与肾脉会于巅顶，是木气在于火气之上矣。君火之下，包络相火主气，是木火火之三气，在身半以上也。脾土居阳明胃金之上，阳明居太阳膀胱之上，是土金水之三气，在身半以下也。以木火土金水之名，以命其上之三气，下之三气；以上下之三气，而命其在天在地之处；以天地之处，而言其三阴三阳之病，则胜复之气可知矣。半者，所谓天枢之分，在脐旁二寸，乃阳明之火名，盖以此而分形身之上下也。夫所谓枢者，上下交互，而旋转者也。故在天地，乃上下气交之中，名天枢；在人身，以身半之中，名天枢也。〔眉批：天人之枢当分论。〕

故上胜而下俱病者，以地名之；下胜而上俱病者，以天名之。

此言上下之胜气也。如身半以上之木火气胜，而身半以下之土金水三气俱病者，以地名之，谓病之在地也。如身半以下之土金水胜，而身半以上之木火气病者，以天名之，谓病之在天也。盖以人身之上下，以应天地之上下，故以天地名之。

所谓胜至，报气屈伏而未发也；复至，则不以天地异名，皆如复气为法也。

此言上下之复气也。如胜至，则报复之气，屈伏于本位而未发也。复至，则如复气而为法，不必以天地而名之。如厥阴、少阴、少阳之复，其气发于四气、五气之时；阳明太阳之复，其气归于初气、二气之木火。故不必以木火居岁半以上，而以天名之，金水主岁半以下，而以地名之，皆如复气之所在，而为成法也。

帝曰：胜复之动，时有常乎？气有必乎？岐伯曰：时有常位，而气无必也。帝曰：愿闻其道也。岐伯曰：初气终三气，天气主之，胜之常也；四气尽终气，地气主之，复之常也。有胜则复，无胜则否。

帝问："胜复之气，随四时之有常位乎？其气之动，随四时之可必乎？"伯言："木火土金水，四时有定位，而胜复之气，不随所主之本位而发，故气不可必也。盖谓六气各主一岁，主岁之气胜，则春将至而即发，是太阴阳明太阳之气皆发于春夏矣。如六气之复乃郁极而后发，故发于岁半之后，是厥阴少阴少阳之复，皆发于秋冬矣。故曰：初气终三气，天气主之，胜之常也。四气尽终气，地气主之，复之常也。有胜则复，无胜则否，是以胜复之气，不随四时之常位，而不可必也。〔眉批：岁半以前之木火，皆为岁半以后之金水所胜，故先有胜而后有复，无胜则无复矣。〕

帝曰：善。复已而胜何如？岐伯曰：胜至则复，无常数也，衰乃止耳。复已而胜，不复则害，此伤生也。

此申明有胜则复，展转不已，必待其胜气衰而后乃止耳。复已而胜者，如火气复而乘其金已，则金气又复胜之；金气复而侮其火已，则火气又复胜之。所谓胜至则复，无常数也，如胜气衰而后乃止耳。故复气已，而受复之气又复胜之。如火气复而胜其金，则金气又当复胜，如不复胜，此金为火气所害，而金之生气伤矣。故必待其胜衰而后平，如有胜则有复也。〔眉批：此言胜气可衰，复气不可不复。〕

帝曰：复而反病何也？岐伯曰：居非其位，不相得也。大复其胜，则主胜之，故反病也，所谓火燥热也。

复而反病者，复气之反病也。如火气复而乘于金位，金气复而乘于火位，皆居非其位，不相得也。是以大复其胜，则主胜之，故反病也。如火气大复，而乘于阳明，则五位之主气胜之；如金气大复，而乘于少阴，则二位之主气胜之。故复气之反病也，所谓火热燥也。余气皆然。此即胜至而复，胜衰则止之意，盖言胜复之气，宜于渐衰，而不宜于复大也。〔眉批：上节言不复则害，此曰复大反病，盖言复气不可少，而亦不可太过。〕

帝曰：治之何如？岐伯曰：夫气之胜也，微者随之，甚者制之；气之复也，和者平之，暴者夺之。皆随胜气，安其屈伏，无问其数，以平为期，此其道也。

“微者随之”，顺其气以调之也。“甚者制之”，制以所畏也。“和者平之”，平调其微邪。“暴者夺之”，泻其强盛也。但随胜气以治，则屈伏之气自安矣。然不必问其胜复之展转，惟以气平为期，此其治胜复之道也。

帝曰：善。主客之胜复奈何？岐伯曰：客主之气，胜而无复也。

此论四时主气客气之胜复也。按前篇论初之气二之气者，乃加临之客气，而为民病也。后论厥阴所至为和平，太阴所至为埃溽，论主气之有德化变病也。此章复论主气客气有彼此相胜之从逆，是以岁运七篇内有似乎重复，而义无雷同，学者当细心体析。〔眉批：四时之六气，有胜必有复，主客之相胜，只胜而不复。〕

帝曰：其逆从何如？岐伯曰：主胜逆，客胜顺，天之道也。

客气者，乃司天在泉，及左右之间气，在天之六气也。天包乎地之外，从泉下而六气环转，天之道也。主气者，五方四时之定位，地之道也。坤顺承天，是以主胜为逆，客胜为顺，顺天之道也。

帝曰：其生病何如？岐伯曰：厥阴司天，客胜则耳鸣掉眩，甚则咳；主胜则胸胁痛，舌难以言。

风木之客气胜于上，是以耳鸣掉眩。厥阴肝木贯鬲，上注肺，甚则咳者，上淫之气，内入于经也。主胜则胸胁痛，肝经之脉布胸胁也。厥阴少阳主筋，二经之筋病，则舌卷，故难以言。盖客气之从上而下，主气之从内而上也。再按主岁之三气，乃厥阴风木君相二火。胸胁痛者，厥阴之初气甚也。舌难以言者，二火之气胜也。〔眉批：因厥少而及于少阴之舌，亦三气也。〕

少阴司天，客胜则鼽嚏，颈项强，肩背瞀热头痛，少气发热，耳聋目瞑，甚则胕肿血溢，疮疡咳喘；主胜则心热烦躁，甚则胁痛支满。

少阴司天之初气乃太阳寒水，二之气乃厥阴风木，三之气乃少阴君火。鼽嚏耳聋目瞑，厥阴之气胜也。头项强，肩背瞀热，头痛，甚则胕肿，太阳寒水之气胜也。少气发热，血溢疮疡，咳喘，君火之气胜也。初之主气，乃厥阴风木，二之气君火，三之气相火。主胜则心热烦躁者，君相二火之气胜也。甚则胁痛支满者，厥阴之初气胜也。盖君火司岁，故先火胜，而甚则及于厥阴。按司天之气，客气有三，主气有三；在泉之气，客气有三，主气有三。主客之胜，而为民病，有以三气分而论之者，有合而论之者，盖书不尽言，言不尽意，神而明之，存乎其人。〔眉批：火盛则气衰。〕

太阴司天，客胜则首面胕肿，呼吸气喘；主胜则胸腹满，食已而瞀。

"客胜则首面胕肿"，湿淫于上也。"呼吸气喘"，淫及于内也。主胜则胸腹满者，初气之木胜伤土也。经云："肺是动病，甚则交两手而瞀。"乃二气三气之火土炎而为肺病也。按胕叶扶，肿也。上文曰胕肿于上，此节曰首面胕肿，非足跗之跗也。〔眉批：土在四时，故不分论。〕

少阳司天，客胜则丹胗外发，及为丹熛，疮疡呕逆，喉痹头痛，嗌肿耳聋，血溢，内为瘛疭；主胜则胸满咳，仰息，甚而有血，手热。

少阳司天，初气三气，乃君相二火；二之气，乃太阴湿土。"丹胗"，即斑疹，因火热而发于外者也。"丹熛"，即赤游，发于外而欲游于内者也。"呕逆瘈疭"，湿土之气合于内也。疮疡嗌肿诸证，亦皆感湿热而生，盖亦自上而下，从外而内也。肺乃心之盖，主胜则胸满咳仰息者，主气之二火，欲上炎而外出也。仰息者，肺病而不得偃息也。甚而有血、手热者，火发于外也。君相二经之脉，皆循于手，故为手热。王子律曰："止言火而不言初气之风者，盖风自火出，火随风炽也。"

阳明司天，清复内馀，则咳衄嗌塞，心鬲中热，咳不止而白血出者死。

清复内馀者，清肃之客气入于内，而复有馀于内也。"咳衄嗌塞，心膈中热"，皆肺病也。肺属金而主天，是以阳明司天之气余于内，而病在肺也。白血出者，血出于肺也。阳明司天，天之气也，脏属阴而血为阴，血出于肺，则阳甚而阴绝矣。此盖言天为阳，地为阴，人居天地气交之中，腑为阳，脏为阴，气为阳，血为阴，外为阳，内为阴，是以阳明之不言主客者，谓阳明金气司天，则乾刚在上，胜于内，则与肺金相合，故不言主客者，论天之道也。

太阳司天，客胜则胸中不利，出清涕，感寒则咳；主胜则喉嗌中鸣。

太阳之气在表，而肺主皮毛，是以受司天之客气，即为胸中不利，出清涕而咳。曰感寒则咳者，谓太阳与寒水之有别也。按《水热穴论》曰："肾者，至阴也；至阴者，盛水也。肺者，太阴也。少阴者，冬脉也。故其本在肾，其脉在肺，皆积水也。"盖水在地之下，故曰至阴，大地之下皆水，故为盛水也。与肺金之上下交通，而皆积水者，水上连乎天，而天包乎下也。是以主胜则喉嗌中鸣，乃在下寒水之气而上出于肺也。此乃论主客之末章，故以阳明太阳兼申明司天在泉之微妙。〔眉批：学者当以四节合参〕。

厥阴在泉，客胜则大关节不利，内为痉强拘瘛，外为不便；主胜则筋骨繇并，腰腹时痛。

大关节者，手足之十二节也。厥阴在泉，始之客气，乃阳明燥金，厥阴主筋，筋燥是以关节不利；次之客气，乃太阳寒水，太阳为诸阳主气，阳气者，柔则养筋，寒气淫于内，则太阳受之，故内为痉强拘瘛，即痉证也；终之客气，乃在泉之风木，故外为不便，不便者，亦筋骨之不利也。《灵枢·根结篇》曰："骨繇者，节缓而不收也。"所谓骨繇者，繇故也。在泉之主气，乃太阴湿土，阳明燥金，太阳寒水，筋骨繇并腰腹时痛者，三气之为病也。

少阴在泉，客胜则腰痛，尻股膝髀腨䯊足病，瞀热以酸，胕肿不能久立，溲便变；主胜则厥气上行，心痛发热，鬲中众痹皆作，发于胠胁，魄汗不藏，四逆而起。

四之客气乃太阳寒水，故为腰尻股䯊足病，皆太阴之经证，同气相感也。次之气，乃厥阴风木，瞀热以痿，䯊肿不能久立，乃脾土之证，盖木淫而土病也。终之客气，乃少阴君火；主气乃太阳寒水。溲便变者，水火相交，火淫于下也。主胜则厥气上行，心痛发热者，乃寒水之主气上乘于在泉之君火也。五之主气，乃阳明燥金，客气乃厥阴风木。众痹者，各在其处，更发更止，更居更起，以右应左，以左应右，膈中众痹，皆作发于胠胁，乃阳明之气乘于厥阴之经也。四之主气，乃太阴湿土；客气，乃太阳寒水。"魄汗"，表汗也。汗乃阴液，膀胱者，津液之所藏。四逆而起者，土气上逆也，以土胜水，是以津液不藏而汗出于表也。再按众痹似属阳明十二经中，惟手足阳明之脉，左之右，右之左，而交于承浆，故曰以右应左，以左应右。〔眉批：客胜多从前而后，主胜多从后而前。太阳主表而肺主皮毛，故表汗为魄汗。土溉四脏，故曰四。〕

太阴在泉，客胜则足痿下重，便溲不时，湿客下焦，发而濡泻及为肿，隐曲之疾；主胜则寒气逆满，食饮不下，甚则为疝。

足痿下重，便溲不时者，在泉之湿气客于太阴之经，而下及于内也。湿客下焦，发而濡泻及为肿者，因客淫于下，而太阴之主气自病也。隐曲者，乃男女之前阴处，故曰隐曲，谓隐藏委曲之处也。终之主气，乃太阳寒水，客气乃司天之湿土，是以主胜则寒气逆满，盖水淫而上乘于土，故逆满也。四之主气，乃太阴湿土，客气乃厥阴风木，食饮不下，甚则为疝者，湿气上逆，而病及于厥阴之经也。五之主气，乃阳明秋金，客气乃少阴君火，火能制金，故不上胜也。

少阳在泉，客胜则腰腹痛而反恶寒，甚则下白溺白；主胜则热反上行而客于心，心痛发热，格中而呕。少阴同候。

少阳在泉，始之客气，乃少阴君火，主气乃太阴湿土；次之客气，乃太阴湿土，主气乃阳明秋金；终之客气，乃少阳相火，主气乃太阳寒水。腰腹痛而反恶寒者，客胜而太阳之主气病也，太阳之气伤，故恶寒也。甚则溺白下白者，病及于阳明，太阴之主气也。盖金主气，气化则溺出，溺白者，气不化而溺不清也。下白者，土气伤而大便色白也。因客胜而主气反病，故曰反。主胜则热反上行而客于心，心痛发热者，君相二火之客气，反上行而自病也。格中而呕者，太阴之客气自病也。因主胜而客反自病，故曰反、曰客。曰少阴同候，谓火性炎上，故二火皆有反逆之自病也。朱卫公曰："水湿下逆，是以二火反上炎而自焚。"徐东屏曰："有客之胜气，病在于内者；有主之胜气，病在上者。有因客胜，而主气自病于下者；有因主胜，而客气自病于上者。是以此节又翻一论，学者当引而伸之。"

阳明在泉，客胜则清气动下，少腹坚满而数便泻；主胜则腰重腹痛，少腹生寒，下为鹜溏，则寒厥于肠，上冲胸中，甚则喘不能久立。

清气动下者，清肃之天气而动于下也。少腹坚满而数便泻者，太阳寒水之病也。主胜则腰重腹痛，少腹生寒者，太阳水寒之气发于下也。"下为鹜溏者"，水下泄也。寒厥于肠，上冲胸中，甚则喘者，寒气逆乘阳明之大肠，而上及于胸中之肺脏也。《灵枢经》曰："气上冲胸，喘不能久立，邪在大肠。"大肠与肺胃相合，而并主金气，此与阳明司天之大义相合。〔眉批："动"字宜着眼，谓水下泄而后寒气上逆。〕

太阳在泉，寒复内馀，则腰尻痛，屈伸不利，股胫足膝中痛。

寒复内馀者，太阳寒水之客气入于内，而复内有馀也。腰尻股胫足痛者，太阳之经证也。屈伸不利者，太阳之主筋也。按，：太阳者，水中之阳，天之气也。寒水者，天乙所生之水也。水上通乎天，天行于地下，故曰司天，曰在泉。六气随天气而绕地环转，故在阳明司天，而曰清复内馀；在太阳在泉，而曰寒复内馀。谓司天在泉之气，上下相通，人居于天地气交之中，而上下之气复有馀于人之内也。故俱不言主气、客气，盖司天在泉，一气贯通，皆论天之道也。张玉师曰："按腰尻痛者，病在血也。'屈伸不利'，病太阳之气也。股胫膝痛者，病在血也。天为阳，地为阴，天主气，地主脉，论天地则天包乎地之外，论人又气居于血之中。盖言阴中有阳，阳中有阴，乃阴阳交互之妙用。"〔眉批：腰尻股胫，一脉相通，特分而论，用二"痛"字。〕

帝曰：善。治之奈何？岐伯曰：高者抑之，下者举之，有馀折之，不足补之，佐以所利，和以所宜，必安其主客，适其寒温，同者逆之，异者从之。

"高者抑之"，谓主气之逆于上也，"下者举之"，谓客气之乘于下也。有馀者，胜气也。不足者，所不胜之气而为病也。佐以所利者，利其所欲也。如肝欲散，急食辛以散之，是以厥阴之胜，佐以苦辛；心欲奠，急食咸以奠之，是以少阴之胜，佐以苦咸；脾欲缓，急食甘以缓之，是以太阴之胜，佐以辛甘；肺欲收，急欲酸以收之，是以燥淫所胜，佐以辛酸；肾欲坚，急食苦以坚之，是以寒淫所胜，佐以甘苦，和其所宜者，利其五味之所宜也。如厥阴色青，宜食甘；少阴少阳色赤，宜食酸；太阴色黄，宜食咸；阳明色白，宜食苦；太阳色黑，宜食辛。安其主客者，使各守其本位也。适其寒温者，治寒以热，治热以寒，治温以凉，治凉以温也。"同者逆之"，谓气之相得者，宜逆治之。如主客之同司火热，则当治以咸寒；如同司寒水，则当治以辛热；温凉亦然，此逆治之法也。"异者顺之"，谓不相得者，当从治之。如寒水司天，加临于二火主气之上，客胜当从二火之热以治寒；主胜当从司天之寒以治热。馀气皆然，此平治异者之法也。

帝曰：治寒以热，治热以寒，气相得者逆之，不相得者从之，余已知之矣，其于正味何如？

此承上文而言四时主客之气，各有本位之正味也。上章论主客之胜，已论治于前，故曰余已知之矣，然本气之自有盛衰，其于补泻之正味为何如？

岐伯曰：木位之主，其泻以酸，其补以辛；

木位之主，厥阴所主之位也，此乃四时不易之定位，故曰位。如未至所主之时，而阳春之气先至，此气之盛也，宜泻之以酸；如至而未至，此气之衰也，宜补之以辛。盖木性升，酸则反其性而收之，故为泻；辛则助其发生之气，故为补。

火位之主，其泻以甘，其补以咸；

二之气，乃君火所主之位；三之气，乃相火所主之位。如未至三月而暄热之气先至，未至五月而炎暑之气先至，此来气有馀也，宜泻之以甘，盖从子而泄其母气也。如至而不至，此气之不及也，宜补之以咸，盖以水济火也。王子律曰："肾水不足，则心愳女口病饥，水气之不济也。"

土位之主，其泻以苦，其补以甘；

土主于四之气，如主气之时，埃蒸注雨，气之盛也，宜苦以泄之，泻其敦阜之气；如化气不令，风寒并兴，主气之不足也，宜补之以甘，盖气不足者，补之以味也。

金位之主，其泻以辛，其补以酸；

五之气也，如未及时，而清肃之气早至，此气之盛也，"其泻以辛"，以辛散之也。如至秋深而暑热尚在，气之不及也。"其补以酸"，以酸收之也。

水位之主，其泻以咸，其补以苦。

终之气也，如未及时，而天气严寒，冰雪霜雹，气之盛也，宜泻之以咸，盖咸能泄下，从其类而泻之也；如已至，而天气尚温，此气之不及也，宜补之以苦，盖苦味阴寒，而炎上作苦，助太阳标本之味也。所谓调之正味，以平为期，勿使四时不平之气而为民病也。

厥阴之客，以辛补之，以酸泻之，以甘缓之；

此加临之六气，而有太过不及之正味也。六气运行，无有定位。如宾客之外至，故曰客。常以正月朔日，平旦视之。如气来不及，宜补之以辛；气来有余，宜泻之酸，以甘缓之。《脏气法时论》曰："肝苦急，急食甘以缓之。"盖主气有余，则气行于外，客气太过，则气乘于内，故当兼用五脏所欲之味以调之。

少阴之客，以咸补之，以甘泻之，以咸收之；

"咸"，当作酸。《脏气法时论》曰："心苦缓，急食酸以收之。"按论主气先言泻而后言补，论客气先曰补而后曰泻，盖补泻之道，有宜补而不宜泻者，有宜泻而不宜补者，有宜先补而后泻者，有宜先泻而后补者，有宜补泻之兼用者，神而明之，在乎其人。

太阴之客，以甘补之，以苦泻之，以甘缓之；

《脏气法时论》曰："脾欲缓，急食甘以缓之。"

少阳之客，以咸补之，以甘泻之，以咸耎之；

《脏气法时论》曰："心欲软，急食咸以耎之。"盖少阳乃心主之包络也。

阳明之客，以酸补之，以辛泻之，以苦泄之；

《脏气法时论》曰："肺苦气上逆，急食苦以泄之。"

太阳之客，以苦补之，以咸泻之，以苦坚之，以辛润之。开发腠理，致津液，通气也。

《脏气法时论》曰："肾欲坚，急食苦以坚之；肾苦燥，急食辛以润之。开腠理，致津液通气也。"腠者，三焦通会元真之处；理者，皮肤脏腑之文理也。夫水谷入于口，津液各走其道，故三焦出气，以温肌肉，充皮肤，为其津，盖气充肌腠，津随气行，辛味入胃，能开腠理，致津液，而通气，故主润。

帝曰：善。愿闻阴阳之三也，何谓？岐伯曰：气有多少，异用也。

此言阴阳之有太少，则气有盛衰，而治有轻重矣。阴阳之中有太阳、少阳，有太阴、少阴，则气有多少异用也。王子律曰："三阴三阳有多气少血者，有多血少气者，有气血皆多者，是以用药之有异也。"

帝曰：阳明何谓也？岐伯曰：两阳合明也。

《阴阳系日月论》曰："寅者，正月之生阳也，主左足之少阳；未者，六月，主右足之少阳；卯者，二月，主左足之太阳；午者，五月，主右足之太阳；辰者，三月，主左足之阳明；巳者，四月，主右足之阳明。此两阳合于前，故曰阳明。"夫阳明主阳盛之气，故多气而多血。

帝曰：厥阴何也？岐伯曰：两阴交尽也。

前论曰："申者，七月之生阴也，主右足之少阴；丑者，十二月，主左足之少阴；酉者，八月，主右足之太阴；子者，十一月，主左足之太阴；戌者，九月，主右足之厥阴。亥者，十月，主左足之厥阴。此两阴交尽，故曰厥阴。"夫厥阴主于阴尽，而一阳始萌，气之微者也，故为阴中之少阳而少气。

帝曰：气有多少，病有盛衰，治有缓急，方有大小，愿闻其约，奈何？岐伯曰：气有高下，病有远近，证有中外，治有轻重，适其至所为故也。

气有高下者，有天地人之九候也。远近者，浅深上下也。中外者，表里也。轻重者，大小其服也。盖适其至病之所在为故也。

《大要》曰：君一臣二，奇之制也；君二臣四，偶之制也；君二臣三，奇之制也；君二臣六，偶之制也。

大要者，数之大要也。夫数之始于一而成于三，圆之象也。以二偶而成六，方之象也。地数二，木数三，甲己合而土气化也。君二臣六，《乾》《坤》位而八卦成也。少则二之，阴数之始也。多则九之，阳数之终也。夫阴阳之道，始于一而终于九者，此《洛书》之数也。禹疏"九畴"而洪水平，箕子陈《洪范》而彝伦攸叙，盖《洛书》所陈"九畴"，皆帝王修身治国平天下之大经大法，本经八十一篇，统论天地人三才之道，皆有自然之数，故曰大要。张玉师曰："数之可千可万，总不出乎奇偶。"

故曰：近者奇之，远者偶之，汗者不以奇，下者不以偶，补上治上制以缓，补下治下制以急，急则气味厚，缓则气味薄，适其至所，此之谓也。

　　奇偶者，天地之数也。近者，谓病之在上而近，故宜用奇方以治之，天气之在上也。远者，谓病之在下而远，故宜用偶数以治之，地气之在下也。汗乃阴液，故宜用偶而不以奇，盖直从下而使之上，犹地气升而后能为云为雨也。下者宜用奇而不以偶，盖从上而使之下，从天气之下降也。补者，补真气之不足。治者，治邪气之有余。在上者，宜缓方；在下者，宜急方。急则用气味之厚者，缓则用气味之薄者，盖厚则沉重而易下，薄则轻清而上浮，奇偶缓急各适其上下远近，至其病之所在而已矣。〔眉批：上下者，天地之位也。升降者，天地之气也。若执于奇上偶下，则升降息矣。〕

　　病所远而中道气味之者，食而过之，无越其制度也。是故平气之道，近而奇偶，制小其服也；远而奇偶，制大其服也。大则数少，小则数多，多则九之，少则二之。

　　此复申明气味之由中而上下也。病所远者，谓病之在上在下而远于中胃者也。"中道气味之者"，谓气味之从中道，而行于上下也，故当以药食并用，而制度之。如病之在上而远于中者，当先食而后药；病在下而远于中者，当先药而后食。以食之先后，而使药味之过于上下也。是故上下之病，近于中道，而用奇方偶方者，制小其服；病远于中而用奇方、偶方者，宜制大其服。大服小服者，谓分两之轻重也。大则宜于数少，而分两多，盖气味专而能远也；小则宜于数多，而分两少，盖气分则力薄而不能远达矣。此平上中下三气之道也。〔眉批：气味皆入乎中胃，而后行于上下。〕

　　奇之不去则偶之，是谓重方。偶之不去，则反佐以取之。所谓寒热温凉，反从其病也。

　　所谓重方者，谓奇偶之并用也。"反佐以取之"，谓春病用温，夏病用热，秋病用凉，冬病用寒，顺四时寒热温凉之气，而反顺治其病也。上文所谓上中下者，以应司天在工，在泉在下，运化于中，是平此三气之道也。此言奇偶寒热温凉者，顺天地四时之六气也。〔眉批：此节要看得大。如云：误用奇方而复用偶方者，非所以教人之法也。〕

　　帝曰：善。病生于本，余知之矣，生于标者，治之奈何？岐伯曰：病反其本，得标之病，治反其本，得标之方。

　　此论三阴三阳之有本有标也。病生于本者，生于风寒热湿燥火也。

"生于标者"，生于三阴三阳之气也。如太阳为诸阳之首，而本于寒水；少阴为阴中之太阴，而本于君火；阳明乃阳盛之气，而本于清肃；厥阴主阴极，而本于风木之阳。此阴阳之中，又有标本之不同也。病反其本者，如病寒而反得太阳之热化，病热而反见少阴之阴寒，病在阳而反见清肃之虚寒，病在阴而反得中见之火热，所谓病反其本，得标之病也。治反其本者，如病本寒而化热，则反用凉药以治热；如病本热而化寒，则反用热药以治寒；如病在阳明而化虚冷，则当温补其中气；如病在厥阴而见火热，又当逆治其少阳。所谓"治反其本，得标之方。"少阳少阴，标本相同，皆从阳热阴湿而治。〔眉批：厥阴不从标本，从中见少阳之火化。〕

帝曰：善。六气之胜，何以候之？

此论四时五行之气，内合五脏而外应于六脉也。〔眉批：非司天在泉之气。〕

岐伯曰：乘其至也。清气大来，燥之胜也，风木受邪，肝病生焉；热气大来，火之胜也，金燥受邪，肺病生焉；寒气大来，水之胜也，火热受邪，心病生焉；湿气大来，土之胜也，寒水受邪，肾病生焉；风气大来，木之胜也，土湿受邪，脾病生焉。所谓感邪而生病也。

风寒热湿燥，在天四时之五气；木火土金水，在地四时之五行。五气之胜五行，五行而病五脏，是五脏之外合五行，而五行之上呈五气也。

乘年之虚，则邪甚也。失时之和，亦邪甚也；遇月之空，亦邪甚也。重感于邪，则病危矣。有胜之气，其必来复也。

乘年之虚者，主岁之气不及也。如木运不及，则清气胜之；火运不及，则寒气胜之；土运不及，则风气胜之；金运不及，则热气胜之；水运不及，则湿气胜之。此岁运不及，而四时之胜气又乘而侮之。失时之和者，四时之气衰也。如春气不足，则秋气胜之；夏气不足，则冬气胜之；长夏之气不足，则春气胜之；秋气不足，则夏气胜之；冬气不足，则长夏之气胜之。遇月之空者，月廓空之时也。重感于邪者，乘年之虚，失时之和，遇月之空，是谓三虚而感于邪则病危矣。有胜之气，其必来复者，春有惨凄残贼之胜，则夏有炎暑燔烁之复；夏有惨凄凝冽之胜，则不时有埃昏大雨之复；四维发振拉飘腾之变，则秋有肃杀霖霍之复；夏有炎烁燔燎之变，则秋有冰雹霜雪之复；四维发埃昏骤注之变，则不时有飘荡振拉之复。此四时之胜而必有复也。

帝曰：其脉至何如？岐伯曰：厥阴之至其脉弦，少阴之至其脉钩，太阴之至其脉沉，少阳之至大而浮，阳明之至短而涩，太阳之至大而长。

此论六气之应六脉也。厥阴主木，故其脉弦；少阴主火，故其脉钩；太阴主土，故其脉沉；少阳主火，故大而浮；阳明主金，故短而涩；太阳主水，而为诸阳主气，故大而长。计逊公问曰："太阳主冬令之水，则脉当沉，今大而长，不无与时气相反耶？"曰："所谓脉沉者，肾脏之脉也。太阳者，巨阳也，上合司天之气，下合在泉之水，故其大而长者，有上下相通之象。此章论六气之应六脉，非五脏之合四时，阴阳五行之道，通变无穷，不可执一而论。"

至而和则平，至而甚则病，至而反者病，至而不至者病，未至而至者病，阴阳易者危。

此言弦钩长短之脉，当应六气而至也。如脉至而和，则为平人；脉至而甚，则为病脉。所至之脉与时相反者病，及时而脉不至者病，未及时则脉先至者病，如三阴主时而得阳脉，三阳主时而得阴脉者危。

帝曰：六气标本，所从不同奈何？岐伯曰：气有从本者，有从标本者，有不从标本者也。帝曰：愿卒闻之。岐伯曰：少阳太阴从本，少阴太阳从本从标，阳明厥阴不从标本，从乎中也。故从本者，化生于本；从标本者，有标本之化；从中者，以中气为化也。

风寒暑湿燥火，六气为本，三阴三阳为标。阴湿之土，而标见太阴之阴；初阳之火，而标见少阳之阳。是标之阴阳，从本化生，故太阴少阳从本。少阴之本热，而标见少阴之阴；太阳之本寒，而标见太阳之阳。阴中有阳，阳中有阴，有水火寒热之化，故少阴太阳从本从标。阳明之上，燥气治之，中见太阴；厥阴之上，风气治之，中见少阳。盖阳明司四时之秋令，而太阴主四气之清秋，厥阴为两阴交尽，阴尽而一阳始生，是以阳明厥阴从中见之化也。

帝曰：脉从而病反者，其诊何如？岐伯曰：脉至而从，按之不鼓，诸阳皆然。帝曰：诸阴之反，其脉何如？岐伯曰：脉至而从，按之鼓甚而盛也。

此论脉病之有标本也。脉从者，阳病而得阳脉，阴病而得阴脉也。如太阳阳明之病，其脉至而浮，是脉之从也，其病反阴寒者，太阳之病从本化，阳明之病从中见之阴化也，故脉虽浮而按之不鼓也。如少阴厥阴之病，其脉至而沉，是脉之顺也，其病反阳热者，少阴之病从标化，厥阴之病从中见之火化也，故脉虽沉而按之鼓甚也。是脉有阴阳之化，而病有标本之从也。再按太阳病，头痛发热，烦渴不解，此太阳之病本也。如手足挛急，或汗漏脉沉，此太阳之病标也。如少阴病脉沉者，急温之，宜四逆汤，此少阴之病标也。如少阴病，得之二三日，口燥咽干者急下之，宜大承气汤，此少阴之病本也。如阳明病，发热而渴，大便燥结，此阳明之病阳也。如胃中虚冷，水谷不别，食谷欲呕，脉迟恶寒，此阳明感中见阴湿之化也。如厥阴病，脉微，手足厥冷，此厥阴之病阴也；如消渴，气上冲心，心中疼热，此厥阴中见少阳之火化也。如太阴标阴而本湿，故当治之以四逆辈；少阳标阳而本火，则宜散之以清凉。治伤寒六经之病，能于标本中求之，思过半矣。〔眉批：太阳经中，多有姜桂参附之证。〕

是故百病之起，有生于本者，有生于标者，有生于中气者。有取本而得者，有取标而得者，有取中气而得者，有取标本而得者。有逆取而得者，有从取而得者。逆，正顺也。若顺，逆也。故知标与本，用之不殆，明知逆从，正行无问，此之谓也。不知是者，不足以言诊，足以乱经，故大要曰：'粗工嘻嘻，以为可知，言热未已，寒病复始，同气异形，迷诊乱经'，此之谓也。

夫百病之生，总不出于六气之化。如感风寒暑湿燥火而为病者，病天之六气也。天之六气病在吾身，而吾身中又有六气之化。如中风，天之阳邪也，病吾身之肌表，则为发热咳嚏；在筋骨，则为痛痹拘挛；在肠胃则为下痢飧泄，或为燥结闭癃，或直中于内则为霍乱呕逆，或为厥冷阴寒，此表里阴阳之气化也。如感吾身之阳热，则为病热；感吾身之阴寒，则为病寒；感吾身之水湿，则为痰喘；感吾身之燥气，则为便难。如中于腑，则暴仆，而猝不知人；中于脏，舌即难言，而口唾涎沫。又如伤寒，天之阴邪也，或中于阴，或中于阳，有中于阳而反病寒者，有中于阴而反病热者，是吾身之阴中有阳，阳中有阴，标本阴阳之气化也。如感吾身中之水湿，则为青龙、五苓之证。如感吾身中之燥热，又宜于白虎、承气诸汤。此只受天之一邪，而吾身中有表里阴阳变化之不同也。又如夏月之病，有手足厥冷而成姜桂参附之证者，盖夏月之阳气尽发越于外，而里气本虚，受天之风暑而反变为阴寒，皆吾身之气化，非暑月之伤寒也。是以神巧之士，知标本之病生，则知有标本之气化；知标本之气化，则能用标本之治法矣。故知标与本，用之不殆，明知从逆，正行无问，此之谓也。逆者，以寒治热，以热治寒，故曰："逆，正顺也。"从者，以热治热，以寒治寒，故曰："若顺，逆也。"如阴阳寒热之中，又有病热而反寒者，如厥深热亦深之类是也。又有病寒而反热者，如揭去衣被欲入水中，此孤阳外脱，急救以参附之证。"粗工嘻嘻，以为可知，言热未已，寒病复始，同气异形，迷诊乱经"，此之谓也。〔眉批：湿燥之病皆同。经曰："夏伤于暑，冬伤于寒。"即受凄惨寒水之气，亦不过病疟；即过食生冷水冰，亦只成下利。若曰夏月伤寒，则当冬时病暑，此皆不知气化之故耳。顾氏影宋本，故知标与本"故"字下有"曰"字，高士宗《直解》从之。〕

夫标本之道，要而博，小而大，可以言一而知百病之害。言标与本，易而勿损，察本与标，气可令调，明知胜复，为万民式，天之道毕矣。

此极言标本之用也。言标本之道虽为要约，而其用则广博；虽为微小，而其用则弘大。可以言一而知百病之害者，惟知标本故也。言标与本则施治平易而无伤损，察本与标则六气虽变可使均调，明知标本胜复，则足以为民式，六气在天之道毕矣。

帝曰：胜复之变，早晏何如？岐伯曰：夫所胜者，胜至已病，病已愠愠而复已萌也。夫所复者，胜尽而起，得位而甚，胜有微甚，复有少多，胜和而和，胜虚而虚，天之常也。帝曰：胜复之作，动不当位，或后时而至，其故何也？岐伯曰：夫气之生与其化，衰盛异也。寒暑温凉，盛衰之用，其在四维。故阳之动，始于温，盛于暑，阴之动，始于清，盛于寒。春夏秋冬，各差其分，故大要曰：彼春之暖，为夏之暑，彼秋之忿，为冬之怒。谨按四维，斥候皆归，其终可见，其始可知'，此之谓也。帝曰：差有数乎？岐伯曰：又凡三十度也。

此章言日月运行，一寒一暑，四时之气，由微而盛，由盛而微，从维而正，从正而维，寒温互换，凉暑气交，胜复之气，有盛有衰，随时先后，是以有早有晏也。阳之动，始于温，盛于暑；阴之动，始于清，盛于寒，是由微而甚也。如春之沉，夏之弦，秋之数，冬之涩，是冬之余气尚交于春，春之余气尚交于夏，夏之余气尚交于秋，秋之余气尚交于冬，是由盛而微也。所谓正者，春夏秋冬之正方也。维者，春夏之交，夏秋之交，秋冬之交，冬春之交，四隅之四维也。四时之气，从维而正，复从正而维，寒温气交，凉暑更互，环转之不息也。是以胜至已病，病已愠愠而复已萌者，谓复气已发萌于胜气之时也。如春有凄惨残贼之胜，是金气之胜木也；夏有炎暑燔烁之复，是火气之复金也。而火气已萌于胜，病愠愠之时，是复气之早发于本位之三十度也。所复之气，俟胜尽而起，至炎夏所主之本位而甚，是胜气早，而复气将来亦早也。是以胜气甚，则复气多；胜气微，则复气少；胜气和平，而复亦和平；胜气虚衰，而复亦虚衰，此天道之常也。如胜复之作，动不当位，后时而至者，此胜复之晏也。夫气之生，生于前之气交，如夏气之生于季春也；气之化，化于后之气交，如春气之溜于孟夏也。胜复之气有盛衰，是以有早晏之异也。盖气之盛者，胜于本位以前所生之三十度；气之衰者，溜于本位以后所化之三十度，故不当其位也。如金气衰而胜于春夏之交，则复气亦衰而复于夏秋之交矣。是胜虚而虚，后时而至也。此四时之气，前后互交，是以胜复之盛衰，随四时之气交，而或前或后也。故曰："盛衰之用，其在四维。"又曰"谨按四维，斥候皆归，其终可见，其始可知。"谓胜复之早晏，皆归于四维之斥候，或早而在于始之前三十度，或晏而在于终之后三十度也。〔眉批：差，"差其分"，差三十度也。曰：又者，谓生于前差三十度，化于后又差三十度也。又：愚谓"谨按四维，斥候皆归，其终可见，其始可知"，是谓气之无分盛衰，皆生化于前后之三十度。所谓早晏者，谓胜复之气耳。又：火萌于季春。又：四月则胜气尽而复气起，五六月是复气得位之时，馀气推看。又：胜复之气，因岁气之盛衰，而分早晏。又：前后皆在四维。又："三十度"，三十日也。又：如夏之暑本于春之缓，是生于前三十日。如季春孟夏是为四维，如病已愠愠而复已萌，是夏气生于季春。如夏之弦是春气化于孟夏。又：生者，生于主时之前三十度；化者，化于主时之从三十度。故曰："其终可见，其始可知。"见化之终，则知生之始，生化之无穷也。〕

帝曰：其脉应皆何如？岐伯曰：差同正法，待时而去也。

此复以脉候而证明气化之交通。故曰是谓四塞，谓春夏秋冬之气，不相交通，则天地四时之气，皆闭塞矣。正者，四时之正位也，言脉同四时之正法，而前后相交。待时而去者，待终三十度而去也。如春之沉，尚属冬之气交，终正月之三十日，而春气始独司其令也。

《脉要》曰：春不沉，夏不弦，冬不涩，秋不数，是谓四塞。

春不沉则冬气不交于春，夏不弦则春气不交于夏，秋不数则夏气不交于秋，冬不涩则秋气不交于冬。是四时之气，不相交通而闭塞矣。

沉甚曰病，弦甚曰病，涩其曰病，数甚曰病，参见曰病，复见曰病，未去而去曰病，去而不去曰病，反者死。故曰'气之相守司也，如权衡之不得相失也。夫阴阳之气，清静则生化治，动则苛疾起，此之谓也。

四时之气盛于主位之时，而微于始生，衰于交化，是以甚则病也。参见者，谓春初之沉弦并见，夏初之弦数并见也。复见者，已去而复见也。未去而去者，未及三十度而去也。去而不去者，已至三十日，应去而不去也。反者，谓四时反见贼害之脉也。故曰："气之相守司也，如权衡之不得相失也。"言四时之气，守于本位，司于气交，犹权衡之不相离也。四时阴阳之气，清静则生化治。生化者，生于前而化于后也。动者，气之乱也。

帝曰：幽明何如？岐伯曰：两阴交尽，故曰幽；两阳合明，故曰明。幽明之配，寒暑之异也。

幽明者，阴阳也。两阴交尽，阴之极也，故曰幽。两阳合明，阳之极也，故曰明。阴极则阳生，阳极则阴生，寒往则暑来，暑往则寒来，故幽明之配，寒暑之异也。此复申明阳之动，始于温，盛于暑；阴之动，始于清，盛于寒。四时之往来，总属阴阳寒暑之二气耳。

帝曰：分至如何？岐伯曰：气至之谓至，气分之谓分，至则气同，分则气异，所谓天地之正纪也。

"气至"，谓冬夏之二至。"气分"，谓春秋之二分。此承上文以申明彼春之暖，为夏之暑；彼秋之忿，为冬之怒。言二至之时，总属寒暑阴阳之二气，气分之时，则有温凉之不同也。〔眉批：春之暖为夏之暑，秋之忿为冬之怒，故春秋之气始于前。夫客胜为顺，然客胜则主气不能清静生化，故大要以先泻后补。〕

帝曰：夫子言春秋气始于前，冬夏气始于后，余已知之矣。然六气往复，主岁不常也，其补泻奈何？岐伯曰：上下所主，随其攸利，正其味，则其要也。左右同法。大要曰：少阳之主，先甘后咸；阳明之主，先辛后酸；太阳之主，先咸后苦；厥阴之主，先酸后辛；少阴之主，先甘后咸；太阴之主，先苦后甘。佐以所利，资以所生，是谓得气。

春秋之气始于前者，言春在岁半以上之前，秋在岁半以下之前，夏冬之气在二气之后，谓四时之主气也。六气往复，主岁不常者，谓加临之客气，六期环转，无有常位也。此章论四时之主气，前后交通，得气之清静者也。若受客胜以动之，又不能循序而苛疾起矣。是以上下所主，及左右之间气，当随其攸利，正其味以调之，乃其要也。大要宜先泻而后补之，盖以佐主气之所利，资主气之所生，是谓得四时之气，生化而交通也。按前章论客气之补泻，先补而后泻者，在客之本气而论也。此复以先泻而后补者，为四时之主气而言也。岁运七篇，圣人反复详论，曲尽婆心，文有似乎雷同，而旨义各别，学者亦宜反复参阅，不可以其近而忽之。

帝曰善。夫百病之生也，皆生于风寒暑湿燥火，以之化之变也。经言盛者泻之，虚者补之，余赐以方士，而方士用之，尚未能十全，余欲令要道必行，桴鼓相应，犹拔刺雪汗，工巧神圣，可得闻乎？

夫百病之始生也，皆生于风雨寒暑，阴阳喜怒，饮食居处。大惊猝恐，则血气分离，阴阳破散。以上七篇，统论五运六气之邪，皆外感天地之气而为病，然人身之中，亦有五行六气，或喜怒暴发，或居处失宜，或食饮不节，或猝恐暴惊，皆能伤五脏之气而为病。是以此经言锡之方士，而方士用之尚未能十全也。要道者，天地人三才之道也。桴鼓相应者，谓天地人之五行六气，如声气之感应也。拔刺者，谓天地阴阳之邪，犹刺之从外入，宜拔而去之。雪汗者，谓在内所生之病机，使之如汗而发雪也。天地人三才之道并用，外内阴阳之法并施，斯成工巧神圣之妙。盖天地之道，胜复之作，不形于诊，重在望闻？内因之病，偏于问切。

岐伯曰：审察病机，无失气宜，此之谓也。

病机者，根于中而发于外者也。气宜者，五脏五行之气，各有所宜也。

帝曰：愿闻病机何如？岐伯曰：诸风掉眩，皆属于肝；诸寒收引，皆属于肾；诸气膹郁，皆属于肺；诸湿肿满，皆属于脾；诸热瞀瘛，皆属于火；诸痛痒疮，皆属于心。

五脏内合五行，五行内生六气，是以五脏之气病于内，而六气之证见于外也。

诸厥固泄，皆属于下。诸痿喘呕，皆属于上。

诸厥固泄，皆属于下者，从上而下也。诸痿喘呕，皆属于上者，从下而上也。夫在上之阳气下逆，则为厥冷；在下之阴气上乘，则为痿痹。在上之水液下行，则为固泄；在下之水液上行，则为喘呕。亦犹天地阴阳之气，上下相乘，而水随气之上下也。

诸禁鼓栗，如丧神守，皆属于火；诸痉项强，皆属于湿；诸逆冲上，皆属于火；诸胀腹大，皆属于热；诸躁狂越，皆属于火；诸暴强直，皆属于风；诸病有声，鼓之如鼓，皆属于热；诸病胕肿，疼酸惊骇，皆属于火；诸转反戾，水液浑浊，皆属于热；诸病水液，澄澈清冷，皆属于寒；诸呕吐酸，暴注下迫，皆属于热。

此五脏之气，而发见于形气也。火者，少阳包络之相火。热者，君火之气也。"诸禁鼓栗",热极生寒也。"如丧神守",相火甚而心神不安也。风者,木火之气皆能生风。"反戾",了戾也。

故大要曰:谨守病机,各司其属,有者求之,无者求之,盛者责之,虚者责之,必先五胜,疏其血气,令其调达,而致和平',此之谓也。

此言所发之病机各有五脏五行之所属。"有者",谓五脏之病气有馀。"无者",谓五脏之精气不足。"盛者",责其太甚。"虚者",责其虚微。如火热之太过,当责其无水也。故必先使五脏之精气皆胜,而后疏其血气,令其调达,致使五脏之气平和,此之谓神工也。

帝曰:善。五味阴阳之用何如?岐伯曰:辛甘发散为阳,酸苦涌泄为阴;咸味涌泄为阴,淡味渗泄为阳。六者,或收或散,或缓或急,或燥或润,或耎或坚,以所利而行之,调其气,使其平也。

五味阴阳之用调五脏者,有发有散,有涌有泄,六者之中,或收或散,或缓或急,或燥或润,或耎或坚。如肝苦急而欲散,心苦缓而欲耎,脾苦湿而欲缓,肺苦逆而欲收,肾苦燥而欲坚,各随其所利而行之,调其五脏之气而使之平也。

帝曰:非调气而得者,治之奈何?有毒无毒,何先何后,愿闻其道?岐伯曰:有毒无毒,所治为主,适大小为制也。帝曰:请言其制。岐伯曰:君一臣二,制之小也;君一臣三佐五,制之中也;君一臣三佐九,制之大也。

帝言上文论调五脏之气而使之平。然五脏之病,又当以有毒无毒之药治之,或调或治,何先何后,愿闻其道?岐伯曰:以有毒无毒所治病为主,然适其方之大小为制也。主病之谓君,佐君之谓臣,应臣之谓使。盖病之甚者,制大其服;病之微者,制小其服;能毒者,制大其服;不能毒者,制小其服。〔眉批:"所治为主",谓先以治病为主,而后调其气,言有病者,非调气而得平也。〕

寒者热之,热者寒之,微者逆之,甚者顺之,坚者削之,客者除之,劳者温之,结者散之,留者攻之,燥者濡之,急者缓之,散者收之,损者温之,逸者行之,惊者平之,上之下之,摩之浴之,迫之劫之,开之发之,适事为故。

温者,补也。盖补药多属甘温,泻药多属苦寒。摩者,上古多用膏摩而取汗。浴者,用汤液浸渍也。此皆治病之要法,各适其事而用之。

帝曰:何谓逆从?岐伯曰:逆者正治,从者反治,顺少顺多,观其事也。

　　逆者，以寒治热，以热治寒，故为正治。从者，热病顺热，寒病顺寒，故为反治。微者逆之，甚者从之，如病之过甚者顺多，不太甚者顺少，观其顺事之何如耳。

　　帝曰：反治何谓？岐伯曰：热因寒用，寒因热用，塞因塞用，通因通用，必伏其所主，而先其所因，其始则同，其终则异，可使破积，可使溃坚，可使气和，可使必已。

　　热因寒用，寒因热用者，治热以寒，温而行之，治寒以热，凉而行之。其始则同，其终则异也。塞因塞用，通因通用者，如诸呕吐酸乃热邪坚积于中，而壅塞于上，即顺之而使之上涌，所谓塞因塞用，而可使破积也。如暴注下迫，乃热邪坚积于中，而通泄于下，即顺之而使之下泄，所谓通因通用而可使溃坚也。必伏其所主之病，而先其所因，则可使气和而病可必已矣。

　　帝曰：善。气调而得者何如？岐伯曰：逆之顺之，逆而从之，顺而逆之，疏气令调，则其道也。

　　此论调气之逆从也。"气调而得者"，谓得其逆从之道，而使其气之调也。如气之从于上下者宜逆之；逆于上下者宜顺之。盖阳气在上，阴气在下，气之从也；阳气下行，阴气上行，气之逆也。是气之不可不从，而又不可不逆者也。是以气之顺者，逆而从之；气之逆者，从而逆之。令其阴阳之气，上下和调，此逆从调气之道也。上节论治病之逆从，此节论调气之逆从。徐东屏曰："即此可以意会通塞之义，不必过于远求。"

　　帝曰：善。病之中外何如？

　　夫病之有因于外邪者，有因于内伤者，有感于外邪而兼之内有病者，有内有病机而又重感于外邪者，岁运七篇统论外因之邪病，此章复论内因之病机，然又有外内之兼病者，故帝复有此问焉。

　　岐伯曰：从内之外者，调其内；从外之内者，治其外。从内之外而盛于外者，先调其内而后治其外；从外之内而盛于内者，先治其外而后调其内。中外不相及，则治主病。

　　"从内之外者"，内因之病而发于外也，故当调其内。"从外之内者"，外因之病而及于内也，故当治其外。"从内之外而盛于外者"，此内因之病发于外而与外邪相合，故盛于外也，是当先调其内病，而后治其外邪；"从外之内而盛于内者"，此外因之邪及于内，而与内病相合，故盛于内也，又当先治其外邪，而后调其内病。此调治内外之要法也。如只内有病而不感外邪，或只感外邪而无内病，中外不相及者，则当治其主病焉。王子律曰："内因之病，脏腑之气病也，故当调之。外因之病，六淫之邪也，故曰治之。"

帝曰：善。火热复恶寒发热，有如疟状，或一日发，或间数日发，其故何也？岐伯曰：胜复之气，会遇之时，有多少也。阴气多而阳气少，则其发日远；阳气多而阴气少，则其发日近。此胜复相薄，盛衰之节，疟亦同法。

此复论人身中之阴阳外内也。火热者，因火热而为病，夫火热伤气，此言病在气而不在经也。复恶寒发热，有如疟状者，此阴阳外内之相乘也。夫阳在外，阴往乘之则恶寒；阴在内，阳往乘之则发热也。或一日发，或间数日发者，此阴阳胜复之气，会遇之时有多少也。如阴气多而阳气少，则火热留于阴久，故其发日远；如阳气多而阴气少，则热随阳气而常盛于外，故其发日近。此阴阳胜复之作，盛衰之有节耳。夫疟者，感外淫之邪病也。此章论人身中之阴阳，外内相乘，与外因不相干涉，盖以证明上节之外内，乃外因之外，内因之内，与此章之不同也。故曰疟亦同法，言病邪之疟，亦如阴阳胜复之相薄，阴乘阳而阳乘阴也。

帝曰：论言治寒以热，治热以寒，而方士不能废绳墨，而更其道也。有病热者，寒之而热；有病寒者，热之而寒。二者皆在，新病复起，奈何治？岐伯曰：诸寒之而热者取之阴，热之而寒者取之阳，所谓求其属也。

此言用寒热之不应者，更有治之法也。夫寒之而不寒者，真阴之不足也；热之而不热者，真阳之不足也。是以病不解而久用寒热，偏胜之病反生，故当求其属以衰之。"属"类也，谓五脏同类之水火寒热也。取之阴，取之阳者，谓当补其阴而补其阳也。夫以寒治热，以热治寒，此平治之法也。补阴以胜热，补阳以胜寒，乃反佐之道也。

帝曰：善。服寒而反热，服热而反寒，其故何也？岐伯曰：治其王气，是以反也。帝曰：不治王而然者，何也？岐伯曰：悉乎哉问也！不治五味属也。夫五味入胃，各归所喜攻，酸先入肝，苦先入心，甘先入脾，辛先入肺，咸先入肾，入而增气，物化之常也。气增而久，夭之由也。

此言气味之不可偏用者也。夫四时有寒热温凉之气，五脏有酸苦辛咸之味，五味四气皆当和调而用之。若偏用则有偏胜之患矣。故偏用其寒，则冬令之寒气旺矣，是以服寒而反寒；如偏用其热，则夏令之热气王矣，是以服寒而反热。此用气之偏，而不和者也。如偏用其苦，则苦走心，而火气盛矣；如偏用其咸，则咸走肾，而水气盛矣。此用味之偏，而不调者也。凡物之五味以化生五气，味久则增气，气增则阴阳有偏胜偏绝之患矣。盖甚言其气味之不可偏用者也。徐东屏曰："味久则增气，是寒热之气，更不可偏用。"

帝曰：善。方制君臣，何谓也？岐伯曰：主病之谓君，佐君之谓臣，应臣之谓使，非上中下三品之谓也。帝曰：三品何谓？岐伯曰：所以明善恶之殊贯也。

"善恶殊贯"，谓药有有毒无毒之分。按《神农本草》计三百六十种，以上品一百二十种为君，主养命以应天，无毒，多服久服不伤人，欲益气延年轻身神仙者，本上品；以中晶一百二十种为臣，主养性以应人，有毒，无毒，斟酌其宜，欲治病补虚羸者，主中品；以下品一百二十种为佐使，以应地，多毒，不可久服，欲除寒热邪气，破积聚除痼疾者，本下品。《本经》所用气味，或用补以和调其血气，或用泻以平治其淫邪，是以主病之为君，佐君之为臣，应臣之为使，非神农氏上下三品之谓也，二帝各有其妙用焉。

帝曰：善。病之中外何如？岐伯曰：调气之方，必别阴阳；定其中外，各守其乡；内者内治，外者外治；微者调之，其次平之；盛者夺之，汗之下之；寒热温凉，衰之以属，随其攸利。谨道如法，万举万全，气血正平，长有天命。帝曰：善。

此总结外内之义。按本篇前数章统论外淫之邪，末章复论内因之病，其间又有外内之交感者，各有调治之法焉。至于气之寒热温凉，味之咸酸辛苦，皆调以和平，随其攸利，谨道如法，万举万全，故能使血气正平，而长有天命也。

卷 九

著至教论篇第七十五

道之大原出于天，圣人以天道教化于人，故篇名《著至教》。

黄帝坐明堂，召雷公而问之曰：子知医之道乎？

王冰曰："明堂，布政之宫也。八窗四达，上圆下方，在国之南，故称明堂。夫求民之广，恤民之隐，大圣之用心，故招引雷公问拯济生灵之道。"愚按岐伯乃帝王之师，故称伯曰天师，是以七十四篇皆咨访于伯。然帝之神灵敦敏，具生知之质，乃上古继天立极传递教化之至圣，其仿咨于伯者，盖以证明斯道也。是以末后七篇，乃帝之所以复教化于臣僚。闵士先曰："首篇亦帝与伯论毕，而即归于帝论。"〔眉批：明堂式像天地六合。〕

雷公对曰：诵而颇能解，解而未能别，别而未能明，明而未能彰，足以治群僚，不足知侯王。

由诵而解，解而别，别而明，明而彰，皆渐积日进之功。盖天纵之圣，自能先知先觉，以明此道。在群僚之贤者，非讲习讨论，不能贯通于心，故止可主于臣僚之位，而不能至圣人之聪明睿智也。

愿得受树天之度，四时阴阳，合之别星辰，与日月光，以彰经术，后世益明。

树天之度者，所谓立端于始，表正于中。盖立端表以测天之四时阴阳星辰日月之度，以著于经书，乃传于后世。倪仲玉曰："此即量天尺璇玑玉衡之类。"

上通神农，著至教，拟于二皇。

"二皇"，谓伏羲、神农。言能通天之道，可以上通于神农，以彰著至教，而拟于二皇。《易·系》：曰："神农氏没，黄帝尧舜氏作，通其变，使民不倦，神而化之，使民宜之，《易》穷则变，变则通，通则久，是以自天佑之，吉无不利。黄帝尧舜，垂衣裳而天下治，盖取诸乾坤。"故曰：疑于二皇者，谓上合于伏羲、神农、取天地之道，以垂教后世。

帝曰：善。无失之，此皆阴阳表里，上下雌雄相输应也。而道上知天文，下知地理，中知人事，可以常久，以教众庶，亦不疑殆，医道论篇，可传后世，可以为宝。

"上下"，谓天运之环转于上下，以应人之腰以上为天，腰以下为地。"表里"，中外也。即所谓根于中，而运于外也。"雌雄"，阴阳之相合也。言明乎阴阳之道，则上知天文，下知地理，中知人事，可以垂永久，以教众庶，合于医道论篇，可传于后世，以为保命养生之大宝。

雷公曰：请受道，讽诵用解。

意言非生知之圣，必讽诵讲解而后能明此道。

帝曰：子不闻《阴阳传》乎？曰：不知。

乃上古传论阴阳之书。

曰：夫三阳天为业，上下无常，合而病至，偏害阴阳。

三阳者，至阳也。至阳者，天之阳也。富有之谓业，言天之大而无外也。"上下无常"，天行健也。合而病至者，以天之阴阳不和，合于人之病至，则有阴阳偏害之大患矣。此言天为阳，地为阴，在上为阳，在下为阴，日为阳，夜为阴，一昼一夜，天道绕地一周，阴阳相贯，上下气交，昼夜环转之不息，而人亦应之，气为阳，血为阴，火为阳，水为阴，亦昼夜环转之不息也。一阴一阳，雌雄相应，少阴与太阳相合，太阴与阳明相合，厥阴与少阳相合。故气从太阴出，注阳明，阳明行于太阳，太阳合于少阴，少阴行于少阳，少阳合于厥阴，厥阴复出于太阴，阴阳相贯，如环无端。若三阳并至，则为偏害之患。

雷公曰：三阳莫挡，请闻其解。

莫挡者，言人之阴气，不能挡三阳之并至。

帝曰：三阳独至者，是三阳并至，并至如风雨，上为癫疾，下为漏泄。

独至者，三阳合并而为一阳也。天之风气为阳，雨水为阴，三阳并至，则阳气上行而为癫疾，下行而为漏泄，犹天之阳气独盛而在下之泉水竭也。〔眉批：宋本"泄"作"病"，高士宗《直解》从之。〕

外无期，内无正，不中经纪，诊无上下以书别。

《阴阳离合论》曰："阳予之正，阴为之主，阴阳离合，不相失也。言三阳并至外，无阴阳出入之可期，内无生阳之阴正，不中经脉之纪纲，故不能以《脉经》上下篇之书别，盖言此在气并，而不形于血脉之诊也。"张玉师曰："不形于诊，是以《大奇篇》之肠澼下血，阳甚而脉反沉小滑涩。"

雷公曰：臣治疏愈，说意而已。

"治"，理数也。言于天地阴阳之理甚疏，只可闻其大意而已。

帝曰：三阳者，至阳也。积并则为惊，病起疾风，至如霹雳，九窍皆塞，阳气滂溢，干嗌喉塞，并于阴，则上下无常，薄为肠澼。

至阳者，谓阳之至盛而无极，有如天之疾风，若霹雳之雷火骤至，阳盛则为惊也。九窍为水注之气，使九窍之水气皆竭，而阳气溢于窍中。夫肺属天而主气，与肾水上下交通，阳独盛而水液竭，故使嗌干喉塞也。并于阴则使阴气之上下无常，迫于阴液则为肠澼下痢，盖阳甚而血液将绝，即所谓下为漏泄也。〔眉批：三阳，太阳也。二阳并于太阳，则阳盛极矣。〕

此谓三阳直心，坐不得起卧者，便身全三阳之病。

三阳者，太阳也。太阳者，巨阳也。为诸阳主气，而与少阴标本相合，心为阳中之太阳，是太阳之气在表，而合于天之气在上，而合于君火之阳。"直"，当也。谓三阳并至，正当于心，是三阳之合并于太阳也。夫三阳之离合也，合则为一，离则有三，太阳为开，阳明为合，少阳为枢。起者，太阳之主开也；卧者，阳明之主阖也；坐者，不起不卧，少阳中枢之象也。盖言三阳之气合，则正当于心，分出于形身，则为坐不得起卧之象，便身全三阳之病矣。此申明三阳者，乃二阳合并于太阳，有离而有合也。上节论三阳之气，滂溢于外窍，而内迫于阴，此言太阳之气正当于心，而分出于形身之外。

且以知天下，何以别阴阳，应四时，合之五行？

天下者，谓人居天之下，何以别阴阳，以应天之四时，合地之五行。闵士先曰："此乃承上启下之文。"

雷公曰：阳言不别，阴言不理，请起受解，以为至道。

此言知天之道，而后能理别阴阳。"至道"，即所谓至诚无息之道。

帝曰：子若受传，不知合至道，以惑师教，语子至道之要，病伤五脏，筋骨以消，子言不明不别，是世主学尽矣。

合至道者，谓人合天地之道也。人之阴阳，合天之四时水火，人之五脏，合天之五方五行，五脏之气，外合于皮肉筋骨，如病伤五脏，则在外之筋骨以消，是以不明别阴阳之气，五脏所合之皮肉筋骨，则传世之主学尽矣。盖言阴阳五行，各有分别，此论阴阳水火之气，而不病五脏之有形，如所谓肾且绝，是肾之水液，阴气并绝，非脏伤之骨消也。莫子瑜曰："人有病气而不病形者，有病形而不病气者，有形气之兼病者，此二篇论病阴阳水火之气，故当以明别之。"〔眉批：人之阴阳水火，合无形之天气，有形之五脏，皮肉筋骨，合有形之五行。〕

肾且绝，惋惋曰暮，从容不出，人事不殷。

夫天乙生水，在上为天，在下为泉，天包乎地，水通乎天，阴阳相贯，上下循环。在人则太阳在上，精水在下，如三阳并至，并于阴而上下无常，迫为肠澼，则肾之精气且绝矣。"惋惋"，惊叹貌。"殷"，盛也。古者日中为市，人事正殷，至日暮阳尽而阴受气，则万民皆卧。盖言在天之道，阳气为阳，精水为阴；昼为阳，夜为阴。在人之道，三阳为阳，精液为阴；昼出为阳，夜入为阴。盖以比天之阴阳，昼出夜卧，阴阳和平，可常保其天年。若能和于阴阳，调于四时，亦可寿敝天地。如有阳无阴，有阴无阳，且毙在旦夕，又焉能如天之常，地之久乎？是以天下万民应天之道，至阳尽而阴受气之时，惊叹其日暮，则从容不出，人事不殷。盖以天之阴阳，比类人之阴阳，绝者绝而生者生，在天之道不过阴阳亢极，岂至于有阳无阴，有昼无夜哉！《灵枢经》曰："日暮阳尽而阴受气，万民皆卧，平旦阴尽而阳受气，如是无已，与天地同纪。"〔眉批："肾且绝"照应下篇之"病在一脏"。〕

示从容论篇第七十六

得天之道，出于自然，不待勉强，即孔氏之所谓"从容中道，圣人也。"故示以从容之道，因以名篇。

黄帝燕坐，召雷公而问之曰："汝受术诵书者，若能览观杂学，及于比类，通合道理，为余言子所长。五脏六腑，胆胃大小肠，脾胞膀胱，脑髓涕唾，哭泣悲哀，水所从行，此皆人之所生，治之过矣。子务明之，可以十全，即不能知，为世所怨。

此篇论精水并至，而阳气伤也。上章论阳气盛，而精水绝，此篇论精水盛，而阳气伤。阴阳水火之不可偏盛者也。夫五脏主藏精者也，肾为水脏，受五脏之精而藏之，故曰肾且绝。肾虽藏精，而为水脏，然津液之生，原出于胃腑水谷之精微，脾主为胃行其津液，大肠主津，小肠主液，膀胱者津液之所藏，与肾脏雌雄相合，通于脑髓，出于上窍，而为涕唾哭泣，此人之津水所从行，亦如天之精水，在泉而上通于天也。胆主藏津汁，通于廉泉、玉英。廉泉、玉英者，津液之道也。胞者，水之所由泄也。悲哀者，谓心悲志悲，故泣出也。此言肾液之又上通于心，而出于上窍也。闵士先曰："论阳气则曰坐明堂，论阴气则曰燕坐。史臣绪述，亦有意存。"〔眉批：天连水而包乎地之外，复贯乎地中，而地天相交，水火相济。〕

雷公曰：臣请诵《脉经·上下篇》，甚众多矣，则无比类，犹未能以十全，又安足以明之？帝曰：子别试通五脏之过，六腑之所不和，针石之败，毒药所宜，汤液滋味，具言其状，悉言以对，请问不知。

雷公止知经脉之道，而不知天之阴阳，故帝即于有形之脏腑形骸而问之，殊不知有形之中，有无形之气也。莫子瑜曰："针石治脉肉筋骨之有形，汤液毒药治在内之脏。"〔眉批：宋本则"无"作"别"异，高士宗《直解》从之。别者，谓未通天道也。〕

雷公曰：肝虚肾虚脾虚，皆令人体重烦冤，当投毒药、刺灸、砭石、汤液，或已或不已，愿闻其解。帝曰：公何年之长而问之少，余真问以自谬也。吾问子窈冥，子言《上下篇》以对，何也？

三脏之经脉，外络于形身，上贯于心膈，故皆令人体重烦冤。然雷公止知经脉脏腑形骸，而不知人合于天之道，故责其年长而尚未知。子以余真问脏腑肠胃之有形，因以自谬耶？然吾问子者，窈冥也。窈冥者，天之道也，子何以经脉之上下篇以对耶？〔眉批：胆肾脾胞涕唾哭泣，虽属有形，然应司天在泉之道。〕

夫脾虚浮似肺，肾小浮似脾，肝急沉散似肾，此皆工之所时乱也。然从容得之，若夫三脏土木水参居，此童子之所知，问之何也？

此言三脏之有气也。肝肾脾者，太阴少阴厥阴之三阴也。脾虚浮似肺者，太阴之为开也；肾小浮似脾者，少阴之为枢也；"肝急沉散似肾"，厥阴之为阖也。盖因气而见于脉，此皆工之所时乱，而不能知其因也。然须从容得之，从容者，天之道也。天道者，阴阳之道也。五脏者，应地之五行也。此言天道而不论地之五行，若夫以五脏之五行，而木火土参居于下，此童子之所知，又何问之有？闵士先曰："开于外，故曰虚浮；枢在中，故曰小浮。"〔眉批：三阴之气止合于足之肝脾肾，足之三阴上合于手者也。〕

雷公曰：于此有人，头痛筋挛，骨重怯然少气。哕噫腹满，时惊，不嗜卧，此何脏之发也？脉浮而弦，切之石坚，不知其解，复问所以三脏者，以知其比类也。

厥阴根起于大敦，其经气与督脉上会于巅顶而主筋，头痛筋挛，厥阴经气之为病也。少阴根起于涌泉，为生气之原而主骨，骨重少气，少阴经气之为病也。太阴根起于隐白，与胃以膜相运，哕噫腹满，时惊不嗜卧，太阴经气之为病也。是以脉浮，开脉也；弦者，枢脉也；"石坚"，阖脉也。雷公不解其因，故复问以三脏之脉证，以知其比类于幽冥焉。〔眉批：石坚即肝之急沉似肾。〕

帝曰：夫从容之谓也，夫年长则求之于腑，年少则求之于经，年壮则求之于脏。

此言经脉之当求之于气也。夫从容者，气之谓也。三阴者，长女、中女、少女也。太阴为长女，故当求之于腑，腑阳而主开也；少阴为少女，故当求之于经，经气内连脏腑，外络形身，主外内出入之枢也；厥阴处于两阴中之交尽，故为中女，是以求之于脏，脏阴而主阖也。此因三阴之气而见于证之头痛筋挛，脉之浮弦而石，故当求之于三阴气之开阖枢。若止论其脉证，非从容之谓也。〔眉批：壮主中年，故为中女。〕

今子所言，皆失八风菀热，五脏消烁，传邪相受。夫浮而弦者，是肾不足也。沉而石者，是肾气内着也。怯然少气者，是水道不行，形气消索也。咳嗽烦冤者，是肾气之逆也。一人之气，病在一脏也，若言三脏俱行，不在法也。

此言三阴之气离则为三，合则为一。一者，精水之少阴也。夫三阳之气，合并于太阳者，天之阳也。是以三阴之气，合并于少阴，少阴者，在下之精水也。盖合而为一阴一阳者，天之道也；离则为三阴三阳者，人之道也。人道通于天道，皆可分而可合者也。"八风菀然"，人之阳气行于上下四旁也。"五脏消烁，传邪相受"，谓五行之气运于天地之中，有相生而有胜克也。"夫浮而弦者"，此肾气之出于肝脾而肾不足也。"沉而石者"，是肝脾之气下归于肾，主肾气内着也。夫在泉之水，随气而运行于天表，是以怯然少气者，乃水道不行，故使形气之消索也。"咳嗽烦冤者"，是肾气之上逆于心肺也。此五脏之三阴，总归于一气，一气而复贯通于五脏者也。知天道之气交，阴阳之离合，而后能从容中道。若言肝、脾、肾三脏俱行，不在阴阳离合之法也。闵士先曰："'消烁'，形容水火之偏盛，'传邪相受'，谓肾气之传于肝脾心肺，肝脾之气归着于肾，而肾受之也。"莫子瑜曰："五脏之三阴根起于肝肾脾，而合于手经之心、肺，故先言五脏而后言三脏。"〔眉批：三阳并一阳者，天也。三阴并一阴者，水也。盖六气运行总归于司天在泉。玉师曰："本于天乙之水。"详《阴阳离合论》篇。〕

雷公曰：于此有人，四肢懈堕，喘咳血泄，而愚诊之，以为伤肺，切脉浮大而紧，愚不敢治，粗工下砭石，病愈，多出血，血止身轻，此何物也？帝曰：子所能治，知亦众多，与此病失矣。譬以鸿飞，亦冲于天，夫圣人之治病，循法守度，援物比类，化之冥冥，循上及下，何必守经？

此承上文，复申明肾之精水，贯乎地中，而上通于天也。夫地居人之下，大气举之，无所冯依，而水天运转于地之外，然复通贯于地之中，上与天气相交，而为云、为雨，是以风胜则地动，湿胜则地泥。于此有人者，言即于此肾脏，而有人病四肢懈堕诸证也。此何物者？言如此之病，当以何物比类也。夫四肢懈堕，脾土病也。喘咳者，水气并于阳明也。血泄者，脉急血无所行也。粗工之所用砭石而病愈者，治在经脉也。故子之所能，亦多知治经脉之法。若夫一脏之精气，贯通于中土，上乘于肺金，则子与此病之大义失之矣。是以圣人之治病，循阴阳之法度，引物比类，譬以鸿飞，亦冲于天。盖鸿乃水鸟，或渐于岸，或渐于陆，而冲于天，是鸿之有序而渐进于上。犹在下之精水，通贯于地中，而上交于天；犹人之肾精中贯于脾胃，而上合于肺也。故圣人察造化之冥冥，循水天之上下，又何必仅守其经乎？玉师曰："太阳之寒水与肾脏之精水，合则为一，行则发二道焉。太阳之水随天气而运行于地之外，乃津液随气行于肤表是也。故曰：'水道不行，形气消索'。贯于中土，而上交于心肺者，肾藏之精水也。《水热穴论》曰：'其本在肾，其末在肺，皆积水者是也'。"〔眉批："何必守经"照应后之"诊轻"。太阳之水，海水也，故汗液皆咸。贯于地中者泉水也，故雨泉皆淡。〕

今夫脉浮大虚者，是脾气之外绝，去胃外归阳明也。夫二火不胜三水，是以脉乱而无常也。四肢懈堕，此脾精之不行也。喘咳者，是水气并阳明也。血泄者，脉急血无所行也。若夫以为伤肺者，由失以狂也。不引比类，是知不明也。

夫肌肉腠理主气分，经脉之中主血分，脾土之气，通会于肌腠，阳明之气，循行于脉中，脾气外绝者，不行于肌腠也。脾与胃以膜相连，雌雄相合，去胃外归阳明者，去中胃而外归阳明之经也。二火者，心之君火，心主包络之相火。三水者，太阴所至为湿生，终为注雨，是地之水湿也。太阳之上，寒水主之，通天之寒水也；肾为水脏，天乙之癸水也。夫三水太盛，则火不能胜之，是以脉乱无常。盖心主血，心主包络主脉，水并于脉中，而君相之阳不能胜，故脉乱而血妄行也。故四肢懈堕者，脾土之精气不行于肌腠也。喘咳者，是下焦之水气并于阳明之经也。血泄者，水气并于脉中，则脉急而无所循行，故血妄行而下泄也。若夫以为伤肺者，由失其比类之义，而以狂论也。不援物比类，是以知之不明也。盖言肾精之上交于肺者，必由中土而上也，今反乘于脉中，故君相之火伤也。上章论三阳并至而精水绝，此言三水盛而火不能胜，天地水火阴阳之气，宜和平而不宜偏胜者也。

夫伤肺者，脾气不守，胃气不清，经气不为使，真脏坏决，经脉旁绝，五脏漏泄，不衄则吐，此二者不相类也。

此申明水邪之直伤于肺者，由土崩而水泛也。脾气不守，土坏而不能制其水矣。胃气不清，水邪之入于胃矣。胃气伤，故经气不为使。真脏者，脾肾之脏真也。坏决者，土坏而水决也。胃主经脉，水入于胃，是以经脉旁绝，五脏主藏精者也。土分旺于四脏，土气不守，是以五脏之津液，皆为之漏泄，与《伤寒论》之所谓脾气孤弱，五液注下之义相同。水在胃则呕，在肺则衄，此水邪直伤于胃肺，与鸿渐之循序而冲天者，不相类也。按下焦之精水上通于肺者，先渗入于脾土，土之湿气上蒸而为云，肺之天气下降而为雨，乃地天之交泰也。上节论脾气归于阳明，以致水随气而亦走经脉，此言脾气不守，真脏坏决，以致水邪直上，二者皆失天地自然之道。

譬如天之无形，地之无理，白与黑相去远矣，是失吾过矣。以子知之，故不告子，明引比类从容，是以名曰诊轻，是谓至道也。

无形者，气也。理者，皮肤脏腑之文理。乃无形之气通会于中，有形之水，渗灌于内，犹地之有理路，水气通灌于中，故掘地而得泉也。是以人之形身，譬如天有无形之气，地有无形之理，水随气而渗灌于中，复上交于天也。《乾》为金，白者金之色，黑者水之色也。吾以子知之，故不告子，子止以《经脉》之上下篇而论，是与黑白之理相去远矣，与吾所论幽冥之道，失之过矣。今明引比类从容，是谓至道，其于经脉之论宜轻而重在天之大道，是以名曰诊轻。按以上二篇，论天地之道，合人之水火阴阳，以人之阴阳不和复证天地之道。莫子瑜曰："雷公首言'诵《经脉》上下篇'，帝后复曰'诊轻'，一篇大义，在此二句。"

疏五过论篇第七十七

五者，在内五中之情而外见于色脉。

黄帝曰：呜呼远哉！闵闵乎若视深渊，若迎浮云。视深渊，尚可测，迎浮云，莫知其际，圣人之术，为万民式，论裁志意，必有法则，循经守数，按循医事，为万民副，故事有五过四德，汝知之乎？雷公避席再拜曰：臣年幼小，蒙愚以惑，不闻五过与四德，比类形名，虚引其经，心无以对。

此论诊道亦当合于天道也。夫人之气为阳，精水为阴，卫为阳，荣血为阴，阴阳和平，而后血气乃行，经脉乃匀，故当先度其志意之得失，饮食居处，阴阳喜怒，然后察其色脉，斯得万举万全，而无过失之咎。"视深渊尚可测，迎浮云莫知其际"，言天道之难明也。惟圣人从容得之，施于仁术，垂于后世，为万民式。"副"，功也。"四德"，谓天之四时有生长收藏之德化，如不知四时阴阳逆从之理，是谓四失矣。

帝曰：凡未诊病者，必问尝贵后贱，虽不中邪，病从内生，名曰脱营；尝富后贫，名曰失精。五气留连，病有所并，医工诊之，不在脏腑，不变躯形，诊之而疑，不知病名，身体日减，气虚无精，病深无气，洒洒然时惊，病深者，以其外耗于卫，内夺于营，良工所失，不知病情，此亦治之一过也。

此病生于志意，而不因于外邪也。夫常贵后贱，尝富后贫，则伤其志意，故虽不中邪，而病从内生。夫脾藏营，营舍意，肾藏精，精舍志，是以志意失而精营脱也。"五气留连"，谓五脏之神气留郁于内，而不能疏达。并者，谓并病于五脏也。五脏之气，外合于皮肉筋骨，是以身体日减。"气虚无精，病深无气"，言气生于精，精生于气，精气之并伤也。"洒洒"，消索貌。盖以为久常之富贵，不意失之，故时惊也。此病不在脏腑，不在躯形，精气日虚，营卫日耗，即有良工，不知因名，此治之一过也。闵士先曰："病在情志，当以情志之法治之，非药石之可能愈。"

凡欲诊病者，必问饮食居处，暴乐暴苦，始乐后苦，皆伤精气，精

气竭绝，形体毁沮，暴怒伤阴，暴喜伤阳，厥气上行，满脉去形，愚医治之，不知补泻，不知病情，精华日脱，邪气乃并，此治之二过也。

此病生于饮食居处，阴阳喜怒，而不因于外邪也。夫味归形，气归精，味伤形，气伤精，热伤气，寒伤形。乐者必过于温饱，苦者必失于饥寒。是以饮食失节，寒温失宜，皆伤精气，精气竭绝，则形体毁沮矣。喜怒不中，则阴阳不和，而厥气上行，脉满去形。盖身半以上为阳，身半以下为阴，肌腠气分为阳，经脉血分为阴，阴阳和平，则营卫血气上下循环，外出内入。如暴喜伤阳，则气并于阳，而为厥逆；暴怒伤阴，则血并于阴，而为脉满。盖肌形之血气，并于脉中，故谓脉满去形也。盛者泻之，不足者补之，愚医治之，不知补泻，不知病情，致使精华日脱，阴阳寒热之邪气相并，此治之二过也。〔眉批：肌形之血，充肤热肉。〕

善为脉者，必以比类奇恒，从容知之，为工而不知道，此诊之不足贵，此治之三过也。

此病生于厥逆，而不因于邪也。行奇恒之法，以太阴始，五脏相通，移皆有次，神转而不回者也。病则各逆传其所胜，回则不转，乃失其相生之机。故善为脉者，必以比类奇恒，从容得之，为工不知，治之过也。闵士先曰："比类者，言候五脏脉气之从逆，以比类奇恒之脉，或从或逆也。工以诊脉之从逆，不必比类奇恒，故曰此诊之不足贵。"

诊有三常，必问贵贱，封君败伤，及欲侯王，故贵脱势，虽不中邪，精神内伤，身必败亡，始富后贫，虽不伤邪，皮焦筋屈，痿躄为挛，医不能严，不能动神，外为柔弱，乱至失常，病不能移，则医事不行，此治之四过也。

此言善诊者，当先察其精气神，而后切其血脉也。"封君败伤，故贵脱势，及欲侯王而不可得"，此忧患缘于内，是以精神内伤。《灵枢经》曰："忧恐忿怒伤气。"是三者皆不能守，而失其常矣。"始富后贫"，则伤其志意。志意者，所以御精神，收魂魄，适寒温，和喜怒者也。是故营卫调，志意和，则筋骨健强，腠理致密，故伤其志意则精神不能内守，外为筋骨挛躄之病。营卫不调，腠理不密，故外为柔弱，而三者亦失其常矣。"严"，穷究也。"动神"，谓运动其神。移者，移精变气也。按上文曰"五气留连，气虚无精，病深无气"；又曰"外耗于卫，内夺于营，是故贵脱势，始富后贫"，皆论伤于气，故此节只补出"精神"二字。莫子瑜曰："精气神三者，互相资生，故上节论伤气而精神自然并伤，此言伤精神而气亦在内。"

凡诊者，必知终始，有知馀绪，切脉问名，当合男女。

此阴阳偏盛之为病，而不因于邪也。《灵枢·终始篇》曰："谨奉天道，请言终始。终始者，经脉为纪，持其脉口、人迎，以知阴阳有馀不足，平与不平，天道毕矣。所谓平人者不病，不病者，脉口人迎应四时也，上下相应而俱往来也，六经之脉不结动也，本末之寒温之相守司也，形肉血气必相称也，是谓平人。少气者，脉口人迎俱少而不称尺寸也。如是者，则阴阳俱不足，补阳则阴竭，泻阴则阳脱；如是者，可将以甘药，不可饮以至剂；如此者弗灸，不已者，因而泻之，由五脏气坏矣。人迎一盛，病在足少阳，一盛而躁，病在手少阳；人迎二盛，病在足太阳，二盛而躁，病在手太阳；人迎三盛，病在足阳明，三盛而躁，病在手阳明；人迎四盛，且大且数，名曰溢阳，溢阳为外格。脉口一盛，病在足厥阴，一盛而躁，在手心主；脉口二盛，病在足少阴，二盛而躁，在手少阴；脉口三盛，病在足太阴，三盛而躁，在手太阴；脉口四盛，且大且数者，名曰溢阴，溢阴为内关；人迎与脉口俱盛四倍以上，命曰关格，关格者，与之短期。"故凡诊者，必知终始余绪，谓更知灸刺补泻之绪端。"当合男女"，谓针刺之要，男内女外，坚拒勿出，谨守勿内，是谓得气。

离绝菀结，忧恐喜怒，五脏空虚，血气离守，工不能知，何术之语？

"菀"，音郁。此言左右血气之各有别也。左为人迎而主血；右为气口而主气。离绝者，言阴阳血气各有左右之分别也。是以血气皆病，则气郁于右，而血结于左，盖因忧恐伤右部之肺肾，喜怒伤左部之心肝，以致五脏空虚，血气各离其所守之本位，工不知人迎气口有阴阳气血之分，又何术之语哉？〔眉批：此"结"字照应下节"结"字。〕

尝富大伤，斩筋绝脉，身体复行，令泽不息。故伤败结，留薄归阳，脓积寒炅，粗工治之，亟刺阴阳，身体懈散，四肢转筋，死日有期，医不能明，不问所发，唯言死日，亦为粗工。此治之五过也。凡此五者，皆受术不通，人事不明也。

此言病在左而及于右，令其血气之相乘也。天乙生水，肾水生肝木，肝木生心火，肾主藏精，肝主藏血，心主生血，故左三部，皆主血而为阴。地二生火，命门相火生脾土，脾土生肺金，火乃先天元气，脾胃主生气，肺主周身之气，故右三部主气而为阳。如病在阴者，久则阴病，极而归于阳；病在阳者，久则阳病，极而归于阴。故《终始篇》曰："病先起于阴者，先治其阴，而后治其阳；病先起于阳者，先治其阳，而后治其阴。"此左右阴阳之相乘，而医之又不可不知也。如常富而一旦丧其资斧，则大伤其神魂，是以心主之脉，肝主之筋，有若斩绝，此伤左之血脉也，然右关之脾脏未伤，故身体尚复能行。"令"，命也。"泽"，液也。谓肺肾所主之精气未伤，而尚生长之不息也。然病虽先起于阴，久则将及于阳，故伤败心肝之血，而结于左，则留泊于气分，而复归于阳，左右血气皆伤，而脓积寒炅也。《灵枢经》曰："夫痈疽之生，脓血之成也。不从天下，不从地出，结微之所生也。"又曰："寒气化为热，热胜则腐而为脓。"此因伤阴而流薄归阳，是以脓积于阴阳寒热之间。夫阴阳血气俱伤，补阳则阴竭，泻阴则阳脱，如是者，止可饮以甘药，而不宜灸刺。粗工不知，亟刺阴阳，以致身体懈散，则脾气伤矣；四肢转筋，则胃气绝矣。夫脾胃者，五脏之生原，生气已绝，丧无日矣。即有良医，不明阴阳相乘之道，不问受病所发之因，止知阴阳坏而与之死期，此亦为粗工，盖不能审其因而施救治之法也。凡此五者，皆发于五中，而不因于外感，医者当知天地阴阳之气，日用事物之常，莫不各有当然之理，顺之则志意和调，逆之则苛疾暴起，此皆受术不通，人事不明，致有五者之责。〔眉批：首节论伤脾肾，此复论伤心肝。盖失意之事五神志皆能受伤，或虚实之有不同耳。〕

故曰：圣人之治病也，必知天地阴阳，四时经纪，五脏六腑，雌雄表里，刺灸砭石，毒药所主，从容人事，以明经道，贵贱贫富，各异品理，问年少长，勇怯之理，审于分部，知病本始，八正九候，诊必符矣。

此总结诊脉之道，当外合天地、阴阳、四时、经纪，内通五脏、六腑、雌雄、表里，或定于灸刺砭石，或当用药食物主，从容人事，以明经道，审贵贱贫富之情，察少长勇怯之理，脉各有分部，病发有原始，候四时八正之气，明三部九候之理，诊道始备而必符矣。

治病之道，气内为宝，循求其理，求之不得，过在表里，守数据治，无失俞理，能行此术，终身不殆，不知俞理，五脏菀热，痈发六腑。

"内"，叶讷。"菀"，音郁。此论针刺之道，当以内气为宝，循求其脉理，求之不得，其病在表里之气分矣。《针经》曰："在外者，皮肤为阳，筋骨为阴。"盖针刺之道，取皮脉肉筋骨之病而刺之，故求之俞理不得，其过在表里之皮肉筋骨矣。"守数"，谓血气之多少，及刺浅深之数也。《针经》曰："刺之害，中而不去则泄精，不中而去则致气，泄精则病益甚而框，致气则生痛痈。"又曰："疾浅针深，内伤良肉，皮肤为痛；病深针浅，病气不泻，支大为脓。"夫在内者，五脏为阴，六腑为阳，谓菀热在内，而痛发于在外之皮肉间也。

诊病不审，是谓失常，谨守此治，与经相明，上经下经，揆度阴阳，奇恒五中，决以明堂，审于终始，可以横行。

"诊病不审"，谓不审病者之情，故为失常。《上经》言气之通于天，《下经》言病之变化。揆者，方切求之，言切求其脉理也。度者，得其病处，以四时度之也。奇恒之病，发于五中，五脏之色，见于明堂，审其脏腑经脉之始，三阴三阳已绝之终，谨守此法，则无往而非道矣。

征四失论篇第七十八

"四失"，谓精神不专，志意不理。上章论不得病者之情，此章论医者失神志之专一，故曰：疏者，谓疏得五中之情；惩者，惩创医之四失。

黄帝在明堂，雷公侍坐，黄帝曰：夫子所通书受事众多矣，试言得失之意，所以得之，所以失之？雷公对曰：循经受业，皆言十全，其时有过失者，请闻其事解也。

谓持诊之道，谨守神志，始得其情，无有过失，方为十全。

帝曰：子年少，智末及耶？将言以杂合耶？夫经脉十二，络脉三百六十五，此皆人之所明知，工之所循用也。所以不十全者，精神不专，志意不理，外内相失，故时疑殆。

"杂合"，言不专一也。持诊者，当守其精神，调其志意，内得于心，而外应于手。如失此精神志意，故时殆而不能十全。

诊不知阴阳逆从之理，此治之一失也。

阴阳之理，有从有逆，诊者不知，治之失也。

受师不卒，妄作杂术，谬言为道，更名自功，妄用砭石，为遗身咎，此治之二失也。

此言针砭之道，必得师传，忌务杂术，若自诩功能，必遗身咎。

不适贫富贵贱之居，坐之薄厚，形之寒温，不适饮食之宜，不别人之勇怯，不知比类，足以自乱，不足以自明，此治之三失也。

用针之道，当适人贫富贵贱之所居，则知形志之苦乐矣。"薄厚"，谓肌肉之厚薄。《针经》曰："肌肉瘦者，易于脱气，易损于血，刺此者，浅而疾之；年质壮大，血气充盈，皮革坚固，因加以邪，刺此者，深而留之。"膏者，其肉淖，而粗理者身寒，细理者身热；脂者，其肉坚，细理者热，粗理者寒，此形之寒温也。又曰："已饱勿刺，已刺勿饱；已饥勿刺，已刺勿饥；已渴勿刺，已刺勿渴；已醉勿刺，已刺勿醉；故当适饮食之所宜。勇者谓壮士，真骨坚肉缓节，监监然，刺此者深而留之，多益其数。怯者谓婴儿，其肉脆，血少气弱，刺此者，以毫针浅刺而疾发，日再可也。"比类者，比类天地阴阳日月星辰之道，不明此道，足以自乱，此治之三失也。

诊病不问其始，忧患饮食之失节，起居之过度，或伤于毒，不失言此，猝持寸口，何病能中？妄言作名，为粗所穷，此治之四失也。

持诊之道，不得人之志意苦乐，饮食起居，或名伤于五气、五味之毒，不审问而失言此数者，猝持寸口，何病能中？妄言作名医，反为粗工所穷，此治之四失也。〔眉批：宋本"失"作"先"，高士宗《直解》从之。〕

是以世人之语者，驰千里之外，不明尺寸之论，诊无人事，治数之道，从容之葆。

言世人多夸大其语，而不明寸尺之微，失寸尺之毫厘，而有千里之谬。盖人之日用事物，饮食起居，莫不有理。如失其和平，皆能为病，诊无人事之审，是忽近而图远也。"葆"，宝同。言治诊之道，惟天理人事之为葆也。

持其寸口，诊不中五脉，百病所起，始以自怨，遗师其咎，是故治不能循理，弃术于市，妄治时愈，愚心自得。

上节言不审察病者之情，此言不明五脉百病之诊，此皆受师不卒，更自为功，精神不转，志意不理，如弃术于市，招众人之所怨恶也。设妄治之，而或有时愈，庸愚之心，以为自得，此亦行险以徼幸耳，岂真学问之功哉！

呜呼！窈窈冥冥，孰知其道，道之大者，拟于天地，配于四海，汝不知道之谕受，以明为晦。

此复结真道之合于天道也。"幽幽冥冥"，天之道也，复叹其诊治之道，若视深渊，若迎浮云，视深渊尚可测，迎浮云莫知其际，言道大之难明也。"四海"，谓地居水之中，天运于地之外。夫天有日月星辰之晦明，人有昼夜出入之血气，如不受师之传谕，不明道之体原，是以天道之明而为晦矣。

阴阳类论篇第七十九

谓三阴三阳之各有类聚，因以名篇。

孟春始至，黄帝燕坐，临观八极，正八风之气，而问雷公曰：阴阳之类，经脉之道，五中所主，何脏最贵？雷公对曰：春甲乙，青，中主肝，治七十二日，是脉之主时，臣以其脏最贵。帝曰：却念《上下经》阴阳从容，子所言贵，最其下也。

此论经脉之道，五中所主，五脏之气，合于三阴三阳，三阴三阳之气上通于天道也。夫天道者，昭昭为阳，冥冥为阴，春夏为开，秋冬为合，寒暑往来为枢。其合于人也，三阳为阳，三阴为阴，太阴太阳为开，阳明厥阴为合，少阴少阳为枢，肺主气而上合昭昭，肾主水而下合冥冥，盖在天四时之气，通于人之阴阳，阴阳之气内合五脏，五脏之气外见于经脉，非经脉之主时也，故帝责其最下。何脏最贵者，意谓肺主气，肾主水，以二脏合天道之最贵也。

雷公致斋七日，旦复侍坐。

取七日来复，天道运转之义。

帝曰：三阳为经，二阳为维，一阳为游部，此知五脏终始。

三阳者，天之道也。在天为至阳，应于四时，有春夏之开，秋冬之合，寒暑往来之枢。合之于人，太阳主开则为经，阳明主阖而为维，少阳主枢而为游部，以此而知五脏之终始，盖因天之四时，以应肝木之主岁首，肾水之主岁终也。夫经者，径也。维者，络也。周天二十八宿，而一面七星，四七二十八星，房昴为纬，虚张为经，是故房至毕为阳，昴至星为阴，是天之阳，而又分阴阳也。太阳主开而为阳，故三阳为经；阳明主阖而为阴，故二阳为维。是人之阳，而又分阴阳也。游部者，游行于外内阴阳之间，外内皆有所居之部署。

三阳为表，二阴为里，一阴至绝，作朔晦，却具合以正其理。

此论阳外而阴内，阳生于阴也。三阳者，太阳也，乃至阳之气而主表；二阴者，少阴也，乃至阴之气而主里。一阴者，厥阴也，厥阴为阴中之少阳，乃阴尽而阳生，是以一阴至绝，作晦朔观之，却具合阳生于阴，阴阳消长之理。夫月始生，则人之血气始精，卫气始行；月廓满，则血气实，肌肉坚；月廓空，则肌肉减，经络虚，卫气去，形独居。是人之肌肉卫气，随月之消长，从阴而复生长于外也。是以一阴绝而复生，犹月之晦而始朔。上节论阴阳之经纬，以知五脏之始终，此以月之晦朔，以应人之表里阴阳生长虚实，盖月行一月而一周天也。闵士先曰："太阳少阴，乃阴阳水火之主，故上章以三阳并于一阳，一阳，太阳也。以三阴并于一阴，一阴，少阴也。此节曰三阳为表，二阴为里，即是阳为表，而阴为里。阳从里，阴之所生也。

雷公曰：受业未能明。帝曰：所谓三阳者，太阳为经，三阳脉至手太阴，弦浮而不沉，决以度，察以心，合之阴阳之论。

此言太阳之气在表而合于天，在上而应于日，与手太阴、少阴之相合也。手太阴者，肺也。肺主表而主天，心乃君火之阳以应日。太阳之气生于水中，肺主气而发原于肾，是以三阳脉至于手太阴，则阴阳相合，皆从阴而枢出于阳也。弦者，枢脉也。浮而不沉者，太阳太阴之主开也。"决"，判断也。以此而察度之，以心合之，正合于阴阳之类论。盖太阳主表，肺主皮毛，应天气之包乎地之外，是太阳与手太阴之同类也。太阳之气，坎中之满也。少阴与太阳标本相合，故心为阳中之太阳，犹日之随天气而绕地环转，是太阳与手少阴之同类也。故以此察其阴阳，断其行度，正合于阴阳之论。《阴阳类论》，论天之道也。

所谓二阳者，阳明也，至手太阴，弦而沉急不鼓，炅至以病皆死。

此言二阳与手太阴少阴之不相类也。二阳者，阳明也。阳明主阖，至手太阴弦而沉急不鼓者，太阴之开反从阳明之阖，不能鼓动而外出也。是以炅至而为阳明太阴之病者皆死。盖太阴之气主开而反沉，是天气之不运行矣。阳明主清凉之金气反为炅热所伤，是以二气皆死，乃阴阳类而不相合者也。炅者，日中之火气也。此言阳明之气不与天气相合，而亦不与太阳之相合也。

一阳者，少阳也，至手太阴，上连人迎，弦急悬不绝，此少阳之病也，专阴则死。

此言一阳与手太阴之不相类也。一阳者，少阳也。少阳主枢，枢者从阴而出于阳，从阳而入于阴，外内出入之无息者也。如至手太阴上连人迎弦急不绝者，少阳惟从太阴之开，而不能枢转复入，此少阳为太阴之所病也。如专于阴而不能枢出于阳，是少阳之气绝于内矣。闵士先曰："手太

阴主气而上属于天，故止与太阳相合，与肾脏膀胱之水相合，与足太阴之
地气相合，与馀气则不相合矣。"

三阴者，六经之所主也，交于太阴，伏鼓不浮，上空志心。

三阴者，五脏六经之所主也。五脏内合五行，五行者，木火土金水火
地之阴阳也。太阴者，脾土也。三阴之气交于太阴，犹六气之归于地中，
燥胜则地干，暑胜则地热，风胜则地动，湿胜则地泥，寒胜则地裂，火胜
则地固。故脉伏鼓而不浮，乃六气伏鼓于地中，而不浮于外，是以上控志
心，谓不及于心肾也。莫子瑜曰：先天之气从水火而化生五行，是六气乃
心肾之所主，因伏鼓于地中，是以上空志心。〔眉批：上节论手太阴主
天，此论足太阴应地。〕

二阴至肺，其气归膀胱，外连脾胃。

此言二阴之气上通于天，下归于泉，中连于土也。二阴者，少阴也，
少阴主水。二阴至肺者，肺肾之相合也。其气归膀胱者，阴阳雌雄之相应
也。外连脾胃者，水津通贯于地中也。上节言太阴之土气不及于心肾，此
言二阴之气复通贯于地中，盖言少阴之气与手足太阴，足太阳阳明之相类
也。

一阴独至，经绝气浮，不鼓钩而滑。

一阴者，厥阴也，厥阴为阴中之生阳。是以经绝者，阴脉之伏于内
也；气浮者，生阳之气浮于外也。不鼓者，厥阴之主阖也；不钩者，厥阴
主相火而非心火也。滑者，阴阳经气外内出入之相搏也。此承上文而言二
阴之气与肺脏脾胃膀胱相通，是少阴之有类聚也。厥阴乃阴中之少阳，为
一阴之独使，故曰一阴独至，谓一阴之无类聚也。倪仲玉曰："一阴与一
阳相合。"

**此六脉者，乍阴乍阳，交属相并，缪通五脏，合于阴阳，先至为主，
后至为客。**

"六脉"，手足三阴之六脉也。乍阴乍阳者，谓阴中有阳，或阴或阳
之交至也。交属相并，缪通五脏，合于阴阳者，谓六经之气属阴属阳，交
相合并，互通五脏，五脏之气合于五行之阴阳也。然心肾二脏并主少阴，
脾肺二脏并主太阴，肝与包络并主厥阴，原无手经足经之别，不过以先至
为主，后至为客。如心之阳脉先至，即以心为主，而肾为客；肾之阴脉先
至，即以肾为主，而心为客。乍阴乍阳，或先或后，各有主客之类合也。
前三阳为经节，论阳中有阴，此论阴中有阳。

雷公曰：臣悉尽意，受传经脉，颂得从容之道，以合从容，不知阴阳，不知雌雄。

言得从容之道，以合于天道，不复知有阴阳雌雄之类论也。

帝曰：三阳为父，二阳为卫，一阳为纪，三阴为母，二阴为雌，一阴为独使。

此言三阴三阳之外内，而各有雌雄之相类也。三阳为父，太阳之为乾也；三阴为母，太阴之为坤也。二阳为卫，阳明之气，主卫于外也；二阴为雌，少阴之为里也。一阳为纪，少阳为出入游部之纪纲。一阴为独使，谓厥阴为外内阴阳之独使。此盖言三与三类，二与二类，一与一类，各有内外雌雄之相合也。莫子瑜曰："少阴主水，故为雌。"〔眉批：阴在内，为阳之守；阳在外，为阴之使。〕

二阳一阴，阳明主病，不胜一阴，脉耎而动，九窍皆沉。

此承上文而言二阳为卫而主外，又不同厥阴之主阖也。二阳一阴者，阳明与厥阴之类聚也。二阳为卫，是阳明主病当在外。不胜一阴者，不能胜厥阴之阖也。脉耎而动者，阳欲外出而无力也。阳明主生津液，九窍为水注之气，阳明不能外出，是以九窍之气皆沉。闵士先曰："阴阳之有阖枢者，乃阴中有阳，阳中有阴。开者，类开；合者，类合也。三阳为父，三阴为母者，谓阳主外，而阴主内，各有外内雌雄之相类也。〔眉批：宋本无"脉"字。〕

三阳一阴，太阴脉胜，一阴不能止，内乱五脏，外为惊骇。

此阴阳类而开阖之不合也。三阳主开，一阴主阖，二气类聚，而太阴脉胜，是一阴不能止其开，则内乱五脏，外为惊骇。盖三阴之气，缪通五脏，阴不能内守，而从阳外出，是以五脏内乱。经云："东方肝木，其病发惊骇。"上节论阴阳类而阳不胜其阴，此论阴阳类而阴不胜其阳。

二阴二阳，病在肺，少阴脉沉，胜肺伤脾，外伤四肢。

此二阴二阳相类而为病也。夫肾精之上通于肺者，从脾土而上升，若鸿渐之冲于天也。二阴二阳相类，而病在肺者，肾水从阳明而直乘于肺，是以肺反病也。少阴脉沉，是心肾不交矣。水不济火，则火热炎上，而胜肺，水不灌于土中，则土燥而脾气损伤，外伤四肢。盖土受水津之湿，而后能灌溉于四旁。〔眉批：肾与心肺脾类合，今独乘于肺而不与心脾相交。〕

二阴二阳皆交至，病在肾，骂詈妄行，癫疾为狂。

皆交至者，言二阴二阳之经气交属相并，而上至于阳明也。病在肾者，谓肾气病而精液少，其虚气反上奔也。病气传于阳明，是以骂詈妄行，癫疾为狂。上节论精水行于脉外，此论肾气上逆于脉中。

二阴一阳，病出于肾，阴气客游于心，脘下空窍，堤闭塞不通，四肢别离。

此言水从中土而上交于肺，复随天气而运行于上下四旁。"二阴"，谓少阴所主之两肾。"一阳"，乃肾脏所生之少阳。"空窍"，谓汗空乃肺主之毛窍。如水不随气，而运行于肤表，则空窍闭塞不通矣。"堤"，所以防水者也。水不渗入于土中之理路，则堤闭塞不通，而四肢不能受气于中土矣。此缘肾脏病而津液少，不能渗灌于脾肺，其虚气反从少阳而客游于心下也。愚按随太阳之气而运行于肤表者，膀胱之水也，故表汗出于太阳。膀胱者，州都之官，津液藏焉，气化则出，是水液之运行于上，受天气而复降于下也。又曰：津液当还入胃中，是津液生于胃腑水谷之精，复还入胃中，而上交于肺，是汗液皆由气化而出，非只溲也。其渗于中土，而上交于肺者，肾脏之精水也。故曰："肾者，至阴也。至阴者，盛水也。肺者，太阴也。少阴者，冬脉也。故其本在肾，其末在肺，皆积水也。"此少阴之水，上交于手足之太阴，而外通于皮腠也。至于肾脏膀胱上与心交者，乃标本相合，上下之互交者也。能明乎天地阴阳之道，斯为神智上工，若只求之脉证，帝所谓粗工耳。闵士先曰："今之粗工尚不可得。"〔眉批：《伤寒论》曰："肾气微少，精血，奔气促逆，上入胸膈。"又：膀胱之津，从胃而上交于肺；肾脏之精，从脾而上通于肺，反则为逆。〕

一阴一阳代绝，此阴气至心，上下无常，出入不知，喉咽干燥，病在土脾。

此复申明肾水之上通脾肺者，随阴中之生阳而出也。一阴，厥阴也。一阳，少阳也，乃阴中之生阳也。若一阴一阳之气代绝，则水不能随之上升，止阴气自至于心下。上下无常者，或上或下也。古者以腹中和小便利为知。"出入不知"，谓脾肺燥而不能出灌于四肢，不利于小便也。是以水液不能上交于肺，则喉咽干燥矣；不能渗灌于中土，则土燥而脾病矣。上节论阴气随少阳而客游于心下，此言少阳绝而阴气自上至心，皆主肾液不能通贯于脾肺。

二阳三阴，至阴皆在，阴不过阳，阳气不能止阴，阴阳并绝，浮为血瘕，沉为肺骺。

此复结阴阳类而各司开阖也。二阳者，阳明之主阖也。二阴者，太阴之主开也。脾为阴中之至阴，至阴皆在者，言脾胃之气皆在于中，而为开为合者，乃二阳三阴之气也。阴欲开而不能过于阳之阖，阳欲阖而不能止其阴之开，阴阳之气不相和合，而阳与阴绝，阴与阳绝矣。如脉浮则病在脾而为血瘕；沉则病在胃而为脓骺。盖阴阳之气不从，而血为之病也。

阴阳皆壮，下至阴阳，上合昭昭，下合冥冥，诊决死生之期，遂合岁首。

此总结人气之通于天道也。阴阳皆壮者，谓太阴之肺，少阴之心，太阳之阳，皆壮盛于上，而可上合昭昭之天。下至阴阳者，下至少阴之精，太阳之水，皆壮盛于下，而可下合冥冥之泉。以天之道，诊决死生之期，遂合四时之岁首，盖言此遂，可以肝脉应春也。

雷公曰：请问短期。黄帝不应。

不应者，谓在经论中有之，责其却念上下经，而不博览于群书也。

雷公复问：黄帝曰：在经论中。雷公曰：请闻短期。

经论乃上古所传之经。"闻"，谓愿闻经中所论之短期。

黄帝曰：冬三月之病，病合于阳者，至春正月，脉有死征，皆归出春。

此以下论上合昭昭，下合冥冥，遂合四时，以决死生之期。冬三月之病，水之为病也，病合于阳者，合病太阳之气也。至春正月，有死征之脉现，皆归于所出之春气。盖春气之本于冬，而阳气之生于水，阳气已病，复从春气外出，故死。

冬三月之病，在理已尽，草与柳叶皆杀。

"理"，谓土中之理路。上文言水病之合于阳者，随太阳之气而外转者也。此言在理已尽者，谓水之从地理而上通于天也。冬三月之病，水之病也。在理已尽者，水竭而不能通于地理也。故至草与柳叶所生之时，而天地阴阳之气皆杀。夫春取榆柳之火，柳得先春之气者也。草木得春气而生，人病感春气者死。

春阴阳皆绝，期在孟春。

阴阳之气，始于岁首，故交春而阴阳皆绝，期在孟春而死。

春三月之病，曰阳杀。

春三月阳气正盛，病伤其气，故曰阳杀。倪仲玉曰："此'杀'字照应之‘皆杀’，皆者，谓阴阳之气皆杀也。"

阴阳皆绝，斯在草干。

阴阳者，谓木火之阳。厥阴、少阴之所主皆绝者，无生长之气也，故期在肃杀之时而死。

夏三月之病，至阴不过十日。

阴谓岁半以下，阳气病伤，故交阴即死。

阴阳交，期在濂水。

在夏之阴阳交病，病少阴之火也。"濂水"，水之清也，在三秋之时。

秋三月之病，三阳俱起，不治自已。

秋三月，乃阳明主令，阳明者，两阳合明，间于二阳之中，三阳俱起，是谓《乾》刚中正，"勿药有喜"。

阴阳交合者，立不能坐，坐不能起。

七月八月乃太阴主气，九月十月乃阳明主气，至秋令而阴阳交合者，太阴阳明之合病也。太阴欲开，而不能胜阳明之合；阳明欲合，而不能止太阴之开，是以立不能坐，坐不能起。

三阳独至，期在石水；二阴独至，期在盛水。

此总结太阳少阴，为水火阴阳之主，标本互合，阴阳气交，如三阳独至，是有阳而无阴矣；二阴独至，是惟阴而无阳矣。"石水"，坚冰之时，孤阳而无阴气之和，又值水性坚凝，故死。"盛水"，立春雨水之时，独阴而无阳气之和，又值春阳外泄，故死也。

方盛衰论篇第八十

春时之阳气方盛，阴气方衰，秋时之阴气方盛，阳气方衰，此天气之盛衰也。少者之气方盛，老者之气方衰，此人气之盛衰也。

雷公请问气之多少，何者为逆？何者为从？

"气之多少"，问阴阳之气，有多有少。从者，谓四时老少之气逆行。

黄帝答曰：阳从左，阴从右，老从上，少从下，是以春夏归阳为生，归秋冬为死；反之，则归秋冬为生。是以气多少，逆皆为厥。

四时之气，春夏为阳，秋冬为阴。阳从左者，谓春夏之气从左而行于右；阴从右者，谓秋冬之气从右而行于左。老者之气，从上而下，犹秋气之从上而方衰于下；少者之气，顺下而上，犹春气之从下而方盛于上。是以春夏之气，归于阳之从左而右，气之从也，故为生气；归于秋冬之从右而左，气之逆也，故为死气。"反之"，谓秋冬之气，归于阴之从右而左为生，归于春夏之从左而右为逆，是以气之无论多少，逆者皆为厥也。此节总提四时老少之气，而先论其天气之从逆焉。闵士先曰："此与《五常政论》春气始于左，秋气始于右，春气始于下，秋气始于上，同义。"

问曰：有馀者厥耶？

复问人气之逆，乃有馀者厥耶？

答曰：一上不下，寒厥到膝，少者秋冬死，老者秋冬生。

一者，一阴之气也。"一上不下，寒厥到膝"，阴气自下而上，从井而至合也。阴气上行，秋冬之令也，故老者为顺，少者为逆。此盖以人之阴阳，而应天地之四时也。〔眉批：三阴之气合而为一阴。一阴，少阴也。详《厥论》。三阳之气合而为一阳，一阳，太阳也。〕

气上不下，头痛癫疾。

气者，一阳之气也。气上不下，头痛癫疾，阳气自下而直上于巅顶也。愚谓此下当有"少者春夏生，老者春夏死"句，或简脱耶？按此二节论人之阴阳二气，自下而上，以应天之四时，年之老少，重在"不下"二字。盖一日之中，一时之间，阴阳出入，上下循环，有四时老少之气。

如上而不下，则为厥逆矣，岂果寒厥到膝，而老者秋冬可生？是以下文所云。倪仲玉问曰："论阴气曰寒厥到膝，论阳气曰头痛癫疾，是阳气之直上于巅顶，而阴气只至于膝耶？"曰："非也。阴阳二气，上下相同，犹天之寒暑往来，四时之收藏生长。夫肌腠气分为阳，经脉血分为阴，阴气生于阳，阳气生于阴。故曰所出为井者，阳气从阴而出于脉外之处为井也。所入为合者，阴气从阳分而入于经脉之中，亦从井至合而与荣血相会，故曰所入为合。盖自井至合，则五行之气已周，复散行而上也。试观寒厥之病，始于肘膝而不能回阳，则渐至额颅皆冷，此阴阳血气生始出入之要道，学者不可不细加参求。"

求阳不得，求阴不审，五部隔无征，若居旷野，若伏空室，绵绵乎属不满日。

夫老从上，少从下，此老幼百年之四时也。阳顺左，阴顺右，此天地一岁之四时也。朝则为春，日中为夏，日入为秋，夜半为冬，此一日之有四时也。是老者一岁之中有春夏，一日之中有春夏，少者一岁之中有秋冬，一日之中有秋冬，能顺一岁一日之四时，则百岁之气皆顺矣。岂老者只行秋冬之令，而少者单行春夏乎？此盖以天之四时，合人之阴阳，以人之从逆应天之四时，是以不明天地人参合之道，求阳而不得其气，求阴而不能审其微，以五部而候五时之气，若隔绝而无征验矣。夫四时之气生于五方，人之形身乃神气之屋宇，若居旷野不知四时之气也，若伏空室不知人之阴阳也，绵绵乎天道之细微也。"属"，合也。不知天道之微，而欲合人之阴阳，尚不能满一日之四时，而况能知有岁之阴阳乎？是以少气之厥，形之于梦，而合于四时，更见其微渺之极也。

是以少气之厥，令人妄梦，其极至迷。

少气之厥，气虚而上逆也。梦者，魂魄神气之所游荡，是以上行其极而至迷。迷者，远而迷也。夫有余之厥，自下而上，少气之厥，令人妄梦，而合于四时。是四时之气，合五脏之神，五脏之阴阳，下行至足，阳气起于足五趾之表，阴气起于足五趾之里，循足上行，见于经脉，应于四时。

三阳绝，三阴微，是为少气。

绝者，阳不与阴合也。五脏之阴气，不得阳气以和之，则三阴微，而五脏之气少矣。

是以肺气虚，则使人梦见白物，见人斩血藉藉，得其时，则梦见兵战。

"白物"，金之象也。"斩血"，形伤也。"藉藉"，狼藉也。"得其时"，谓得其秋令之时，则梦见兵战，盖得时气之助而金气盛也。此先言秋冬而后言春夏，意谓天地之气寒来则暑往，暑往则寒来，日月运行，无有终极，人得天地之和，亦可至秋冬而复归于春夏也。

肾气虚，则使人梦见舟船溺人，得其时，则梦伏水中，若有畏恐；

海山有弱水，虽芥羽亦沉溺，梦见舟船溺人，肾水之虚弱也。得冬令之水气，故梦伏水中。"若有畏恐"，肾志虚也。

肝气虚，则梦见菌香生草，得其时，则梦伏树下不敢起；

"菌香"，香蕈之小者，盖虽有生气而无根。"梦伏树下"，得春令之木气也。不敢起者，虽得时气之助，而亦不能胜。

心气虚，则梦救火阳物，得其时，则梦燔灼；

"救火"，心气虚也。"阳物"，龙也，乃龙雷之火游行也。得其时气之助，则君相二火并炎，故梦燔灼。倪仲玉曰："灼乃昭明之象，君火也。烧炙曰燔，在地之火也。"

脾气虚，则梦饮食不足，得其时，则梦筑垣盖屋。凡此五脏气虚，阳气有馀，阴气不足，合之五诊，调之阴阳，以在经脉。

脾气虚则梦取，故为饮食不足。"梦筑垣盖屋"，得时令之土气也。凡此五脏气虚，乃阳气有馀，阴气不足，当合之五诊，调之阴阳，以在经脉而合于四时。

诊有十度，度人脉，度脏，度肉，度筋，度俞，度阴阳气尽。人病自具，脉动无常，散阴颇阳，脉脱不具，诊无常行，诊必上下，度民君卿，受师不卒，使术不明，不察逆从，是为妄行，持雌失雄，弃阳附阴，不知并合，诊故不明，传之后世，反论自章。

此言持诊之道，四时五诊之外，而更有十度也。"度"，度量也。十度者，度人脉，度脏，度肉，度筋，度俞，度阴阳气，度上下，度民，度君，度卿也。度人脉者，度人合天地而成三部九候也。度脏者，度五脏之奇恒逆从也。度肉者，度人之形与气相任则寿，不相任则夭；皮与肉相裹则寿，不相裹则夭；如病而形肉脱者死。度筋者，手足三阴三阳之筋，各有所起，经于形身，病则宜用燔针劫刺也。度俞者，五脏五俞，五五二十五俞，六腑六俞，六六三十六俞，经脉十二，络脉十五，凡二十七气，以上下所出为井，所溜为荥，所注为俞，所行为经，所入为合，二十七气所行皆在五俞也。度阴阳气者，度脏腑表里阴阳之气。尽者，谓尽此法而人病自具也。脉动无常，散在阴而又颇在阳，此病在情志，是以阴阳莫测，脉脱不具，必问而后得之。度上下者，度气之通于天，病之变化也。度民者，度其常富后贫，暴乐暴苦也。度君者，度王公大人，骄恣纵欲，禁之则逆其志，顺之则加其病，当告之以其败，语之以其善，导之以其所便，开之以其所苦，人之情莫不恶死而乐生，恶有不听者乎。度卿者，度其常贵后贱，封君败伤，故贵脱势及欲侯王。是以受师不卒，使术不明，不察逆从，是为妄行，持雌失雄，弃阳附阴，不知并合，诊故不明，传之后世，反论自章。"雌雄"，谓阴阳之配合。"并合"，血气之合并也。〔眉批：脉上加"人"字宜玩。又：前六度度病，后四度度情，此言"诊必上下"后，复补出"度"字。〕

至阴虚，天气绝，至阳盛，地气不足。

《水热穴论》曰："肾者，至阴也。至阴者，盛水也。"《解精微论》曰："积水者，至阴也。至阴者，肾之精也。"盖在天为气，在下为水，在气为阳，在肾为精，气生于水，阳生于精，是以至阴虚，天气绝。至阳者，天之阳也。天地之气，日月运行，寒暑往来，交相和平者也，如天气盛则地气不足矣。按《太阴阳明篇》曰："阳者，天气也，主外；阴者，地气也，主内。故阳道实，阴道虚，故喉主天气，咽主地气，阳受风气，阴受湿气。"是人之阴阳上下，表里气血，以配天地之阴阳者也。

阴阳并交，至人之所行，阴阳并交者，阳气先至，阴气后至。

阴阳并交者，谓阴阳寒暑之交相出入也。阳气先至者，谓四时之气始于一阳初动。邵子之诗曰："冬至子之半，天心无改移，一阳初动处，万物未生时。元酒味方淡，太音声正稀，此言如不信，更请问疱牺。"即此义也。至人者，和于阴阳，调于四时，呼吸精气，独至守神，而复归于无极，故曰阴阳并交，至人之所行。

是以圣人持诊之道，先后阴阳而持之，奇恒之势，乃六十首，诊微合之事，追阴阳之变，彰五中之情，其中之论，取虚实之要，定五度之事，知此乃足以诊。

先后阴阳而持之者，按尺寸以候脉之来去也。奇恒之势，各以六十为首，即《诊要经终》《脉解》诸篇所论是也。合微之事者，声合五音，色合五行，脉合阴阳也。阴阳之变者，天地阴阳之气，有德化政令变易灾眚也。"五中之情"，五内之情志也。取虚实之要，定五度之事者，取虚实而定五度也。五度者，度神之有馀有不足，气有馀有不足，血有馀有不足，形有馀有不足，志有馀有不足也。又有五实死，五虚死，其时有生者，如浆粥入胃，泄注止，则虚者活；身汗得后利，则实者活。此皆圣人持诊之要道，不可不知也。

是以切阴不得阳，诊消亡，得阳不得阴，守学不湛，知左不知右，知右不知左，知上不知下，知先不知后。故治不久，知丑知善，知病知不病，知高知下，知坐知起，知行知止，用之有纪，诊道乃具，万世不殆，起所有馀，知所不足。

"湛"，音耽。持诊之道，有阴阳逆从，有左右前后，上下之诊，论在《脉要精微篇》中。"湛"，甚也。"丑善"，脉证之有善恶也。有馀之病，则起而行；不足之病，多坐而卧。知起之所为有馀，则知所以不足，盖知此即可以知彼，知一可以知十也。

度事上下，脉事因格，是以形弱气虚死。形气有馀，脉气不足死；脉气有馀，形气不足生。

此言持诊之道，当兼度其形气也。事者，谓其通变也。上下者，气之通于天，病之变化也。"格"，穷究也。言当先度其上下之通变，因而穷究其脉之通变，是以形弱气虚者，死。此又无论其脉之平与不平，度其形气而知其死矣。形气有馀，脉气不足者死；脉气有馀，形气不足者生。是当以形证脉气通变审之，而后可必其死生也。

是以诊有大方，坐起有常，出入有行，以转神明，必清必静，上观下观，司八真邪，别五中部，按脉动静，循尺滑涩，寒温之意，视其大小，合之病能，逆从以得，复知病名，诊可十全，不失人情。故诊之，或视息视意，故不失条理，道甚明察，故能长久。不知此道，失经绝理，亡言妄期，此谓失道。

转神明者，运己之神，以候彼之气也。上观下观者，若视深渊，若迎浮云也。八正者，日月星辰，四时之气也。"别五中部"，先别五脏之脉也。"按脉动静"，候其浮沉迟数也。"循尺滑涩，寒温之意"，谓脉滑者，尺之皮肤亦滑。脉涩者，尺之皮肤亦涩。尺肤滑其淖泽者，风也；尺肤涩者，风痹也。尺肤热甚，脉甚躁者，病温也。尺肤寒，其脉小者，泄少气。尺肤炬然，先热后寒者，寒热也。尺肤先寒，久大之而热者，亦寒热也。故善调尺者，不待于寸。善调脉者，不待于色，能参合而行之者，可以为上工也。视其脉之大小，合之病能。病能者，奇恒之病也。逆从者，神转不回，回则不转也。名者，实之宾也。能正其病名，而后诊可十全，不失其人情矣。视息者，候呼吸之往来，脉之去至也。视意者，闭户塞牖，系之病者，数问其情，以顺其意，得神者昌，失神者亡。亡言者，亡妄之言，不知诊道，妄与生死之期，此失经绝理，是谓失道矣。〔眉批：大小之义，同《大奇论》篇。〕

解精微论篇第八十一

精者，天乙所生之精。微者，天道之幽远也。此九九数终，复归于真元之论。

黄帝在明堂，雷公请曰：臣受业传之行，教以经论，从容形法，阴阳刺灸，汤药所资，行治有贤不肖，未必能十全。若先言悲哀喜怒，燥湿寒暑，阴阳妇女，请问其所以然者，卑贱富贵。人之形体，所从群下，通使临事，以适道术，谨闻命矣。请问有龋愚朴漏之问，不在经者，欲问其状。帝曰：大矣。

"悲哀喜怒"，人之情也。"燥湿寒暑"，天之气也。阴阳者，天之道也。妇女者，天癸之所生也。此通天之道，故极赞其大焉。〔眉批：二"大"字宜玩，谓人之精气神而合于天真，亦可归于真人，故重赞其大，若论泪之所出，又何大之有？〕

公请问：哭泣而泪不出者，若出而少涕，其故何也？帝曰：在经有也。

《灵枢经》有悲哀涕泣之论。

复问：不知水所从生，涕所从出也？帝曰：若问此者，无益于治也。工之所知，道之所生也。

精液下通于上，应水之上通于天，此通天之大道，非只有裨于治也。工只知涕泣之所由出，而不知道之所由生。

夫心者，五脏之专精也，目者，其窍也，华色者，其荣也，是以人有德也，则气和于目，有亡，忧知于色。

五脏主藏精者也。心者，五脏六腑之主，故为五脏之专精。心开窍于目，故目者，心之窍。《五脏生成篇》曰："心之合脉也，其荣色也，其主肾也，故华于色者，心之荣也。有德者，见于色而知心气之和也。"

是以悲哀则泣下，泣下水所由生。水宗者，积水也。积水者，至阴也。至阴者，肾之精也。宗精之水所以不出者，是精持之也，辅之裹之，故水不行也。

悲哀则动其心志，故泣下而水所由生。水宗者，宗脉之所聚，上液之道也。肾藏之精水，由宗脉而上通于心，上注于目，故曰目者，宗脉之所聚也。如志不悲，则精持于下，辅之裹之，水精不出于宗脉，故水不行于上也。此言精水之在下，必动其肾志而后上行。

　　夫水之精为志，火之精为神，水火相感，神志俱悲，是以目之水生也。故谚言曰：心悲名曰志悲，志与心精，共凑于目也。

　　此言心肾相通，神志交感，心悲而未有不动其志者，故谚有之曰："心悲名曰志悲。"盖心之所之谓之志，心志之合一也。心者，五脏之专精，故水精与心精，共凑于目而为泣。莫子瑜曰："神志相合，而精亦相合。"

　　是以俱悲，则神气传于心，精上不传于志，而志独悲，故泣出也。

　　此言神生于精，志生于心，离中有虚，坎中有满，水火上下之互交也。《灵枢经》曰："所生之来谓之精，两精相搏谓之神。"是神气之生于精也。故曰："俱悲则神气传于心。"谓心脏所藏之神气，本于肾精之所生。又曰："心有所忆谓之意，意之所存谓之志"，是志之生于心也。故曰："精上不传于志。"谓精不上传于志，而志独悲于上，故泣出也。上节言心悲，名曰志悲，此言志悲，即是心悲，心志之合一也。闵士先曰："动其心志，则心精凑于目而为泣，不待肾精之上传也。"〔眉批：提出"气"字。〕

　　泣涕者脑也。脑者阴也。髓者骨之充也，故脑渗为涕。志者骨之主也，是以水流而涕从之者，其行类也。

　　此言涕之所从来者，由肾精之上通于脑，脑渗下而为涕也。脑者阴髓也。骨之精髓，充于骨，髓从骨空而上通于脑，故脑渗之为涕也。夫志者，骨之主也，是以水流而涕从之者，其行与志悲而肾精出于目之为泣者，相同类也。〔眉批：脑为精髓之海，涕从脑而渗下，犹水之上通于天而复下也。〕

　　夫涕之与泣者，譬如人之兄弟，急则俱死，生则俱生，其志以早悲，是以涕泣俱出而横行也。夫人涕泣俱出而相从者，所属之类也。

　　涕泣皆出于肾水而分两歧，犹兄弟之生于一母而分伯仲也。故肾死脉来，辟辟如弹石之急，则兄弟俱死，生则俱生，而出为涕泪也。是以其志早悲，由涕泣俱出而横行也。夫人涕泣俱出，而相从者，缘肾脏所属之同类也。玉师曰："志悲则涕泣俱出，志绝则神气俱死。盖言神气生于天乙之真，则真元之不可损也。"

雷公曰：大矣。

雷公始悟人道之通于天道，故复赞其大焉。

请问人哭泣而泪不出者，若出而少，涕不从之何也？帝曰：哭泣不出者，哭不悲也；不泣者，神不慈也。神不慈则志不悲，阴阳相持，泣安能独来？夫志悲者，惋惋则冲阴，冲阴则志去目，志去则神不守精，精神去目，涕泣出也。

此复申明泣出于神志，涕出于志而神，故神不慈，则志不悲而精不出，志动则神不守，而涕泣俱来，是神守则志守，志动则神动也。"慈"悲也。阴阳相持，谓水火之神志主持于内，则精不出也。"惋惋"，惊动貌。"冲阴"，谓志上冲于脑也。夫目系上属于脑，故志上冲阴，则志去走于目，志去则神不独守其精，精神并去，出于目，而涕泣皆出也。

且子独不诵不念夫经言乎？厥则目无所见，夫人厥，则阳气并于上，阴气并于下。阳并于上，则火独光也；阴并于下则足寒，足寒则胀也。夫一水不胜五火，故目眦盲。

此言神志相守，水火相交者也。"经"谓《灵枢·口问》诸篇。"厥"，谓水火不相交而相逆也。骨之精为瞳子，肾之精气不上贯于目，故目无见也。并者，谓诸阳之气合并于上，诸阴之气合并于下也。心乃阳中之太阳，而为五脏之专精，故阳并于上，不得阴气以和之，则火独光于上也。肾为水脏，受藏五脏之精，阴脉集于足下，而聚于足心，故阴并于下，不得阳气以和之，则足寒，足寒则脏寒生满病也。"一水"，谓太阳之水。"五火"，五脏之阳气也。夫太阳之水，随气而运行于肤表，犹水之随天气而环转于上下。少阴之水火，以应天之日月，交相会合，而不相离者也。是以阴阳厥逆，则目眦盲。眦者，谓太阳之两睛明，以应天之日月也。张兆璜曰："通篇论精神，此后提出'气'字，夫五脏之精气皆会于目，气并于上，精并于下，故为五火。"

是以冲风泣下而不止，夫风之中目也。阳气内守于精，是火气燔目，故见风则泣下也。

此言人气之与天气相通也。风者，天之气也。阳气者，神气也。火气者，阳气也。谓神气内守于精，阳气外通于目，见风则气随风动，而神不守精，致精神共去于目而泣下也。

有以比之，夫火疾风生乃能雨，此之类也。

比者，以天之精气神，而比类人之精气神也。风乃天之阳气，火之

精为神，雨乃水精之上通于天，而复下降者也。火疾风生乃能雨者，谓气生于神，神生于精，精随神气而运者也。夫天之日月，精水随天气而运行无息，人之精神亦随气而环转无端，人之两目，应天之日月昼夜而开阖者也。按本经八十一篇所论之道，天地人，所用之数三六九。盖人生于天地气交之中，通天之道，应地之理，地居人之下，大气举之，无所凭依，是天包乎地之外，而运行无息者也。数之始于一而成于三，三而两之成六，三而三之成九，乃自从无极而生，天地阴阳之数也。圣人提挈天地，把握阴阳，呼吸精气，独立守神，能养精气神以配天，吸地之精气神以自养，至于不生不化，与道合同，出乎天地之外，复归于无极，而无有终时，是以立数万馀言。后七篇，单论天道以应人，九九数终，解明精气神以复于天真，盖欲使天下后世子孙黎民，不罹苛疾之患，同归生长之门，圣人之教化大矣。求道之士，若能研究此经，存养真性，皆可寿敝无穷，超凡人圣。

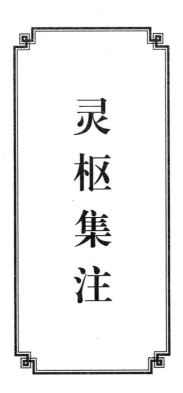

灵枢集注

卷　一

九针十二原第一

黄帝问于岐伯曰：余子万民，养百姓，而收其租税，余哀其不给，而属有疾病。余欲勿使被毒药，无用砭石，欲以微针通其经脉，调其血气，荣其逆从，出入之会。令可传于后世，必明为之法，令终而不灭，久而不绝，易用难忘，为之经纪，异其章，别其表里，为之终始。令各有形，先立《针经》。愿闻其情。岐伯答曰：臣请推而次之，令有纲纪，始于一、终于九焉。

按《本纪》帝经土设井，立步制亩，艺五谷，养万民，而收其租税，设有疾病，则不能力田以供馀食矣。故帝欲立九针微针之法，传于后世，令终而不灭焉。"毒药"，所以攻疾也；"砭石"，所以泄邪也，二者皆攻泻之法。"微针"，能通调血气者也。逆从出入者，皮肤经脉之血气，有逆从之行，有出入之会。盖人秉天地之气所生，阴阳血气，参合天地之道，运行无息，稍有留滞，则为疾病，故帝以天地人之道而立九针，用九针之法，以顺人之阴阳血气，而合天道焉。明其理则易用，持于心则难忘。"经"，径。"纪"，维也。按篇名"九针"，而帝曰"微针"，伯曰"小针"，是九针之外，又立小针也。九针者，圣人起天地之数，始于一而终于九，九而九之，九九八十一，以起黄钟之数。用九针而合小针者，以阳数五，阴数五，五位相得，而各有合，以应《河图》之数也。帝继伏羲神农氏而作，即以两仪四象《河图》奇偶之数，用法于针，所以修身治国平天下，盖国以民为本也。

请言其道。小针之要，易陈而难入。粗守形，上守神，神乎神，客在门。未睹其疾，恶知其原？刺之微，在迟速。粗守关，上守机，机之动，不离其空，空中之机，清静而微。其来不可逢，其往不可追。知机之道者，不可挂以发，不知机道，扣之不发。知其往来，要与之期。粗之暗乎，妙哉工独有之。往者为逆，来者为顺，明知逆从，正行无间，迎之夺之，恶得无虚？追而济之，恶得无实？迎之随之，以意和之，针道毕矣。

易陈难入者，易言而难著于人也。粗守形者，守皮脉肉筋骨之刺。上守神者，守血气之虚实而行补泻也。"神乎神"，甚赞其得神之妙。门者，真气出入之门。客在门者，邪循真气出入之所也。未睹其何经之疾，恶知其受病之原？言当先察其邪之所在，而取之也。"迟速"，用针出入之疾徐也。粗守关者，守四肢之关节。上守机者，守其空而当刺之时，如发弩机之速也。不离其空者，乘空而发也。夫邪正之气，各有盛衰之时，宜补宜泻，当静守其空中之微，不可差之毫髪。如其气方来，乃邪气正盛，邪气盛则真气大虚，不可乘其气来，即迎而补之，当避其邪气之来锐；其气已往，则邪气已衰，而真气将复，不可乘其气往，追而泻之，恐伤其真气，在于方来方去之微，而发其机也。《离合真邪论》曰："候邪不审，大气已过，泻之则真气脱，脱则不复，邪气复至而病益蓄。故曰：'其往不可追'，此之谓也。"是以其来不可逢，其往不可追，静守于来往之间而补泻之，稍差毫髪之间则失矣。粗工不知机道，叩之不发，补泻失时，则血气尽伤，而邪气不下。知其往来者，知邪正之盛衰，要与之可取之期而取之也。粗工之暗，而良工独知之，是故工之所以异也。若气往则邪正之气虚小，而补泻之为逆；气来则形气邪气相平，而行补泻为顺。是以"明知从逆，正行无间"，知往来所处之时而取之也。迎而夺之者，泻也，故恶得无虚；追而济之者，补也，故恶得无实。迎之随之，以意和之，针道毕矣。

凡用针者，虚则实之，满则泄之，宛陈则除之，邪胜则虚之。大要曰：徐而疾则实，疾而徐则虚。言实与虚，若有若无；察后与先，若存若亡；为虚为实，若得若失。

所谓虚则实之者，气口虚而当补之也。满则泄之者，气口盛而当泻之也。宛陈则除之者，去脉中之蓄血也。邪胜则虚之者，言诸经有盛者，皆泻其邪也。徐而疾则实者，徐纳而疾出也。疾而徐则虚者，疾纳而徐出也。言实与虚，若有若无者，实者有气，虚者无气也。察后与先，若亡若存者，言气之虚实，补泻之先后也，察其气之以下与常存也。为虚为实，若得若失者，言补者佖然若有得也，泻则忙然若有失也。此以上论小针之法。

虚实之要，九针最妙。补泻之时，以针为之。泻曰必持内之，放而出之，排阳得针，邪气得泄。按而引针，是谓内温，血不得散，气不得出也。补曰随之，随之意，若妄之。若行若按，如蚊虻止，如留而还，去如弦绝，令左属右，其气故止。外门已闭，中气乃实，必无留血，急取诛之。持针之道，坚者为实。正指直刺，无针左右。神在秋毫，嘱意病者，审视血脉，刺之无殆。方刺之时，必在悬阳，及与两卫。神属勿去，知病存亡。血脉者，在腧横居，视之独澄，切之独坚。九针之名，各不同形。一曰镵针，长一寸六分；二曰员针，长一寸六分；三曰锃针，长三寸半；四曰锋针，长一寸六分；五曰铍针，长四寸，广二分半；六曰员利针，长一寸六分；七曰毫针，长三寸六分；八曰长针，长七寸；九曰大针，长四寸。镵针者，头大末锐，去泻阳气；员针者，形如卵形，揩摩分间，不得伤肌肉，以泻分气；锃针者，锋如黍粟之锐，主按脉勿陷，以致其气；锋针者，刃三隅，以发锢疾；铍针者，末如剑锋，以取大脓；员利针者，大如氂，且员且锐，中身微大，以取暴气；毫针者，尖如蚊虻喙，静以徐往，微以久留之而养，以取痛痹；长针者，锋利身薄，可以取远痹；大针者，尖如挺，其锋微员，以泻机关之水也。九针毕矣。

此节论九针之法，盖首篇统论小针及九针之道。是以前后论小针，而详释于《小针解》中。此节论九针，故详释于《九针论》内，而《小针解》中不与也。"虚实之要，九针最妙"，为其各有所宜也。补泻之时，以针为之者，与气开阖相得也。排阳得针者，排针而得阳气也，得其真气，则邪气去矣。内温者，针下热也，谓邪气去而真气不出也。此论泻邪而养其正也。随之者，追而济之也。"之"，往也。若妄之者，虽追之而若无有所往。若行若按，如蚊虻止，如留而还也。去如弦绝者，疾出其针也。令左手按痏，右手出针，其真气故得止于内，而外门已闭，中气乃实矣。此补正运邪之法，故必无留血，设有留血，急取而诛之。"坚者"，手如握虎也。正指直刺者，义无斜下，欲端以正也。"神在秋毫，审视病者"，静志观病人，无左右视也。"悬阳"，心也。心藏神，方刺之时，得之于心，则神属于病者，而知病之存亡矣。经云："取血于荣，取气于卫"，卫气行阳行阴者也。故于两卫间以取阴阳之气。《卫气行篇》曰："是故谨候气之所在而刺之，是谓逢时。在于三阳，必候其气在阳分而刺之；病在于三阴，必候其气在阴分而刺之。""腧"，经腧也。《刺节真邪篇》曰："六经调者，谓之不病。"一经上实下虚而不通者，此必有横络盛加于大经，令之不通，视而泻之，此所谓解结也。故有血络横在于经腧者，当视之独清，切之独确而去之也。九针者，有九者之名，有九者之形，各随其所宜而用之，九针之论毕矣。

夫气之在脉也，邪气在上，浊气在中，清气在下，故针陷脉则邪气出，针中脉则浊气出，针太深则邪气反沉，病益。故曰：皮肉筋脉，各有所处，病各有所宜，各不同形，各以任其所宜。无实无虚，损不足而益有馀，是谓甚病。病益甚，取五脉者死，取三脉者恇。夺阴者死，夺阳者狂，针害毕矣。

此复论小针刺邪之法，而并论其要害焉。风雨寒暑之中人也高，故邪气在上也。水谷入胃，其精气上注于肺，浊溜于肠胃，寒温不适，饮食不节，病生于肠胃，故浊气在中也。清湿地气之中人也，必从足始，故清气在下也。"陷脉"，额颅之脉，显陷于骨中，故针陷脉，则阳之表邪去矣。"中脉"，足阳明之合，三里穴也。针太深则邪气反沉者，言浮浅之病，不欲深刺也，深则邪气从之入，故曰反沉也。皮肉筋骨，各有所处者，言经络各有所主也，故病各有浅深之所宜，形有皮肉筋脉之不同，各随任其所宜而刺之。无实实，无虚虚，若损不足而益有馀，则病益甚矣。"五脉"，五脏诸阴之脉也。如中气不足，则血脉之生原已虚，再大泻其诸阴之脉，是虚于中而脱于外也。"三脉"，三阳之脉。"恇"，怯也，言尽泻三阳之气，令病人怯然不复也。"夺阴者死"，言取人之五里五往者也。《玉板篇》曰："迎之五里，中道而止，五至而已，五往而脏之气尽矣。""夺阳者狂"，正言取之五里，而或夺其阳也，此论针之为害毕矣。张开之曰："取尺之五里，取皮肤阳分之气血也。而曰夺阴者，谓阳分之气血，生于五脏之阴也。病在中气不足，而大泻诸阴之脉者死。谓诸阴之脉，生于中焦之阳明，阳生于阴，而阴生于阳也。"

刺之而气不至，无问其数；刺之而气至，乃去之，勿复针。针各有所宜，各不同形，各任其所为。刺之要，气至而有效，效之信，若风之吹云，明乎若见苍天。刺之道毕矣。

此言刺之效，以得气为要也。上文言病各有所宜，此言针各有宜，而有大小长短之形不同，各任其所宜而用之也。若风之吹云，明乎若见青天，邪散而真气光明也。

黄帝曰：愿闻五脏六腑所出之处。岐伯曰："五脏五腧，五五二十五腧，六腑六腧，六六三十六腧。经脉十二，络脉十五，凡二十七气，以上下。所出为井，所流为荥，所注为腧，所行为经，所入为合。二十七气所行，皆在五腧也。

此言用针者，当知脏腑经脉之血气生始出入。夫营卫气血，皆生于胃腑水谷之精，荣行脉中，卫行脉外，血行脉中，气行脉外。然脉内之血气，从络脉而渗灌于脉外，脉外之气血，从络脉而流注于脉中，外内出入相通也。五脏内合五行，故其腧五；六腑外合六气，故其腧六。盖六气生于五行而有二火也。"经脉十二"，六脏六腑之经脉也。"络脉十五"，脏腑之十二大络及督脉之长强，任脉之尾翳，脾之大包，凡二十七脉之血气，出入于上下手足之间，所出为井，所流为荥，所注为输，所行为经，所入为合，此二十七气之所行，皆在于五腧。盖十二经脉之血气，本于五脏五行之所生，而脉外皮肤之气血，出于五脏之大络，流注于荥、输，而与脉内之血气，相合于肘膝之间，此论脏腑经脉之血气出入。〔眉批：二十七气，行于上下五腧，从络旁而入于中，与二十七气相合。水谷所生之血气，从大络而出于皮肤，复从五腧而注于经脉，故曰："二十七气所行，皆在五腧也。"六腑以"原、经"相合，亦为五腧。〕

　　节之交，三百六十五会。知其要者，一言而终，不知其要，流散无穷。所言节者，神气之所游行出入也，非皮肉筋骨也。

　　此言刺节者，当知神气之所出入也。神气者，真气也，所受于天与谷气并而充身者也。故知其要，一言而终，不知其要，流散无穷，此络脉之渗灌诸节，非皮肉筋骨也。

　　观其色，察其目，知其散复；一其形，听其动静，知其邪正。右主推之，左持而御之，气至而去之。

　　此言上工观五色于目，知色之散复，即知病之散复矣。知其邪正者，知论虚邪与真邪之风也。右主推之，左持而御之者，言持针而出入也。气至而去之者，言补泻气调而去之也。〔眉批：血者，神气也。二十七气，三百六十五会，总属血气之流行。故曰："知其要者，一言而终。"风乃天之真气，四时有之。〕

　　凡将用针，必先诊脉，视气之剧易，乃可以治也。五脏之气，已绝于内，而用针者反实其外，是谓重竭，重竭必死，其死也静。治之者，辄反其气，取腋与膺。五脏之气，已绝于外，而用针者反实其内，是谓逆厥，逆厥则必死，其死也躁。治之者，反取四末。

　　此言用针者，必先诊脉，视五脏之气剧易，乃可以治也。所谓五脏之气，已绝于内者，脉口气内绝不至，反取其外之病处，与阳经之合，有留针以致阳气，阳气至则内重竭，重竭则死矣。无气以动，故静。此言五脏之阴，生于中焦之阳，故外致其阳则内重竭矣。五脏之气，已绝于外者，脉口气外绝不至，反取其四末之输，有留针以致其阴气，阴气至则阳气反入，入则逆，逆则死矣。其死也，阴气有余故躁。此言阴内而阳外，阳气内入，则为逆矣。

刺之害，中而不去则精泄，害中而去则致气。精泄则病益甚而恇，致气则生为痈疡。

此言取气之太过不及，而皆能为害也。夫气生于精，故刺之害，中病而不去其针，则过伤其气，而致泄其生原，故病益甚而恇；刺之害，中而即去其针，邪未尽而真气未复，则致气留聚而为痈疡。《痈疽篇》曰："经脉流行不止，与天同度，与地合纪，天宿失度，日月迫蚀，地经失纪，水道流溢，血脉营卫，周流不休，气血不通，故为痈肿。"盖营卫气血，运行于外内上下之不息也，是以首篇与第八十一篇，始终论精气之生始出入，若阴阳不调，血气留滞，则为痈疡矣。

五脏有六腑，六腑有十二原，十二原出于四关，四关主治五脏。五脏有疾，当取之十二原。十二原者，五脏之所以禀三百六十五节气味也。五脏有疾也，应出十二原，十二原各有所出。明知其原，睹其应，而知五脏之害矣。阳中之少阴，肺也，其原出于太渊，太渊二；阳中之太阳心也，其原出于大陵，大陵二。阴中之少阳，肝也，其原出于太冲，太冲二；阴中之至阴，脾也，其原出于太白，太白二；阴中之太阴，肾也，其原出于太谿，太谿二；膏之原，出于鸠尾，鸠尾一。肓之原，出于脖胦，脖胦一。凡此十二原者，主治六腑五脏之有疾者也。胀取三阳，飧泄取三阴。

"肓"，音荒。此论气味所生之津液，从脏腑之膏肓，外渗于皮肤络脉，化赤为血，营于经输，注于脏腑，外内出入之相应也。津液者，水谷气味之所生也。中焦之气，蒸津液，化其精微，发泄于腠理，淖泽注于骨，补益脑髓，润泽皮肤，是津液注于三百六十五节，而渗灌于皮肤肌腠者也。溢于外则皮肉膏肥，馀于内则膏肓丰满。盖膏者脏腑之膏膜，肓者肠胃之募原也。气味所生之津液，从内之膏肓而淖泽于外，是以膏肥之人，其肉淖而皮纵缓，故能纵腹垂腴，外内之相应也。《痈疽章》曰："中焦出气如露，上注谿谷而渗孙脉。津液和调变化，而赤为血，血和则孙脉先满溢，乃注于络脉，皆盈乃注于经脉。阴阳已张，因息乃行，行有经纪，周有道理，与天合同，不得休止。"夫谿谷者，皮肤之分肉，是津液外注于皮肤，从孙络化赤，而注于脏腑之原经，故曰："十二原者，五脏之所以禀三百六十五节气味也。"四关者，两肘两腋，两髀两腘，皆机关之室，真气之所过，血络之所游行者也。十二原出于四关，四关主治五脏者，谓脏合腑，而腑有原，原有关而关应脏，脏腑阴阳相合，外内出入之相通也。故曰明知其原睹其应，而知五脏之害矣。肝心脾肺肾，内之五脏也。阳中之少阴，阴中之少阳，五脏之气也。故脏腑有病，取之经脉之原。"胀取三阳，飧泄取三阴"，此病在三阴三阳之气，而取之气也。此节论血气生始出入之原，故篇名《九针十二原》，谓九针之道，与阴阳血气之相合也。〔眉批：本经凡取经脉，则曰太渊、大陵之类；凡取脉外之气，则曰少阳太阳少阴太阴。〕

今夫五脏之有疾也，譬犹刺也，犹污也，犹结也，犹闭也。刺虽久犹可拔也，污虽久犹可雪也，结虽久犹可解也，闭虽久犹可决也。或言久疾之不可取者，非其说也。夫善用针者，取其疾也，犹拔刺也，犹雪污也，犹解结也，犹决闭也，疾虽久犹可毕也。言不可治者，未得其术也。

"闭"，音下，拄也。张开之曰："百病之始生也，皆生于风雨寒暑，阴阳喜怒，饮食居处，大惊猝恐，则血气分离，阴阳破散，经络厥绝，脉道不通。夫风雨寒暑，大惊猝恐，犹刺犹污，病从外入者也；阴阳喜怒，饮食居处，犹结犹闭，病由内生者也。千般疢难不出外内二因，是以拔之雪之，仍从外解，解之决之，从内解也。知斯二者，病虽久犹可毕也。言不可治者，不得其因也。"张玉师曰："污在皮毛，刺在肤肉，结在血脉，闭在筋骨。"

刺诸热者，如以手探汤；刺寒清者，如人不欲行。阴有阳疾者，取之下陵三里，正往无殆，气下乃止，不下复始也。疾高而内者，取之阴之陵泉；疾高而外者，取之阳之陵泉也。

"寒热"，风雨寒暑之外袭也。故刺诸热者，如以手探汤，谓热在皮肤，所当浅取之也。"寒清者"，内因之虚寒，宜深取之，静以守气，故如人不欲行也。"阴有阳疾者"，阳邪而入于内也。"下陵三里"，在膝下三寸，足阳明之经，阳明之主阖也。"正往无殆，气下乃止"，使即从下解也。"疾高而内者"，里阴之病，见于上也。阴陵泉乃太阴之经，太阴之主开也，使在内之病，从开而上出也。盖言阳病之入于内者，即从下解，阴病之出于上者，即从外解也。"疾高而外者"，外邪高而病在外之下也。阳陵泉乃少阳之经，少阳之主枢也。盖邪在高而欲下入于内，故使从枢外出，勿使之内入也。玉师曰："疾高而取阴之陵泉，阳之陵泉，应司天在泉，上下相通，从气而上出也。〔眉批："疾高而外"，即《伤寒论》所谓"邪高痛下"。〕

本输第二

黄帝问于岐伯曰："凡刺之道，必通十二经络之所终始，络脉之所别处，五腧之所流，六腑之所与合，四时之所出入，五脏之所流处，阔数之度，浅深之状，高下所至。愿闻其解。

按经脉之终始，手之三阳，从手走头，足之三阳，从头走足；足之三阴，从足走腹，手之三阴，从腹走手。始于肺而终于肝，常荣无已，终而复始，此血气循行之终始也。本篇论五脏六腑之脉，皆出于指井，溜于荥，注于输，行于经，入于合，从四肢而通于脏腑，此经脉之终始也。络脉之所别处者，脏腑之经别大络，与经脉缪处，通血脉于孙络，渗出于皮肤者也。"五脏之所流，六腑之所与合"，谓五脏之五俞，六腑之六俞也。四时之所出入，血气随四时之气，而生长收藏也。五脏之所流处，谓五脏之血气，溜于脉中，变见于气口；五脏之气血，溜于脉外，从五里而变见于尺肤。此五脏之血气，溜于皮肤经脉之外内者也。"阔数"，宽窄也。夫经脉有三百六十五穴会，络脉有三百六十五穴会，孙络亦有三百六十五穴会，经脉宽大，孙络窄小，故有阔数之度也。浅深者，络浅而经深也。高下所至者，血气之上下循行也。〔眉批：脏腑之血气，从大络而外注于皮肤，复从指井而内注于血脉。故曰："必通络脉之所别处。"又：十二脏腑之脉，出于井者，非经脉之贯通，是以十二经脉，止论至肘膝而止。〕

岐伯曰：请言其次也。肺出于少商。少商者，手大指端内侧也，为井木；溜于鱼际，鱼际者，手鱼也，为荥；注于太渊，太渊鱼后一寸陷者中也，为输；行于经渠，经渠寸口中也，动而不居为经；入于尺泽，尺泽肘中之动脉也，为合。手太阴经也。

"次"，序也。井者，木上有水，乃淡渗皮肤之血，从井木而溜于脉中，注于腧，行于经，动而不居，行至于肘膝，而与经脉中之血气相合者也。肺心肝脾肾，内之五脏也，胆、胃、大肠、小肠、三焦、膀胱，内之六腑也。手足太阴、少阴、太阳、少阳，外之经气也。肺出于少商者，谓脏腑之血气，从大络而注于孙络皮肤之间。肺脏所出之血气，从少商而合于手太阴之经也。少商在手大指内侧，去爪甲如韭叶许，为井木；鱼际在大指下，高起之白肉际，为荥火，有如鱼腹，因以名之；太渊在鱼后陷中，为腧土；经渠寸口中动脉，为经金；尺泽在肘中，为合水。〔眉批：太阴主秋，金之不及，故名少商。馀名之义，各有所取。又：上古如韭叶，今时如大米许。此节与《邪客篇》合看。〕

心出于中冲。中冲，手中指之端也，为井木；溜于劳宫，劳宫掌中中指本节之内间也，为荥；注于大陵，大陵掌后高骨之间，方下者也，为输；行于间使，间使之道两筋之间，三寸之中也，有过则至，无过则止，为经；入于曲泽，曲泽肘内廉下陷者之中也，屈而得之，为合。手少阴也。

"手少阴"，心脉也。"中冲"，胞络之经也。心主血而胞络主脉，君相之相合也。心出于中冲者，心脏所出之血气，渗于皮肤之间，从中冲之井，而行于手厥阴之经也。间使者，君相间行之使道，如心脏之血气，有过于胞络之中则至，无过于胞络之脉中则止，谓止于经处，而不行过于肘中，与胞络之血脉相合，乃自入于手少阴之经也。故始曰心，末复曰手少阴也。然其中皆手厥阴，心主胞络之五腧。盖血者，心神之化，心与胞络，血脉相通，心脏所出之血气，间行于手少阴之经，手厥阴之经也。〔眉批：至止于间使之经处。〕

肝出于大敦。大敦者，足大趾之端，及三毛之中也，为井木，溜于行间。行间足大趾间也，为荥；注于太冲，太冲行间上二寸陷者之中也，为输。行于中封，中封内踝之前一寸半陷者之中，使逆则菀，使和则通，摇足而得之，为经。入于曲泉，曲泉辅骨之下，大筋之上也，屈膝而得之，为合。足厥阴也。

"踝"，胡瓦切。后同。"菀"，郁也。所行为经者，如经行之道路，所以通往来之行使，故所行之血气厥逆，则郁滞其间而不行，如往来之血气相和，则通行于经脉中矣。玉师曰："此二句证明脉内之气血，从井而行于合。"〔眉批：往来者，经脉中之血气，从合而行于井，所流之气血，从井而行于合。〕

脾出于隐白。隐白者，足大指之端内侧也，为井木，溜于大都。大都，本节之后下陷者之中也，为荥，注于太白。太白，腕骨之下也，为输，行于商丘。商丘内踝之下陷者之中也，为经，入于阴之陵泉。阴之陵泉。辅骨之下陷者之中也，伸而得之，为合。足太阴也。

夫天气在上，水泉在下，地居于中，脾为阴中之至阴，而主坤土，不曰阴陵泉，而曰阴之陵泉，谓地下之泉水也。〔眉批：泉在地之中。〕

肾出于涌泉。涌泉者，足心也，为井木，溜于然谷。然谷然骨之下者也，为荥，注于太谿。太谿，内踝之后跟之骨上陷者中也，为腧，行于复溜。复溜，上内踝二寸，动而不休，为经，入于阴谷。阴谷，辅骨之后，大筋之下，小筋之上也，按之应手，屈膝而得之为合。足少阴经也。

地下之泉水，天乙之所生也，故少阴之始出，名曰涌泉。复留者，复留于地中，故合穴曰阴谷。愚错综释穴名者，以明人合天地阴阳、五运六气之道，如经穴之部位分寸，须详考铜人图像，即顺文添注，无补于事，反为赘瘤，至于刺之呼留，灸之壮数，更不可执一者也。

膀胱出于至阴。至阴者，足小趾之端也，为井金，溜于通谷。通谷，本节之前外侧也，为荥，注于束骨。束骨，本节之后陷者中也，为输，过于京骨。京骨，足外侧大骨之下，为原，行于昆仑。昆仑，在外踝之后，跟骨之上，为经，入于委中。委中，腘中央，为合，委而取之。足太阳也。

太阳之上，寒水主之，故所出为至阴。至阴者，盛水也。肺者，天也。水中之生阳，上合于天，水随气而运行于肤表，是以首论肺与膀胱，应司天在泉之气，运行之无息也。"通谷"，通于肾之然谷。"昆仑"，水之发源，星宿海也。〔眉批：故曰："怯然少气者，是水道不行，形气消索矣。"〕

胆出于窍阴。窍阴者，足小趾次趾之端也，为井金，溜于夹谿。夹谿，足小趾次趾之间也，为荥，注于临泣。临泣，上行一寸半陷者中也，为腧，过于丘墟。丘墟，外踝之前下陷者中也，为原，行于阳辅。阳辅，外踝之上辅骨之前，及绝骨之端也，为经，入于阳之陵泉。阳之陵泉，在膝外陷者中也，为合，伸而得之。足少阳也。

五脏合五行，六腑应六气，六气之中有二火，故多火之原，而原附于经也。五脏之腧，出于井木者，五脏合地之五行，以应生、长、化、收、藏之气，故从木、火、土、金、水而顺行。六腑之腧，出于井金者，六腑应天之六气，六气生于阴而初于地，故从秋冬而春夏，此阴阳逆从之气也。按本经八十一篇，凡论阴阳血气，上下表里，左右前后，皆逆从而行，若顺则反逆矣。秦越人曰："阴井乙木，阳井庚金。阳井庚，庚者，乙之刚也；阴井乙，乙者，庚之柔也。乙为木，故言阴井木也；庚为金，故言阳井金也。余皆仿此。"〔眉批：地之五行，应天之四时，天之六气，应地之三阴三阳。《六微旨论》曰："初者，地气也。岁半以下，地气主之。"〕

胃出于厉兑。厉兑者，足大趾内次趾之端也，为井金，溜于内庭。内庭，次趾外间也，为荥，注于陷谷，陷谷者，上中趾内间上行二寸陷者中也，为腧，过于冲阳。冲阳，足跗上五寸陷者中也，为原，摇足而得之，行于解谿。解谿，上冲阳一寸半陷者中也，为经，入于下陵。下陵，膝下三寸䯒骨外三里也，为合；复下三里三寸，为巨虚上廉。复下上廉三寸，为巨虚下廉也。大肠属上，小肠属下，足阳明胃脉也。大肠小肠，皆属于胃，是足阳明也。

《阴阳离合论》曰："未出地者，命曰阴中之阴；已出地者，命曰阴中之阳。太阳根起于至阴，名曰阴中之阳；阳明根起于厉兑，名曰阴中之阳；少阳根起于窍阴，名曰阴中之少阳。"是三阳之气，皆生于阴而出于地，自下而升，从足而上，无分手与足也。以手足之六经，合三阳之气，而后有手足之分焉。然论手足之六经，非三阳之气也，故曰六腑皆出足之三阳，上合合于手者也。黄载华曰："大肠小肠，受盛胃腑水谷之馀，济泌别汁而生津液，故皆属于胃。是以大肠受胃腑之经气，而属于巨虚上廉，小肠属巨虚下廉。"

三焦者，上合手少阳，出于关冲。关冲者，手小指次指之端也，为井金，溜于液门。液门，小指次指之间也，为荥，注于中渚。中渚，本节之后陷者中也，为腧，过于阳池。阳池，在腕上陷者之中也，为原，行于支沟。支沟，上腕三寸两骨之间陷者中也，为经，入于天井。天井，在肘外大骨之上陷者中也，为合，屈肘乃得之。三焦下腧在于足大趾之前，少阳之后，出于腘中外廉，名曰委阳，是太阳络也，手少阳经也。三焦者，足少阳太阴之所将，太阳之别也，上踝五寸，别入贯踹肠，出于委阳，并太阳之正，入络膀胱，约下焦，实则闭癃，虚则遗尿，遗尿则补之，闭癃则泻之。

黄载华曰："三焦为决渎之腑，故下腧出于太阳之络，入络膀胱，约下焦，气闭则癃，气虚则遗尿。三焦之主气也。三焦之气出于肾，游行于上中下，而各归其部，出于手少阳之经，故曰：'三焦者，上合手少阳。'夫直行者为经，斜络者为络，此太阳之别络，间于足少阳太阴之间，故曰：'少阳太阴之所将，太阳之别也。'"马玄台曰："踹肠即足腹。"

手太阳小肠者，上合手太阳，出于少泽。少泽，小指之端也，为井金，溜于前谷。前谷，在手外廉本节前陷者中也，为荥，注于后溪。后溪者，在手外侧本节之后也，为腧，过于腕骨。腕骨，在手外侧腕骨之前，为原，行于阳谷。阳谷，在锐骨之下陷者中也，为经，入于小海，小海在肘内大骨之外，去端半寸陷者中也，伸臂而得之，为合。手太阳经也。

黄载华曰："大肠小肠，皆属于胃，出于阳明之巨虚上下廉，故曰：'手太阳小肠者，上合手太阳。'"

大肠上合手阳明，出于商阳。商阳，大指次指之端也，为井金，溜于本节之前二间，为荥，注于本节之后三间，为腧，过于合谷。合谷，在大指歧骨之间，为原，行于阳溪。阳溪，在两筋间陷者中也，为经，入于曲池，在肘外辅骨陷者中，屈臂而得之，为合。手阳明也。是谓五脏六腑之腧，五五二十五腧，六六三十六腧也。六腑皆出足之三阳，上合于手者也。

张开之曰："大肠小肠，皆属于胃，三焦出于足太阳之络，而上合于手少阳之经，故六腑皆出于足之三阳，上合于手者也。夫身半以上为天，身半以下为地，六腑出于足之三阳者，本于足而出于地也。"〔眉批：三阴三阳外应天之六气，内合于十二经脉。手之三阳，其原在足，故曰："大肠上合手阳明。"盖五脏六腑，十二经脉，外受三阴三阳之气，而合于经脉者也。六腑外合六气，六气止合六经。〕

缺盆之中，任脉也，名曰天突。一次任脉侧之动脉，足阳明也，名曰人迎。二次脉，手阳明也，名曰扶突；三次脉，手太阳也，名曰天窗；四次脉，足少阳也，名曰天容；五次脉，手少阳也，名曰天牖；六次脉，足太阳也，名曰天柱；七次脉，颈中央之脉，督脉也，名曰风府；腋内动脉手太阴也，名曰天府。腋下三寸手心主也，名曰天池。

手足十二经脉，合于三阴三阳，三阴三阳，天之六气也，运行于地之外，脏腑雌雄相合，地之五行也，内居于天之中。本篇论三阴三阳之经气，从四方而内荣于脏腑，应天气之贯乎地中，此复论三阳之脉，循序而上于颈项，应阳气之出于地外。任督二脉，并出于肾，主通先天之阴阳，手太阴心主，并出于中焦，主行后天之气血。阴阳血气，又从下而上，中而外也。玉师曰："经脉应地之经水，上通于天，故有天突天窗天容天牖天柱天府天池及风府之名。"〔眉批："天突"，星名。〕

刺上关者，呿不能欠；刺下关者，欠不能呿。刺犊鼻者，屈不能伸；

刺两关者，伸不能屈。

　　"呿"音区。"呿"，大张口貌。"欠"，撮口出气也。上关，即客主人穴，系足少阳经。刺上关者，必开口有空，故呿不能欠。下关，足阳明经穴，必合口乃得之，故刺下关者，欠不能呿。犊鼻，系足阳明胃经穴，必屈足以取之，故屈不能伸。两关系手厥阴经之内关，必伸手以取之，故伸不能屈。夫口者，元气出入之门户。手足者，阴阳之上下也。呿欠者，应开阖之变；屈伸者，应往来之不穷。孔子曰："屈伸相感，而利生焉。"〔眉批：手足阴阳之经气，升降出入于上下四旁，应天地之屈伸开阖。〕

　　足阳明，挟喉之动脉也，其俞在膺中。手阳明，次在其俞外，下至曲颊一寸。手太阳当曲颊；足少阳在耳下，曲颊之后；手少阳出耳后，上加完骨之上；足太阳，挟项，大筋之中髪际阴。

　　前节论三阳之经气，从下而上，此复论从上而下。所谓阳气者，上行极而下也。《动输篇》曰："足之阳明，胃气上注于肺，其悍气上冲头者，循咽上走空窍，循眼系，入络脑，出颅下客主人，循牙车，合阳明，并下人迎。"此阳明之气，从下而上至于脑，复从上而下合阳明之经，从人迎而下于膺胸之腧，而三阳之气，亦复循次而在其腧外，此阳气之上下，以应天气之升降也。

　　尺动脉在五里，五俞之禁也。

　　此论脏腑之阴阳血气，循手太阴阳明之经，从内而外，外而内，往来逆从之不息也。"尺动脉"，手太阴之两脉口。"五里"，手阳明之经穴，在肘上三寸。"五腧"，五脏之井、荥、输、经、合也。夫五脏之血气，行于脉中者，变见于手太阴之两脉口，五脏之气血，从经别而行于脉外者，循手阳明变见于尺肤。手太阴脉中之血气，从指腕而行于肘臂；手阳明脉外之气血，从臂肘而行于尺肤，往来逆从于皮肤经脉之外内。盖手太阴主周身之气而朝百脉，手阳明乃其腑也。腑为阳，故行气血于脉外；脏为阴，主行血气于脉中。充于周身皮肤经脉之血气，往来逆从之不息者，从手太阴阳明始也。是以迎之五里，中道而止，若五往而取之，则五腧之血气皆绝，故曰"尺动脉在五里，五腧之禁也"，谓尺中所动之气血，从五里之脉外而来者也。上节论阳气之上下，以应天气之升降。此论血气之出入，以应天地之精水，布云气于天下，复通贯于地中。按皮肤之气血，从手足之指井流注于脉中，而合于肘膝间，故曰："尺动脉在五里，五腧之禁也。"

肺合大肠。大肠者，传导之腑；心合小肠。小肠者，受盛之腑；肝合胆，胆者中精之腑；脾合胃，胃者五谷之腑；肾合膀胱，膀胱者津液之腑也。少阳属肾，肾上连肺，故将两脏。三腧者，中渎之腑也，水道出焉，属膀胱，是孤之腑也，是六腑之所与合者。

此论六脏六腑阴阳相合。藏货物曰府，六腑受盛水谷，传化糟粕，受藏精汁，故名曰腑。大肠者，传道之官，变化出焉，故为传导之腑；小肠者，受盛之官，化物出焉，故为受盛之腑；胆主藏精汁，故为中精之腑；胃为仓廪之官，主受纳水谷，故为五谷之腑；膀胱者，州都之官，津液藏焉，故为津液之腑。"少阳"，三焦也。《水热穴论》曰："肾者，至阴也，至阴者，盛水也。肺者，太阴也。少阴者，冬脉也。故其本在肾，其脉在肺，皆积水也。"是一肾配少阳而主火，一肾上连肺而主水，故肾将两脏也。三焦之脉，出于中胃，入络膀胱，约下焦而主决渎，故为中渎之腑，水道出焉，而下属膀胱。夫三焦者，少阳之气，水中之生阳也。手厥阴包络之相火，出于右肾，归于心下之包络而为一脏，三焦为之腑，是两肾以膀胱为腑，三焦归于中胃，为包络之腑，故为孤之腑也。夫两肾者，主天乙之水，地二之火，分而论之，犹两仪也，故少阳属肾，肾上连肺而为两脏。合而论之，阴阳相贯，水火互交，并主藏精而为生气之原，故皆以膀胱为腑，三焦上合包络，而为孤之腑也。再按三焦乃少阳之气，发于肾脏，游行于上下，通会于腠理，乃无形之气也。上焦出胃上口，中焦亦并胃中，下焦者别回肠，此三焦所归之部署也。故《平脉篇》曰："三焦不归其部，上焦不归者，噫而酢吞；中焦不归者，不能消谷引食；下焦不归者，则遗溲。"是三焦之气，生于肾脏，而归于中胃之间，本经论三焦所出之处，即《平脉篇》所归之部署也。本无形之气，故能游行出入，归于有形之部，故为一腑而有经穴也。手厥阴包络之气，地二之阴火也，发原于肾脏，而归于包络，包络正在心下，包裹心主所生之血，为君主之相，代君行血于脉中，其气本于肾，心下有形之包络，亦所归之部署也。故以先天之气论之，则少阳属肾，肾将两脏；以后天有形之脏腑论之，包络正在心下，三焦居中胃之间，而为一脏一腑也。〔眉批：此节止论五脏所合之六腑者。本篇论十二经脉之所出，从井而入于合，盖自外而内也。玉师曰："故止论五腧，而不及通体之经，盖过肘膝则为经脉之血气矣。"肾上连肺而皆积水，水上通于天也。〕

春取络脉诸荥，大筋分肉之间，甚者深取之，间者浅取之。夏取诸输，孙络肌肉皮肤之上，秋取诸合，馀如春法，冬取诸井诸腧之分，欲深而留之。此四时之序，气之所处，病之所舍，脏之所宜。转筋者，立而取之，可令遂已。痿厥者，张而刺之，可令立快也。

此论阴阳气血，又随四时之生长收藏，而浅深出入者也。春时天气始开，人气在脉，故宜取络脉；夏气在孙络，长夏气在肌肉，故宜取孙络肌肉皮肤之上。此春夏之气，从内而外也。秋气降收，故如春法，盖复从孙络而入于络脉也；冬气收藏，故欲深而留之。此四时出入之序，人气之所处，病之所舍，五脏应五时之所宜也。春取荥，夏取俞，秋取合，冬取井，皆从子以行母气也。"转筋者"，病在筋。痿者，两臂不举。厥者，两足厥逆也。张者，仰卧而张大其四肢。立之张之，应天地之上下四旁，四时之气，得以往来流行，而无阻滞矣。故伸舒其四体，则筋脉血气之厥逆者，可令立快也。此言人之气血，随四时之气流行，阻则为痹厥之病，故当伸舒四体，以顺四时之气焉。

小针解第三

所谓易陈者，易言也。难入者，难著于人也。粗守形者，守刺法也。上守神者，守人之血气有馀不足，可补泻也。神客者，真邪共会也。神者，真气也。客者，邪气也。在门者，邪循真气之所出入也。未睹其疾者，先知邪正何经之疾也。恶知其原者，先知何经之病所取之处也。刺之微在数迟者，徐疾之意也。粗守关者，守四肢而不知血气真邪之往来也。上守机者，知守气也。机之动不离其空中者，知气之虚实，用针之徐疾也。空中之机清静以微者，针以得气，密意守气勿失也。其来不可逢者，气盛不可补也。其往不可追者，气虚不可泻也。不可挂以髮者，言气易失也。扣之不发者，言不知补泻之意也，血气已尽而气不下也。知其往来者，知气之逆从盛虚也。要与之期者，知气之可取之时也。粗之暗者，冥冥不知气之微密也。妙哉工独有之者，尽知针意也。往者为逆者，言气之虚而小，小者逆也。来者为顺者，言形气之平，平者顺也。明知逆从正行无问者，言知所取之处也。迎而夺之者，泻也。追而济之者，补也。所谓虚则实之者，气口虚而当补之也。满则泄之者，气口盛而当泻之也。宛陈则除之者，去血脉也。邪胜则虚之者，言诸经有盛者，皆泻其邪也。徐而疾则实者，言徐内而疾出也。疾而徐则虚者，言疾内而徐出也。言实与虚若有若无者，言实者有气，虚者无气也。察后与先若存若亡者，言气之虚实，补泻之先后也，察其气之已下与常存也。为虚为实若得若失者，言补者佖然若有得也，泻则恍然若有失也。夫气之在脉也邪气在上者，言邪气之中人也高，故邪气在上也。浊气在中者，言水谷皆入于胃，其精气上注于肺，浊留于肠胃，言寒温不适，饮食不节，而病生于肠胃，故命曰浊气在中也。清气在下者，言清湿地气之中人也，必从足始，故曰清气在下也。针陷脉则邪气出者，取之上。针中脉则邪气出者，取之阳明合也。针太深则邪气反沉者，言浅浮之病，不欲深刺也，深则邪气从之入，故曰反沉也。皮肉筋脉各有所处者，言经络各有所主也。取五脉者死，言病在中气不足，但用针尽大泻其诸阴之脉也。取三阳之脉者，唯言尽泻三阳之气，令病人惟然不复也。夺阴者死，言取尺之五里五往者也。夺阳者狂，正言也。睹其色，察其目，知其散复，一其形，听其动静者，言上工知相五色于目，有知调尺寸小大缓急滑涩，以言所病也。知其邪正者，知论虚邪与真邪之风也。右主推之左持而御之者，言持针而出入也。气出而去之者，言补泻气调而去之也。调气在于终始一者，持心也。节之交三百六十五会者，络脉之渗灌诸节者也。所谓五脏之气，已绝于内者，脉口气内绝不至，及取其外之病处，与阳经之合，有留针以致阳气，阳气至则内重竭，重竭则死矣。其死也无气以动，故静。所谓五脏之气已绝于外者，脉口气外绝不至，反取其四末之腧，有留针以致其阴气，阴气至则阳气反入，入则逆，逆则死矣。其死也阴气有馀，故躁。所以察其目者，五脏使五色循明，循明则声章，声章者，则言声与平生异也。

似，音弼。内，叶纳。张开之曰：此解小针之义，而九针之论不与焉。似，满也。恍，惚也。所以察其目者，承上文而言也。目色者，五脏之血色。声章者，五脏之气也。五色循明则声章者，血气之相应也。言声与平生异者，散败之声也。盖言五脏之气已绝于内，不宜重取之阳；五脏之气，已绝于外，不宜再取之阴。阴阳外内相资，宜藏而不宜尽彰著于外也。

邪气脏腑病形第四

　　黄帝问于岐伯曰：邪气之中人也奈何？岐伯答曰：邪气之中人高也。黄帝曰：高下有度乎？岐伯曰：身半以上者，邪中之也；身半以下者，湿中之也。故曰邪之中人也无有常，中于阴则溜于腑，中于阳则溜于经。

　　此篇论脏腑阴阳色脉气血皮肤经脉外内相应，能参合而行之，可为上工。邪气者，风雨寒暑。天之邪也，故中人也高。湿乃水土之气，故中于身半以下。此天地之邪，中于人身而有上下之分。然邪之中人，又无有恒常，或中于阴，或中于阳，或溜于腑，或入于脏。

　　黄帝曰：阴之与阳也，异名同类，上下相会，经络之相贯，如环无端。邪之中人，或中于阴，或中于阳，上下左右，无有恒常，其故何也？岐伯曰：诸阳之会，皆在于面。中人也，方乘虚时，及新用力，若饮食汗出，腠理开而中于邪，中于面则下阳明，中于项则下太阳，中于颊则下少阳，其中于膺背两胁，亦中其经。黄帝曰：其中于阴奈何？岐伯答曰：中于阴者，常从臂骱始。夫臂与骱，其阴皮薄，其肉淖泽，故俱受于风，独伤其阴。黄帝曰：此故伤其脏乎？岐伯答曰：身之中于风也，不必动脏，故邪入于阴经，则其脏气实，邪气入而不能客，故还之于腑。故中阳则溜于经，中阴则溜于腑。

　　骱，音行。此论皮肤之气血，与经络相通而内连脏腑也。阴之与阳者，谓脏腑之血气虽有阴阳之分，然总属一气血耳，故异名而同类。上下相会者，标本之出入也。经络之相贯，谓荣血之循行，从手太阴出注手阳明，始于肺而终于肝。从肝复上注于肺，环转之无端也。上下左右，头面手足也。或在于头面而中于阳，或在臂腑而中于阴，故无有恒常也。诸阳之会皆在于面者，精阳之气皆上于面而走空窍也。中于面则下阳明，中于项则下太阳，中于颊则下少阳，此手足三阳之络，皆循项颈而上于头面。膺背两胁者，复循头项而下于胸胁肩背也。此三阳络脉所循之处，外之皮肤即三阳之分部。邪之客于人也，必先舍于皮毛。留而不去，入舍于络脉。下者，谓三阳皮部之邪，下入于三阳之经，故曰中于阳则溜于经。臂骱者，手臂足骱之内侧，乃三阴络脉所循之处。外侧为阳，内侧为阴。其阴皮薄，其肉淖泽，故中于阴者，尝从臂胻始。始者，始于三阴之皮部，而入于三阴之络脉也。《缪刺篇》曰："邪之客于形也，必先舍于皮毛，留而不去，入舍于孙脉；留而不去，入舍于络脉；留而不去，入舍于经脉，内连五脏，散于肠胃。"盖五脏之脉，属脏络腑；六腑之脉，属腑络脏。脏腑经脉之相通也。夫血脉为阴，五脏之所主也，故邪入于经，其脏气实，邪气入而不能客，故还之于腑，散于肠胃。阳明居中土，为万物之所归，邪归于阳明之肠胃，而无所复传矣。〔眉批：未标出入，详《卫气篇》。又：中于面中于项，照应一次脉二次脉，膺背两胁，照应足阳明，其腧在膺中手阳明，次在其腧外，照应三阴之经脉，从手足之五腧而入于五脏。玉师曰："溜于经者。'经'，隧也。经隧者，五脏六腑之大络也。胃腑所生之血气，从大络而出于皮毛，邪中于阴、中于阳，皆在皮毛之分部。是以阴阳之邪，从大络而入于肠胃，不入脏腑之经脉，而干脏干腑也。"详《素问·缪刺篇》、本经《玉板论》。〕

黄帝曰：邪之中人脏奈何？岐伯曰：愁忧恐惧则伤心，形寒饮冷则伤肺，以其两寒相感，中外皆伤，故气逆而上行。有所堕坠，恶血留内，若有所大怒，气上而不下，积于胁下，则伤肝；有所击仆，若醉入房，汗出当风，则伤脾；有所用力举重，若入房过度，汗出浴水，则伤肾。黄帝曰：五脏之中风奈何？岐伯曰：阴阳俱感，邪乃得往。黄帝曰：善哉！

此论脏气伤而邪中于脏也。夫邪中于阴而溜腑者，脏气实也。脏气者，神气也。神气内藏，则血脉充盛，若脏气内伤，则邪乘虚而入矣。风为百病之长，善行而数变，阴阳俱感，外内皆伤也。本经云："八风从其虚之乡来，乃能病人，三虚相薄，则为暴病猝死。"此又不因内伤五脏，而邪中于脏也，故圣人避风如避矢石焉。上节论内养神志，下节论外避风邪。

黄帝问于岐伯曰：首面与身形也，属骨连筋，同血合于气耳。天寒则裂地凌冰，其猝寒，或手足懈惰，然而其面不衣，何也？岐伯答曰：十二经脉，三百六十五络，其血气皆上于面而走空窍，其精阳气上走于目而为睛，其别气走于耳而为听，其宗气上出于鼻而为臭，其浊气出于胃走唇舌而为味。其气之津液，皆上熏于面，而皮又厚，其肉坚，故天热甚寒，不能胜之也。

此论脏腑经络之气血，渗于脉外，而上注于空窍也。属骨连筋者，谓首面与形身之筋骨，血气相同也。夫太阴为阴中之至阴，在地主土，在人属于四肢，天寒则裂地凌冰，其猝寒，或手足懈堕，此脾土之应地也。其血气皆上于面，天热甚寒，不能胜之，谓阴阳寒暑之气，皆从下而上，身半以上之应天也。夫十二经脉三百六十五络之血气，始于足少阴肾，生于足阳明胃，主于手少阴心，朝于手太阴肺。精阳气者，心肾神精之气，上走于目而为睛；别气者，心肾之气，别走于耳而为听也。宗气者，胃腑所生之大气，积于胸中，上出于肺以司呼吸，故出于鼻而为嗅。浊气者，水谷之精气，故出于胃，走唇舌而为味。气之津液，上熏于面者，津液随气上行，熏肤泽毛而注于空窍也。夫肺主皮而属天，脾主肉而应地，皮厚肉坚，天之寒热不能胜之，人气之胜天也。此章论头面为诸阳之会，是以三阳之脉，上循于头，然阴阳寒热之气，皆从下而升于上，故复论诸脉之精气焉。〔眉批：头气有街。心肾开窍于耳。九窍为水注之气。〕

黄帝曰：邪之中人，其病形何如？岐伯曰：虚邪之中身也，洒淅动形，真邪之中人也，微先见于色，不知于身，若有若无，若亡若存。有形无形，莫知其情。黄帝曰：善哉！

此论人气与天气之相合也。风寒暑湿燥火，天之六气也。而人亦有此六气，是以真邪之中人也，微见于色，"色"，气色也。中于气，故微见于色，不知于身，若有若无，若亡若存。夫天之六气，有正有邪，如虚邪之中于身也，洒淅动形。虚者，八正之虚邪气，形者，皮肉筋脉之有形。此节论天地之气中于人也，有病在气而见于色者，有病在形而见于脉者，有病在气而见于尺肤者，有病在形而见于尺脉者，有病在气而应于形者，有病在形而应于气者。邪之变化，无有恒常，而此身之有形无形，亦莫知其情，故能参合而行之者，斯可为上工也。玉师曰："天之真气而偏寒偏热，偏湿偏燥，故曰真邪。"

黄帝问于岐伯曰：余闻之，见其色，知其病，名曰明；按其脉，知其病，命曰神；问其病，知其处，命曰工。余愿闻见而知之，按而得之，问而极之，为之奈何？岐伯答曰：夫色脉与尺之相应也，如鼓桴影响之相应也，不得相失也。此亦本末根叶之出候也，故根死则叶枯矣。色脉形肉不得相失也，故知一则为工，知二则为神，知三则神且明矣。黄帝曰：愿卒闻之。岐伯答曰：色青者，其脉弦也；赤者，其脉钩也；黄者，其脉代也；白者，其脉毛；黑者，其脉石。见其色而不得其脉，反得其相胜之脉则死矣，得其相生之脉则病已矣。

此论色脉与尺之相应，如桴鼓影响，不得相失者也。夫精明五色者，气之华也，乃五脏五行之神气，而见于色也。脉者，荣血之所循行也。尺者，谓脉外之气血，循手阳明之络，而变见于尺肤。脉内之血气，从手太阴之经而变见于尺寸。此皆胃腑五脏所生之气血，本末根叶之出候也。"形肉"，谓尺肤也。知色脉与尺之三者，则神且明矣。青黄赤白黑，五脏五行之气色也；弦钩代毛石，五脏五行之脉象也，如影响之相应者也。故色青者其脉弦，色赤者其脉钩，见其色而得脉之相应，犹坤道之顺承天也。如色青而反现毛脉，色赤而反现石脉，此阴阳五行之反胜故死。如色青而得石脉，色赤而得代脉，此色生于脉，阳生于阴，得阳生阴长之道，故其病已矣。

黄帝问于岐伯曰：五脏之所生，变化之病形何如？岐伯答曰：先定其五色、五脉之应，其病乃可别也。黄帝曰：色脉已定，别之奈何？岐伯曰：调其脉之缓急大小滑涩，而病变定矣。黄帝曰：调之奈何？岐伯答曰：脉急者，尺之皮肤亦急；脉缓者，尺之皮肤亦缓；脉小者，尺之皮肤亦减而少气；脉大者，尺之皮肤亦贲而起；脉滑者，尺之皮肤亦滑；脉涩者，尺之皮肤亦涩。凡此变者，有微有甚，故善调尺者，不待于寸，善调脉者，不待于色，能参合而行之者，可以为上工，上工十全九；行二者为中工，中工十全七；行一者为下工，下工十全六。

此论五脏所生之病，别其变化，先当调其五色五脉，色脉已定，而后调其尺肤与尺寸之脉。夫尺肤之气血，出于胃腑水谷之精，注于脏腑之经隧，而外布于皮肤，寸口尺脉之血气，出于胃腑，水谷之精，荣行于脏腑经脉之中，变见于手太阴之两脉口，皆五脏之血气所注。故脉急者，尺之皮肤亦急，脉缓者，尺之皮肤亦缓，如桴鼓之相应也。故善调尺者，不待于寸口之脉，善调脉者，不待于五者之色，能参合而行之，斯可为上工矣。夫数始于一奇二偶，合而为三，三而两之成六，三而三之成九，此三才三极之道也。生于一而成于十，阴阳相得而各有合，此《河图》之数也。知者，知天地阴阳始终变化之道，故能全九十之大数。水数成于六，火数成于七，水即是精血，火即是神气，中工仅知血气之诊，故能全水火之成，下工血气之诊，亦不能全知矣。故曰："能参合而行之者，可以为上工。"行者，谓色脉应天地阴阳之理数，贤者则而行之。〔眉批：血气行于经脉皮肤之外内，逆从出入，乃本经之大纲。尺外而脉内，脉内而色外，此言知外即知内，知内即知外矣。曰九曰七曰六，是非治人之数矣。〕

黄帝曰：请问脉之缓急大小滑涩之病形何如？岐伯曰：臣请言五脏之病变也。心脉急甚者为瘈疭。微急为心痛引背，食不下。缓甚为狂笑，微缓为伏梁，在心下，上下行，时唾血。大甚为喉吤，微大为心痹引背，善泪出。小甚为善哕，微小为消瘅。滑甚为善渴，微滑为心疝引脐，小腹鸣。涩甚为喑，微涩为血溢，维厥，耳鸣，癫疾。

"哕"，音诲，如车鸾声而有节。此论五脏各有六者之变病，本于寒热血气之不和，与外受邪气、内伤忧恐之不同也。缓急大小滑涩，阴阳寒热血气之纲领也。下章曰："诸急多寒，缓者多热，大者多气少血，小者血气皆少，滑者阳气盛微有热，涩者多血少气，微有寒。"心为火脏，故寒甚则为瘈疭，盖手足诸节，神气之所游行出入，寒伤神气，故瘈疭也。微急为心痛引背，盖甚则心脏之神气受伤，微则薄于宫城之分也。食气入胃，浊气归心，心气逆，故食不下。缓甚则心气有馀，心藏神，神有馀则笑不休。"伏梁"，乃心下有馀之积，故微主邪薄于心下也。心主血，热则上溢而时唾血也。喉吤者，喉中吤然有声，宗气积于胸中，上出喉咙，以贯心脉而行呼吸，心气盛，故喉中有声也。心气微盛，则逆于心下，而为心痹引背，行于上则心精随气，上凑于目而泪出矣。心脏虚则火土之气弱，故为善哕。"哕"，呃逆也。夫五脏主藏精者也，五脏之血气皆少，则津液枯竭，而为消瘅。消瘅者，三消之证，心肺主上消，脾胃主中消，肝肾主下消也。滑则阳气盛而有热，盛于上则善渴，微在下则小腹当有形也。心主言，心气少，故为喑；血多，故溢于上也。"维"，四维也。心为阳中之太阳，阳气少，故手足厥冷也。南方赤色，入通于心，开窍于耳，心气虚，故耳鸣癫疾。按《金柜要略》曰："五脏病各有十八，合为九十病，盖一脏有六变，三六而变为十八病。"玉师曰："缓急大小滑涩，五脏之六变也。五六而变为三十，三而三之合为九十，惟智者明之，故曰：'上工十全九。'"〔眉批：寒热乃本身中，阴阳水火之气化。〕

肺脉急甚为癫疾，微急为肺寒热，怠惰咳唾血，引腰背胸，若鼻息肉不通；缓甚为多汗，微缓为痿瘘偏风，头以下汗出不可止；大甚为胫肿，微大为肺痹，引胸背，起恶日光；小甚为泄，微小为消瘅；滑盛为息贲上气，微滑为上下出血；涩甚为呕血，微涩为鼠瘘，在颈支腋之间，下不胜其上，其应善痠矣。

贲，音奔。"痠"，音酸。肺主清金而畏寒，寒甚则为癫疾，所谓重阴则巅也。肺寒热者，皮寒热也，寒在皮毛，故微急也。肺主气，怠惰咳唾血，引腰背胸，鼻若有息肉而气不通，皆肺气虚寒之所致。缓则热甚，故多汗，肺热叶焦，则为痿也。"鼠瘘"，寒热病也，其本在脏，其末在脉。肺主百脉，是以微缓之有热，微涩之有寒，皆为鼠瘘在颈腋之间。本经曰："偏枯身偏不用，病在分腠之间。"盖病在皮肤，为肺寒热；病在血脉，为寒热鼠瘘；在分腠，则为偏风。肺主周身之气而朝百脉也，腠理开，故头以下汗出不可止。头以下者，颈项胸背之间，肺之外部也。大主多气少血，气盛于下，则为胫肿，微盛于上，则为肺痹引胸背，盖气从下而上也。"日光"，太阳之火，阴血少，故恶日光，金畏火也。小则气血皆虚而为泄，肺与大肠为表里也。微小则为消瘅，肺主津水之生原也。滑主阳气盛，故为息奔上气，微则上下出血，血随气行者也。涩主多血少气，血多气少，则血留不行，故为呕血。痿者，阴寒而痿削不能行，肺主气而发原在下，少气有寒，则下不胜其上矣。〔眉批：肾为本，肺为末。〕

肝脉，急甚者为恶言，微急为肥气在胁下，若覆杯。缓甚为善呕，微缓为水瘕痹也。大甚为内痈，善呕衄，微大为肝痹，阴缩，咳引小腹。小甚为多饮，微小为消瘅。滑甚为癀疝，微滑为遗尿。涩甚为溢饮，微涩为瘈挛筋痹。

肝主语，在志为怒，肝苦急，故急甚为恶言，微急为肥气在胁下，若覆杯，皆有馀之气也。食气入胃，散精于肝，缓主多热，热则肝气逆，故善呕。水瘕痹者，亦食饮之所积也。本经曰："喜怒不测，饮食不节，阴气不足，阳气有馀，营气不行，乃发为痈。"大主肝气盛，盛则郁怒而不得疏达，故为内痈。"呕衄"，肝气逆于上也；"阴缩"，肝气逆于下也；肝脉抵小腹，上注肺，咳引小腹者，经气逆于上下也。小者血气皆少，少则木火盛，故多饮及为消瘅也。滑主气盛而热，故为癀疝。肝主疏泄，肝气盛而热，故遗尿也。溢饮者，饮留于四肢，则经脉阻滞，故脉涩。肝气虚而有寒，故为瘈挛筋痹，肝主筋也。

脾脉急甚为瘈疭，微急为隔中，食饮入而还出，后沃沫。缓甚为痿厥，微缓为风痿，四肢不用，心慧然若无病。大甚为击仆，微大为疝气，腹里大，脓血在肠胃之外。小甚为寒热，微小为消瘅。滑甚为癀癃，微滑为虫毒蛕蝎腹热。涩甚为肠癀，微涩为内癀，多下脓血。

"蛕"，音回，同蛔。瘈者，急而收引。疭者，纵而懈弛。脾主四肢，故急甚为瘈疭。脾有寒不能运化饮食，故为隔中，食饮入而还出，后沃沫。盖不能游溢津液，上归于肺，四布于皮毛，故涎沫之从口出也。痿厥风瘘，皆四肢瘫痪而不为所用，甚则从中而病见于外，微则病在外而不及于中，故心慧然若无病也。大乃太过之脉，脾为孤脏，中央土以灌四旁，太过则令人四肢不举，故为击仆，若击之而仆地也。疝气，腹里大，脓血在肠胃之外，皆有馀之积聚也。寒热者，血气虚也。脾虚而不能为胃行其津液，故为消瘅。脾为阴湿之土，湿热则为疝瘕，为小便闭癃，湿热则生虫也。脾气虚而有寒则为肠澼，多血少气，故下脓血也。

肾脉急甚为骨癫疾，微急为沉厥奔豚，足不收，不得前后。缓甚为折脊，微缓为洞，洞者食不化，下嗌还出。大甚为阴痿，微大为石水，起脐以下。至小腹腄腄然，上至胃脘，死不治。小甚为洞泄，微小为消瘅。滑甚为癃㿉，微滑为骨痿，坐不能起，起则目无所见。涩甚为大痈，微涩为不月，沉痔。

肾为阴脏而主骨，阴寒太甚，故为骨癫疾。肾为生气之原，真气虚寒，则为沉厥；虚气反逆，故为奔豚；阴寒在下，故足不收。肾开窍于二阴，气虚不化，故不得前后也。督脉属肾贯脊，缓则督脉懈弛，故脊折也。戊癸合而化生火土，以消入胃之食饮，肾气缓，故食不化而还出也。阴痿者，阴器痿而不举。"石水"，肾水也，上至胃脘，水泛而土败也。肾气虚则为洞泄，精血不足则为消瘅。肾有热则为小便闭癃，为睾丸肿㿉，骨痿，坐不能起，热伤肾气也。"目无所见"，热伤骨精也。血气皆始于肾，涩则血气阻滞，故为大痈。气血不行，故为女子不月，为沉痔。

黄帝曰：病之六变者，刺之奈何？岐伯答曰：诸急者多寒，缓者多热，大者多气少血，小者血气皆少，滑者阳气盛，微有热，涩者多血少气，微有寒。是故刺急者，深纳而久留之。刺缓者，浅纳而疾发针以去其热。刺大者，微泻其气，无出其血。刺滑者，疾发针而浅纳之，以泻其阳气而去其血。刺涩者，必中其脉，随其逆从而久留之，必先按而循之，已发针，疾按其痏，无令其出血，以和其脉。诸小者，阴阳形气俱不足，勿取以针，而调以甘药也。

"痏"，音委。六变者，五脏之所生，变化之病形，有缓急大小滑涩之六脉。此缘阴阳血气寒热之不和，而变见于脉也。寒气收劲，故脉急；热气散弛，故脉缓。宗气荣气行于脉中，卫气行于脉外，故大主多气；如血气皆少，则脉小也。阳气盛而微有热，则脉行滑利；气少，则脉行涩滞，血随气行者也。深内而久留之者，俟阳气至，而针下热也；浅纳而疾发针者，去其热也，气盛者微泻其气，无出其血，使阴阳血气之和调也。滑者，疾发针而浅纳之，泻脉外之阳热也。涩者，必中其脉，随其逆从而久留之，调经脉外内之血气也。"必先按而循之"，致脉外之气也。"疾按其痏，无令其出血，以和其脉"，无令皮肤之血出，使脉外之气，以和于脉中也。夫针者，所以调阴阳血气之不和，若血气皆少者，必须调以甘药，非针之可能资生也。按刺涩者曰"必中其脉"，要知刺急刺缓，取脉外之气也；刺大刺滑，泻脉外之阳，以和脉内之血也。刺涩者必中其血，随其逆从，必先按而循之，调脉内之血，以致脉外之气也。勿取以针，调以甘药者，血气之生于阳明也，当知血气乃胃腑水谷之精，有行于皮肤之外者，有行于经脉之内者，外内贯通，环转不息。故善调尺者，不待于寸；善调脉者，不待于色，能参合而行之，可为上工。上工者，知阴阳血气之终始出入者也。

黄帝曰：余闻五脏六腑之气，荥腧所入为合，令何道从入？入安连过？愿闻其故。岐伯答曰：此阳脉之别入于内，属于腑者也。

按脏腑之十二经脉出于指井者，受皮肤之气血，溜于荥，注于腧，入于肘膝而为合。故帝问五脏六腑之气，荥腧所入为合，令何道从入？入安连过？谓从荥腧所入为合之气血，从何道而入？入安所连而为合，安所行过而相连？帝总问五脏六腑者，盖欲访明脏之五腧，腑之六腧，所出所入之原流。然此已论于《本输篇》内，故伯只答六腑之合，皆在于足之原因。再按脉外之卫气，出于足之阳明，上冲于头面，散行于三阳。脉外之气血，从手阳明之五里，布散于肤表。是手足诸阳之气，皆从上而下，复从足趾井入于脉中，从足而交于手。故曰："六腑之经脉，皆出于足之三阳，上合于手也。"此阳气之出于地中，运行于天表，复从下而贯于地脉经水之中。

黄帝曰：荥腧与合，各有名乎？岐伯答曰：荥腧治外经，合治内腑。黄帝曰：治内腑奈何？岐伯曰：取之于合。黄帝曰：合各有名乎？岐伯答曰：胃合于三里，大肠合入于巨虚上廉，小肠合入于巨虚下廉，三焦合入于委阳，膀胱合入于委中央，胆合入于阳陵泉。黄帝曰：取之奈何？岐伯答曰：取之三里者，低跗取之；巨虚者，举足取之。委阳者，屈伸而索之。委中者，屈而取之；阳陵泉者，正竖膝予之，齐下至委阳之阳取之。取诸外经者，揄申而从之。

"揄"，音于，引也、抒也。此申明三阳之气，外合于三阳之经，

三阳之经，内合于六腑也。所谓太阳少阳阳明者，三阳之气也，运行于脉外，与六腑之经脉相合，脉外之气与经脉合于荥腧之间。是以荥腧治外经，治在外之经脉也，脉内之血气，与三阳之气，合于肘膝之间，是以合治内腑，盖脉中之血气，六腑之所出也。三里巨虚，皆足阳明之经。巨虚上下廉，乃手太阳阳明之合。故取三里者，低跗取之，以足经之在下也。巨虚者，举足取之，欲其伸舒于上也。委阳者，足太阳之经，三焦之合，屈伸而索之者，索三焦之气，往来于上下也。膀胱主水，故屈而取之，少阳属木，故竖膝予之，使木气之条达也。齐下至委阳之阳取之者，谓胆与三焦总属少阳之气也。盖言在经脉，则有手足之分，合于三阴三阳之气，又无分手与足也。"取诸外经者"，取五脏六腑之荥腧也。揄申而取之者，伸舒其四体，使经脉之流通也。帝始问五脏六腑之荥输，伯止答六腑之合，而未言取诸外经，君臣反复问答，盖以详明阴阳血气之出入，经脉外内之贯通。

黄帝曰：愿闻六腑之病。岐伯答曰：**面热者，足阳明病；鱼络血者，手阳明病；两跗之上，脉坚陷者，足阳明病。此胃脉也。**

此复申明脉外之气血，从手足阳明之所出也。卫气者，乃阳明之悍气，上冲于头，循目眦耳前，散行于三阳，复循牙车合阳明，并下人迎，合于颔脉，注足阳明，以下行至跗上，故曰："面热者，足阳明病"，盖以证卫气之悍热太过，而上行于面也。"两跗之上，脉坚陷者"，足阳明病，盖以证阳明之气，合于颔脉，以下行至跗上也。阳明之气，下合于胃脉，故曰："此胃脉也。"夫五脏六腑之经脉，外合于六气，则为阳明为太阳为太阴；内合于脏腑，则为胃脉为心脉肾脉也。盖脏腑之气，内合五行，五行外合于六气者也。胃腑所出之血气，别走于脉外者，注脏腑之大络，从大络而外渗于孙络皮肤，循手阳明之经，大会于尺肤以上鱼，犹脉内之血气，大会于手太阴之尺寸也。故曰："鱼络血者，手阳明病"，盖以证脉外之气血，大会于手阳明也。是以帝问六腑之病，而伯先答手足之阳明，然后论及六腑，盖以申明脉外之气血，出于手足之阳明也，本经多因病假针，以明阴阳血气之生始出入，脏腑经脉之外内贯通。学者识之无忽。〔眉批：阳明之气，乃阳明之悍气，卫气也。〕

大肠病者，肠中切痛而鸣濯濯，冬日重感于寒即泄，当脐而痛，不能久立，与胃同候，取巨虚上廉。

大肠者，传道之官，故病则肠中切痛而鸣濯濯。阳明秉清金之气，故冬日重感于寒即泻，当脐而痛。大肠主津液，津液者，淖泽注于骨，故病而不能久立也。大肠属胃，故与胃同候，取胃经之巨虚上廉。

胃病者，腹月真胀，胃脘当心而痛，上肢两胁膈咽不通，食饮不下，取之三里也。

腹者，肠胃之郭郭，胃脘在鸠尾内，正当心处，故病则腹膜胀，胃脘当心而痛。"上肢"，心肺之分；"两胁"，肝之分也。食饮入胃，散精于肝，浊气归心，输布于肺，胃病则气逆而不能转输，是以上肢两胁膈咽不通，食饮不下，当取之三里也。

小肠病者，小腹痛，腰脊控睾而痛，时窘之后，当耳前热，若寒甚，若独肩上热甚，及手小指次指之间热，若脉陷者，此其候也。手太阳病也，取之巨虚下廉。

"睾"，阴丸也。小肠病者，谓病小肠之腑气也。小肠名赤肠，为受盛之腑，上接于胃，下通大肠，从拦门济泌别汁而渗入膀胱，其气与膀胱相通，是以小腹痛，腰脊控睾而痛，时窘之后，当耳前热者，病腑气而痛窘之后，则入于手之经脉矣。手太阳之脉，起于小指之端，循臂出肩解上颊，入耳中，至目眦。脉陷者，此太阳之经脉病也。故首提曰小肠病，末结曰手太阳病，是腑气之从下而上合于手太阳之经，故当取之巨虚下廉。

三焦病者，腹气满，小腹尤坚，不得小便，窘急，溢则水留即为胀，候在足太阳之外大络，大络在太阳少阳之间，亦见于脉，取委阳。

三焦者，下约膀胱，为决渎之腑，病则气不输化，是以隔气满而不得小便也。不得小便则窘急而水溢于上，留于腹中而为胀，候在足太阳经外之大络。大络在太阳少阳经脉之间，其脉亦见于皮部，当取之委阳。此言六腑之气，皆从足三阳之别络，而通于经脉者也。开之曰："按足三阳之脉，循于足者，亦皆系支别。"

膀胱病者，小腹偏肿而痛，以手按之，即欲小便而不得，肩上热，若脉陷，及足小趾外廉及胫踝后皆热，若脉陷，取委中央。

"踝"，叶瓦，去声。膀胱者，津液之腑，气化则出，腑气病，故小腹肿痛而不得小便也。肩上、足小趾外廉、及胫踝后，乃足太阳经脉之所循，若热而脉陷，此病腑而及于经矣，故当取委中之中央。

胆病者，善太息，口苦呕宿汁，心下澹澹，恐人将捕之，嗌中吤吤然数唾。在足少阳之本末，亦视其脉之陷下者，灸之。其寒热者，取阳陵泉。

胆病则胆气不升，故太息以伸出之。口苦呕宿汁者，胆汁也。心下澹澹，恐人将捕之者，胆气虚也。嗌中吩吩然数唾者，少阳之脉病也。足少阳经脉之本在下，其末在颈嗌之间，宜灸之以起陷下之脉气。其寒热者，少阳之枢证也，当以经取之，少阳之经气外内出入者也。

黄帝曰：刺之有道乎？岐伯答曰：刺此者必中气穴，无中肉节，中气穴则针游于巷，中肉节则皮肤痛，补泻反则病益笃。中筋则筋缓，邪气不出，与其正相薄，乱而不去，反还内着，用针不审，以顺为逆也。

"中"，去声。气穴者，府气所注之经穴，故中气穴则针游于巷，即《气穴论》之所谓游针之居，言针入有间，恢恢乎有馀地矣。此言腑邪之从经脉，而出于气穴，即上章"面热者，足阳明病，鱼络血者，手阳明病"，谓腑气之从经脉而出于皮肤也。皮肉筋骨，脉外之气分也。若中肉节，即皮肤痛，中筋则筋缓，邪气不出，与其真气相乱而不去。"反还内着"，言刺皮肉筋骨，使腑邪不能从气穴而出，元真之气，反内着而与邪相乱。盖言脉外之气血，合于经脉，而复通于内腑，即上章所谓"两跗之上，脉坚陷者足阳明病"。余故曰：本经多因病借针，以明阴阳血气之生始出入，宜顺而不宜逆也。张开之曰："有邪处泻邪，无邪处补正。邪在经脉而不在肉节，故当泻气穴以去之，反补其肌腠之元真，则真气入而与邪相薄，故曰：'补泻反，则病益笃。'"

根结第五

岐伯曰：天地相感，寒暖相移，阴阳之道，孰少孰多？阴道偶，阳道奇，发于春夏，阴气少，阳气多，阴阳不调，何补何泻？发于秋冬，阳气少，阴气多，阴气盛而阳气衰，故茎叶枯槁，湿雨下归，阴阳相移，何泻何补？奇邪离经，不可胜数，不知根结，五脏六腑，折关败枢，开阖而走，阴阳大失，不可复取。九针之玄，要在终始，故能知终始，一言而毕，不知终始，针道咸绝。

“奇”，音箕。此章论三阴三阳之气，主开主阖主枢，乃无形之气，出入于外内，而合于有形之经也。夫人之阴阳，应天之六气，天之六气，合于四时。春夏主阳，故发于春夏，阴气少，阳气多；秋冬主阴，故发于秋冬，阳气少，阴气多。发者，谓人之阴阳开阖，应天地之四时，是以春夏人迎微大，秋冬寸口微大，如是者是为平人。奇邪离经者，邪不入于经，溜于大络而生奇病，言邪之变易，不可胜数也。根结者，六气合六经之本标也。开阖枢者，脏腑阴阳之六气也。终始者，经脉血气之始终也。

太阳根于至阴，结于命门。命门者目也。阳明根于厉兑，结于颡大。颡大者钳耳也；少阳根于窍阴，结于葱笼，葱笼者耳中也。太阳为开，阳明为阖，少阳为枢。故开折则肉节渎而暴疾起矣，故暴病者，取之太阳，视有馀不足。渎者，皮肤郁焦而弱也；合折则气无所止息而痿疾起矣，故痿疾者，取之阳明，视有馀不足，无所止息者，真气稽留，邪气居之也。枢折即骨摇而不安于地，故骨摇者取之少阳，视有馀不足，骨摇者节缓而不收也。所谓骨繇者，繇故也，当穷其本也。

太阳太阴为开，阳明厥阴为阖，少阳少阴为枢者，三阴三阳之气也。太者气之盛，故主开；阳明者，两阳合明，厥阴者，两阴交尽，故主阖；少者初生之气，故主枢。此阴阳之六气，内合脏腑，外合六经，应司天在泉之气，运行环转之不息，而复通贯于地道经水之中，外内出入者也。夫外合于六经，有循经而合者，如伤寒之病，在六气相传，虽现六经之证，而气不入于经也。有入于经而合者，根结是也。根者，经气相合而始生，结者，经气相将而归结于命门葱笼之间，复从此而出于气街，走空窍而仍行于脉外也。命门者，太阳为水火生命之原。目窍，乃经气所出之门也。颃大者，顽颡也，在上腭之中，两耳之间，故曰钳耳。窗笼者，耳中也，如窗之通气于上也。此三阳之气，随经而归结于此，复出于气街也。行于气分，故能为开、为合、为枢，出入于形身脏腑之外内，开阖如户扉，枢犹转纽，舍枢则不能开阖，舍开阖则无从运枢，此三阳之气，互相出入于经脉、皮肤、形身、脏腑之外内者也。太阳之气主皮肤，故开折则肉节渎而暴疾起矣。宗气者，阳明之所生，上出于喉以司呼吸，而行于四肢，故合折则气无所止息而痿疾起矣。少阳主骨，故枢折则骨节缓而不收也。《阴阳离合论》曰："太阳根起于至阴，名曰阴中之阳，阳明根起于厉兑，名曰阴中之阳，少阳根起于窍阴，名曰阴中之少阳。"三阴三阳之气，皆从阴而生，自下而上，故当穷其本也。玉师曰："三阳之气，循经而出于气街，上于面而走空窍。太阳精阳之气，上走于目而为睛；少阳之别气，走于耳而为听；阳明之宗气，上出于鼻而为嗅。目之开阖，耳之听闻，鼻之呼吸，是三阳之气，上走于空窍，而为开阖枢也。宗气者，阳明之所生，上出于肺，以司呼吸。颃颡者，鼻之内窍，通于喉咙，故颃颡不开，则洞涕不收，是阳明之气，上出于鼻而为嗅。"〔眉批：阴中初生之阳，阳中始生之阴，在阴阳外内这间，故主枢。诸脉皆上系于目。〕

太阴根于隐白，结于太仓；少阴根于涌泉，结于廉泉；厥阴根于大敦，结于玉英，络于膻中。太阴为开，厥阴为合，少阴为枢。故开折则仓廪无所输，膈洞，膈洞者取之太阴，视有馀不足，故开折者，气不足而生病也。阖折即气绝而善悲，悲者取之厥阴，视有馀不足。枢折则脉有所结而不通，不通者取之少阴，视有馀不足，有结者皆取之不足。

太仓者，舌本也。脾为仓廪之官，其脉连舌本，散舌下，使之迎粮，故结于舌本，名曰太仓。廉泉任脉穴，在喉上四寸中央，任脉发原于肾，故结于肾之廉泉。《卫气篇》曰："厥阴标在背腧"，是玉英当在背腧之间。络于膻中者，肝脉贯膈也。脾为仓廪之居，故开折则气不足而为膈洞。膈者，上不开而不受纳；洞者，下关折而飧泄也。厥阴为两阴交尽，阴尽而一阳始生，故合折则生气绝而善悲。一阳之气发于肾脏，志不舒，故善悲也。少阴主脉，故枢折则脉有所结而不通。不通者，取之少阴，视有馀不足，有结者皆取之不足。盖有馀者，邪结之有馀，不足者，真气之不足，通其真气，则结自解矣。按《九针篇》："缺盆之中，任脉也；颈中央之脉，督脉也；腋内动脉，手太阴也；腋下三寸，手心主也。"盖手太阴心主，出于胸气之街，少阴厥阴，从任督二脉，出于头气之街也。玉师曰："廉泉、玉英上液之道也"。玉英，谓唇内之龈交。盖肾脏之精液，一从任脉而出于舌下之廉泉，一从脊骨髓空而上通于脑，脑空在脑后三分，颅际锐骨之下，一在龈基下，一在项后复骨下，一在脊骨上空，在风府上，是骨之精髓，从脊骨上空，上通于脑，而下渗于龈基，督脉循于脊骨，厥阴肝脉与督脉上会于巅，而下玉英。"英"，饰也，谓齿白如玉饰也。〔眉批：太阴标在背腧与舌本。《卫气篇》曰："手太阴之标，在腋内动也。舌下有津出于廉泉，以舌抵齿，亦有津出于玉英也。"〕

足太阳根于至阴，溜于筋骨，注于昆仑，入于天柱、飞扬也；足少阳根于窍阴，溜于丘墟，注于阳辅，入于天容、光明也；足阳明根于厉兑，溜于冲阳，注于大陵，入于人迎、丰隆也；手太阳根于少泽，溜于阳谷，注于少海，入于天窗、支正也；手少阳根于关冲，溜于阳池，注于支沟，入于天牖、外关也；手阳明根于商阳，溜于合谷，注于阳谿，入于扶突、偏历也。此所谓十二经者，盛络皆当取之。

上章统论三阴三阳之气合于六经，根于下而结于上，此复分论三阳之气，入于手足之经，皆循颈项而上出，故曰："此十二经者，盛络皆当取之。"盖气留于脉络，则络盛取而泻之，使三阳之气，仍上出于脉外也。飞扬、光明、丰隆、支正、外关、偏历，在经穴合穴两者之间。夫曰所入为合者，谓脉外之气血，从井而溜于脉中，至肘膝而与脉内之血气相合，故曰："脉入为合。"此论三阳之气，从井而入于脉中，上入于颈项之天柱、天容、人迎、天窗、天牖、扶突，而上出于头面，与血气之溜于荥，注于腧，行于经，入于合者之不同，故另提曰"飞扬、光明、丰隆、支正"，盖以分别阳气与荣血，出入于经脉外内之不同也。是以所论一次脉二次脉者，谓手足之十二经脉，皆从四肢之五腧而归于中，复从中而上出颈项。此章论三阴三阳之气，合于六经，而复出于脉外，五十二篇论荣气，七十一篇论宗气，盖三阴三阳营气宗气，相将而行于经脉、皮肤、形身、脏腑，外内出入，环转无端，是以数篇词句相同，而所论者各别。学者分而论之，合而参之。人之阴阳血气，有形无形，应天地之五运六气，寒暑往来，如桴鼓形响之相合也。〔眉批：三阳之后应接手足三阴，此简脱也。详第五十二《卫气》章。〕

一日一夜五十营，以营五脏之精，不应数者，名曰狂生。所谓五十营者，五脏皆受气。持其脉口，数其至也，五十动而不一代者，五脏皆受气；四十动一代者，一脏无气；三十动一代者，二脏无气；二十动一代者，三脏无气；十动一代者，四脏无气；不满十动一代者，五脏无气。予之短期，要在终始。所谓五十动而不一代者，以为常也。以知五脏之期。予之短期者，乍数乍疏也。

首"数"字去声，次"数"字上声，末"数"字叶朔，"予"，与同。此言三阴三阳之气，外循于经脉，内荣于五脏，五脏主藏精者也。气营五脏之精，五脏皆以受气，精气之相合也。夫五脏生于五行，五行之气，本于十干合化，是以五脏五十动而不一代者，以为常也。代者，止而不还也。乍数乍疏者，死脉见也。要在终始者，大要在《终始篇》之生于六气，而死于六经也。〔眉批：以五十动候脏气者，五脏之气自为而至于手太阴也。此言脏腑之气行于十二经脉，外合三阴三阳。期生曰："十乃阴数之周。"〕

黄帝曰：逆从五体者，言人骨节之大小，肉之坚脆，皮之厚薄，血之清浊，气之滑涩，脉之长短，血之多少，经络之数，余已知之矣，此皆布衣匹夫之事也。夫王公大人，血食之君，身体柔脆，肌肉软弱，血气慓悍滑利，其刺之徐疾浅深多少，可得同之乎？"岐伯答曰：膏粱菽藿之味，何可同也。气滑即出疾，其气涩则出迟，气滑则针小而入浅，气涩则针大而入深，深则欲留，浅则欲迟。以此观之，刺布衣者，深以留之，刺大人者，微以徐之，此皆因气慓悍滑利也。

此言三阴三阳，本于五谷五畜五菜五味之所生也。逆从五体者，谓三阴三阳之气中，出入于皮肤经脉之外内，交相逆从，而行有疾有徐也。夫行于脉外之皮薄肉脆者则行疾，皮厚肉坚者则行迟；行于脉中之血清脉短者则出疾，血浊脉长者则出迟。此因有形之皮肉血脉而疾迟也，然又有因于无形而为之疾迟者，气之滑涩也。"膏"，谓膏肥之厚味；"粱"，稻也。王公贵人，美其食，厚其味，则肌肉柔弱，血气滑利而行疾。山野之人，啜菽茹藿，则其气涩而行迟。此贵贱所秉之气不同，而气生于味也。黄载华曰："皮厚肉坚，血气和缓者多寿。皮薄肉弱，血气慓悍者少寿。王公大人，膏粱厚味，则身体柔脆，肌肉软弱，血气慓悍滑利，不若田野之人，饮食淡薄之多寿也。此勉富贵之人，当节饮食，不宜过于厚味。〔眉批：此假王公、布衣，以明三阴三阳行于脉外，如卫气之出入疾徐、人之多卧少卧。又：肌肉软弱，血气慓悍，形与气不相任矣。〕

黄帝曰：形气之逆顺奈何？岐伯曰：形气不足，病气有馀，是邪胜也，急泻之；形气有馀，病气不足，急补之。形气不足，病气不足，此阴阳气俱不足也，不可刺之，刺之则重不足，重不足则阴阳俱竭，血气皆尽，五脏空虚，筋骨髓枯，老者绝灭，少者不复矣。形气有馀，病气有馀，此谓阴阳俱有馀也，当泻其邪，调其虚实。故曰：有馀者泻之，不足者补之，此之谓也。故曰刺不知逆从，真邪相薄，满而补之，则阴阳四溢，肠胃充郭，肝肺内膜，阴阳相错；虚而泻之，则经脉空虚，血气竭枯，肠胃儋辟，皮肤薄著，毛腠夭焦，予之死期。故曰：用针之要，在于知调阴与阳，调阴与阳，精气乃光，合神与气，使神内藏；故曰：上工平气，中工乱脉，下工绝气危生。故曰：下工不可不慎也。必审五脏变化之病，五脉之应，经络之实虚，皮之柔脆，而后取之也。

　　"形气"，谓皮肉筋骨之形气。"病气"，谓三阴三阳之经气，为邪所病也。病气之有馀不足者，阴阳血气之实虚也。邪气胜者急泻之，血气虚者急补之。刺者，所以取气也，故阴阳气俱不足者，不可刺之。血气皆尽，五脏空虚者，血气之内荣于五脏也。筋骨髓枯者，血气之外濡于筋骨也。阴阳俱有馀者，当泻其邪，调其虚实，盖邪之所凑，其正必虚，故当泻其邪，而兼调真气之虚实也。"满而补之，则阴阳四溢"，溢于外也；"肠胃充郭，肝肺内月真"，溢于内也。外内皆溢，则阴阳相错矣。"儋"，虚怯也。"辟"，僻积也。血气盛则充肤热肉，血独盛则澹渗皮肤，生毫毛。经脉空虚，血气竭枯，是以肠胃儋辟，皮肤薄着，毛腠夭焦，而可与之死期矣。"调阴与阳，精气乃光"，阴阳精气之相合也；"合形与气，使神内藏"，形气为神之外固也。言能调其阴阳，则精神形气外华而内藏矣。夫三阴三阳之经气，有因于外邪所伤者，有因于五脏之病而变应于脉者，故当审其外内虚实而调之，斯可为上工也。〔眉批：病气者，阴阳血气之为病也。此虽分别形气病气，然重在病气之有馀不足。〕

寿夭刚柔第六

黄帝问于少师曰：余闻人之生也，有刚有柔，有弱有强，有短有长，有阴有阳，愿闻其方。

此章论人秉天地阴阳而生，在天为气，在地成形，形与气相任则寿，不相任则夭。"刚柔"，阴阳之道也。立天之道，曰阴与阳，立地之道，曰柔与刚。是故阴中有阴，阳中有阳，内有阴阳，外亦有阴阳。玉师曰："强弱短长，即如四时有寒暑，昼夜有长短，盖人与万物，皆禀此天地阴阳之形气，与时相应，故各有刚柔长短之不同。"

少师答曰：阴中有阴，阳中有阳，审知阴阳，刺之有方，得病所始，刺之有理，谨度病端，与时相应，内合于五脏六腑，外合于筋骨皮肤。是故内有阴阳，外亦有阴阳。在内者，五脏为阴，六腑为阳；在外者，筋骨为阴，皮肤为阳。故曰病在阴之阴者，刺阴之荥腧；病在阳之阳者，刺阳之合；病在阳之阴者，刺阴之经；病在阴之阳者，刺络脉。故曰病在阳者名曰风，病在阴者名曰痹，阴阳俱病命曰风痹。病有形而不痛者，阳之类也；无形而痛者，阴之类也。无形而痛者，其阳完而阴伤之也，急治其阴，无攻其阳；有形而不痛者，其阴完而阳伤之也，急治其阳，无攻其阴。阴阳俱动，乍有形，乍无形，加以烦心，命曰阴胜其阳，此谓不表不里，其形不久。

夫阳者，天气也，主外；阴者，地气也，主内。然天地阴阳之气，上下升降，外内出入，是故内有阴阳，外亦有阴阳，皮肉筋骨，五脏六腑，外内相合，与时相应者也。五脏为阴，六腑为阳，在内之阴阳也；筋骨为阴，皮肤为阳，在外之阴阳也。病在阴之阴者，病内之五脏，故当刺阴之荥输。病在阳之阳者，病在外之皮肤，故当刺阳之合，谓六腑外合于皮肤，故当取腑经之合穴也。病在阳之阴者，病在外之筋骨，故当刺阴之经，谓五脏外合于筋骨，故当取阴之经也；病在阴之阳者，病在内之六腑，故当刺络脉。故曰病在阳者名曰风，病在阴者名曰痹。盖风者天之阳气，痹者人之阴邪，阴阳俱病，名曰风痹，外内之相合也。有形者，皮肉筋骨之有形；无形者，五脏六腑之气也。病有形而不痛者，病在外之阳也；病无形而痛者，气伤痛也。阴完、阳完者，脏腑阴阳之气不伤也。〔眉批：天气主外，地气主内。此阴中有阴，阳中有阳也。〕夫天地者，万物之上下也；动静者，天地之体用也；水火者，阴阳之征兆也。天气下降，气溜于地，地气上升，气腾于天，天地之气交也。《离》中有虚，《坎》中有满，水火之相济也。如阴阳俱动，乍有形，乍无形，乃阴阳之不表不里矣。心为阳而主火，水为阴而居下，加以烦心，此阴胜其阳矣。阴阳外内不交，水火上下相克，此天地阴阳之气不调，故其形不久，形气之相应也。开之曰："针合天地人三才之道，此篇论人合天地阴阳，故用针以调其不和。经中大义，当于针病之外求之。"〔眉批：痹者，寒湿之邪。本经曰："痒者，阳也。痛者，阴也。"下文曰："气伤则病脏。"又：刺络脉者，取之于合。〕

黄帝问于伯高曰：余闻形气，病之先后，外内之应奈何？伯高答曰：风寒伤形，忧恐忿怒伤气。气伤脏，乃病脏；寒伤形，乃应形；风伤筋脉，筋脉乃应。此形气内外之相应也。黄帝曰：刺之奈何？伯高答曰：病九日者，三刺而已；病一月者，十刺而已。多少远近，以此衰之。久痹不去身者，视其血络，尽出其血。黄帝曰：外内之病，难易之治奈何？伯高答曰：形先病而未入脏者，刺之半其日；脏先病而形乃应者，刺之倍其日。此月内难易之应也。

此论外因之病，从外而内；内因之病，从内而外，形气外内之相应也。风寒者，外受之邪，故病形；"忧恐忿怒"，在内之气，故病脏。夫外为阳，内为阴，病九日者，病发于阳，故用三之奇；病一月者，病发于阴，故用十之偶。此以针之奇偶，应病之阴阳也。出络血者，通地之脉道也。"形先病而未入脏者"，病发于阳而未入于里也，故刺三时而可愈矣；"脏先病而形乃应者"，病发于阴而出于外也，刺之倍其日而愈矣。夫病发于阴而出于外者易愈，留于内者难已，故刺有十日者，有倍其日而刺两日者，此一月之病在内者，有难易之应也。

黄帝问于伯高曰：余闻形有缓急，气有盛衰，骨有大小，肉有坚脆，皮有厚薄，其以立寿天奈何？伯高答曰：形与气相任则寿，不相任则天；皮与肉相果则寿，不相果则天；血气经络胜形则寿，不胜形则天。黄帝曰：何谓形之缓急？伯高答曰：形充而皮肤缓者则寿，形充而皮肤急者则天。形充而脉坚大者顺也，形充而脉小以弱者气衰，衰则危矣。若形充而颧不起者骨小，骨小则天矣。形充而大肉月囷坚而有分者肉坚，肉坚则寿矣；形充而大肉无分理不坚者肉脆，肉脆则夭矣。此天之生命，所以立形定气而视寿夭者。必明乎此，立形定气，而后以临病人，决死生。黄帝曰：余闻寿夭，无以度之。伯高答曰：墙基卑，高不及其地者，不满三十而死；其有因加疾者，不及二十而死也。黄帝曰：形气之相胜，以至寿夭奈何？伯高答曰：平人而气胜形者寿；病而形肉脱，气胜形者死，形胜气者危矣。

"颧"，音权。"月囷"音窘。"度"，入声。此论人秉天地阴阳，生成此形气，有寿夭之不同也。"任"，当也。"果"，成也。此天之生命，立形定气，故形与气相任则寿，不相任则夭。夫人皮应天，人肉应地，故皮与肉相果则寿，不相果则夭。形谓皮肉筋骨，血气经络，应经水气脉，通贯于地中，故胜形则寿，不胜形则夭。人之形气，天命所生，皮肤缓者，天道之元亨也，是以缓则寿而急则夭。脉乃精血神气之所游行，故形充而脉坚大者为顺，脉小以弱者，营卫宗气俱衰，衰则危矣。夫肾秉先天之阴阳而主骨，颧乃肾之外候，故颧不起者骨小，骨小则夭。此先天之气薄也。脾主地而主肉，肉坚者寿，不坚者夭。此后天之土基有厚薄也。此天之生命，所以立形定气而视寿夭者，必明乎此，先立形定气，而后以临病人，决死生。《天年篇》曰："以母为基，以父为楯。"人之寿百岁者，使道隧以长，墙基高以方，墙基者，面部之四方也。"地"，地阁也。"墙基卑，高不及地者"，四方之平陷也，此人秉母气之薄，盖《坤》道之成形也。《天年篇》曰："人生三十岁，五脏大定。"不满三十而死者，不能终地之五行也。"其有因加疾者，不及二十而死"，不能终地之生数也。"平人气胜形者寿"，谓地基固宜博厚，而气更宜胜形，盖万物资始于天，而天包乎地之外也。"病而形肉脱，气胜形者"，邪气胜也。"形胜气者"，真气脱也。〔眉批：脉中之气，宗气、精气、神气。又：此言母基弱者夭，复言气胜形者寿，形气皆不宜弱也。〕

黄帝曰：余闻刺有三变，何谓三变？伯高答曰：有刺营者，有刺卫者，有刺寒痹之留经者。黄帝曰：刺三变者奈何？伯高答曰：刺营者出血，刺卫者出气，刺寒痹者内热。黄帝曰：营卫寒痹之为病奈何？伯高答曰：营之生病也，寒热少气，血上下行；卫之生病也，气痛时来时去，怫忾奔响，风寒客于肠胃之中；寒痹之为病也，留而不去，时痛而皮不仁。

"忾"，音戏。夫形舍气，气归形，形气之相任也。然下焦所藏之精水，中焦所生之营卫，所以温分肉，充皮肤，濡筋骨，利关节，水随气而运行于肤表，环转无端，如营卫留阻，水道不行，则形气消索矣。故刺有三变，变者，使之运行而变化也。荣之血，卫之气，道之出行于外，寒之痹，使之热散于内。夫营卫血气，主出入于外内，故病则只上下行而为寒热气痛矣。若怫忾奔响，此乃风寒客于肠胃之中，盖以分别营卫之生病，寒痹之为病，本于自生，非外因之邪也。痹者，闭也。寒痹者，寒水之为病也。肾为水脏而主骨，在外者皮肤为阳，筋骨为阴，病在阴者名曰痹。留而不去，时痛而皮不仁者，谓肾脏寒水之痹，痛在于外合之骨，而及于皮之不仁，病从内而外也。玉师曰："风寒客于肠胃之中，照应'病而形肉脱，气胜形者'句，盖本篇先论秉气之寿夭，后复论病气之寿夭。然病气有二，一因于风寒之病气，所谓气胜形者是也；一因于营卫稽留，水道不行之病气，所谓形胜气者是也。"

黄帝曰：刺寒痹内热奈何？伯高答曰：刺布衣者，以火焠之；刺大人者，以药熨之。黄帝曰：药熨奈何？伯高答曰：用醇酒二十斤，蜀椒一斤，干姜一斤，桂心一斤，凡四种，皆㕮咀渍酒中。用绵絮一斤，细白布四丈，并纳酒中。置酒马矢煴中，盖封涂，勿使泄。五日五夜，出布绵絮曝干之，干复渍，以尽其汁。每渍必晬其日，乃出干。干，并用滓与绵絮，复布为复巾，长六七尺，为六七巾，则用之生桑炭灸巾，以熨寒痹所刺之处，令热入至于病所，寒，复灸巾以熨之，三十遍而止。汗出以巾拭身，亦三十遍而止。起步内中，无见风。每刺必熨，如此病已矣，此所谓内热也。

"煴"，音氲。"晬"，音岁。矢，同屎。痹者，留而不行也。寒痹者，肾藏寒水之气也。夫人秉先天之水火，以化生五行，肾受天乙之精气，而交通于四脏，如水火不济，五行不交，则留而为寒痹矣。故以火焠之者，以火益水也。夫肺主皮毛，饮酒者先行皮肤，先充络脉，用醇酒者，使肺肾之相通也；蜀椒形色像心，皮红子黑，具中虚之象，用蜀椒者，使心肾之相通也；脾为阴中之至阴，干姜主理中之君品，用干姜者，使脾肾之相通也；桂为百木之长，用桂心者，使肝肾之相通也。蚕食桑而成绵，三者皆白，肺之品也。用绵絮一斤，白布四丈，十遍者，使在地之阴邪，从天表以终散，所谓热于内而使之外散也。夫王公大人，固不可以火焠，而布衣独不可以药熨乎？此盖借大人布衣，以明脏腑相通，阴阳交互，是以治法之有通变也。学者当体法先圣之用意周密，取法精微，不可图安苟简也。张开之曰："上古用分两品数，汤圆散剂，各有精义。君一

黄帝内经

六七四

臣二，奇之制也；君二臣四，偶之制也；君二臣三，奇之制也；君二臣六，偶之制也。近者奇之，远者偶之；汗者不以奇，下者不以偶；近而奇偶，制小其服；远而偶奇，制大其服，大则数少，小则数多；多则九之，少则二之，此品数奇偶多少之有法也。凡治中土者，多用五数，欲下行者，多用三数；欲从阴而上升，有用至一两一分者。又如莞花乱髮，熬如鸡子，石脂戎盐，大如弹丸，此分两用法之精微也。夫理中者用丸，行散者用散，行于脏腑经络皮肤者用汤。又如抵当丸、陷胸丸、干姜散、败酱散之类，捣为丸为散，而复以水煎服，此汤圆散剂之各有所取也。"〔眉批：一本，"白布四丈"下尚有注一节，今抄补之。"白布四丈"，取痹气四布于皮毛也。马乃午之火畜，熰于马屎中者，取子午相通之义也。天地之数不离于五，人亦应之，五日五夜，五行之气旋转矣。复布为复巾者，以布为夹囊，注药于内。六七者，水火之成数也。三十遍者，阴数周也。汗出以巾拭身亦三十遍而止者，使阴气之外通于皮毛也。玉师曰："此节照应病而形肉脱，形胜气者危。盖本篇先论形气，后论病气，皆有寿夭之分焉。夫营卫不行则形肉脱矣。寒水为痹，则生气渐灭而形胜气矣。"又：两乃阴数之终，一分乃生阳之始。〕

官针第七

　　凡刺之要，官针最妙。九针之宜，各有所为，长短大小，各有所施也，不得其用，病弗能移。疾浅针深，内伤良肉，皮肤为痈，病深针浅，病气不泻，支大为脓。病小针大，气泻太甚，疾必为害病大针小，气不泄泻，亦复为败。失针之宜，大者泻，小者不移，已言其过，请言其所施。病在皮肤无常处者，取以镵针于病所，肤白勿取病在分肉间，取以圆针干病所；病在经络痼痹者，取以锋针病在脉，气少当补之者，取之镝针于井荥分腧病为大脓者，取之铍针病痹气暴发者，取以圆利针病痹气痛而不去者，取以毫针病在中者，取以长针病水肿不能通关节者，取以大针；病在五脏固居者，取以锋针，泻于井荥分腧。取以四时。

　　"官"，法也。九针之法，有大小长短之制，有浅深补泻之宜，有三、五、九、十二刺之法，各有所施也。如不得其用，病勿能移，而反为害焉。

　　凡刺有九，以应九变。一曰腧刺，腧刺者，刺诸经荥腧脏腧也。二曰远道刺，远道刺者，病在上，取之下，刺腑腧也。三曰经刺，经刺者，刺大经之结络经分也。四曰络刺，络刺者，刺小络之血脉也。五曰分刺，分刺者，刺分肉之间也。六曰大泻刺，大泻刺者，刺大脓以铍针也。七曰毛刺，毛刺者，刺浮痹皮肤也。八曰巨刺，巨刺者，左取右，右取左。九曰焠刺，焠刺者，刺燔针则取痹也。

　　"焠"，音萃。"燔"，音烦。上节论针有九者之宜，此论刺有九者之变。一曰输刺，刺五脏之经输，所谓荥输治外经也。"远道刺者"，病在上而取下之合穴，所谓合治六腑也。盖手足三阳之脉，其原皆在足，而上循于颈项也。大经者，五脏六腑之大络也。邪客于皮毛，入舍于孙络，留而不去，闭结不通，则流溢于大经之分，而生奇病，故刺大经之结络以通之。络刺者，见于皮肤之小络也。分刺者，分肉之间，谿谷之会，亦有三百六十五穴会，邪在肌肉者取之。大泻刺者，泻大脓血也。毛刺者，邪闭于皮毛之间，浮浅取之，所谓刺毫毛无伤皮，刺皮无伤肉也。巨刺者，邪客于十二经别，宜巨刺之，左取右，右取左也。焠刺者，燔针劫刺，以取筋痹也。大经刺巨刺详《素问·缪刺论》。

凡刺有十二节，以应十二经。一曰偶刺，偶刺者，以手直心若背，直痛所，一刺前，一刺后，以治心痹，刺此者，旁针之也。二曰报刺，报刺者，刺痛无常处也，上下行者，直纳无拔针，以左手随病所按之，乃出针复刺之也。三曰恢刺，恢刺者，直刺旁之，举之前后，恢筋急，以治筋痹也。四曰齐刺，齐刺者，直入一，旁入二，以治寒气小深者。或曰三刺，三刺者，治痹气小深者也。五曰扬刺，扬刺者，正纳一，旁纳四而浮之，以治寒气之博大者也。六曰直针刺，直针刺者，引皮乃刺之，以治寒气之浅者也。七曰输刺，输刺者，直入直出，稀发针而深之，以治气盛而热者也。八曰短刺，短刺者，刺骨痹，稍摇而深之，致针骨所，以上下摩骨也。九曰浮刺，浮刺者，旁入而浮之，以治肌急而寒者也。十曰阴刺，阴刺者，左右率刺之，以治寒厥，中寒厥足踝后少阴也。十一曰旁针刺，旁针刺者，直刺旁刺各一，以治留痹久居者也。十二曰赞刺，赞刺者，直入直出，数发针而浅之出血，是谓治痈肿也。

"节"，制也。言针有十二节制，以应十二经也。"偶刺者"，一刺胸，一刺背，前后阴阳之相偶也，傍取之，恐中伤心气也。"报刺者"，刺痛无常处，出针而复刺，故曰报刺。"恢"，大之也。前后恢荡其筋之急，以治筋痹也。"齐刺者"，中正以取之，故直入一以取中，傍入二以为佐，故又曰三刺，治寒痹小深者也。"扬刺者"，从中而发扬于四旁也。"直刺者"，以毫针刺在皮毛，得气而直竖也。"输刺者"，直入直出，如转轮也。"短刺者"，用短针深入而至骨，所以便上下摩之而取骨痹也。"浮刺者"，傍入而浮浅也。"阴刺者"，刺少阴之寒厥也。"傍针刺者"，直刺傍刺，治留痹之久居者也。"赞"，助也。数发针而浅之出血，助痈肿之外散也。按十二刺中，独提少阴者，少阴主先天之阴阳水火，五运六气之生原也。

脉之所居，深不见者，刺之微纳针，而久留之，以致其空脉气也。脉浅者，勿刺，按绝其脉乃刺之，无令精出，独出其邪气耳。

此言经脉内合五行之化运，外应六气之司天，用针者不可不知也。夫经脉内连脏腑，外合六气，五脏内合五行，应五运之在中，命曰神机而主出入，六气旋转于外，命曰气立而主升降，六气之司天在泉，应人之精水随气而运行于肤表。故脉之所居深不见者，内连五脏也，微纳针而久留之，以致其空脉气者，致五脏之神气运行于外也。脉浅者，见于皮肤之脉，外合于六气也，精水随气行于肤表，故脉浅者勿刺。"按绝其脉乃刺之"，是使六气运行而无令精出也。玉师曰："致五脏之神机，非营卫血气，故曰空脉气。"

所谓三刺则谷气出者，先浅刺绝皮，以出阳邪；再刺则阴邪出者，少益深绝皮，致肌肉未入分肉间也；已入分肉之间，则谷气出。故刺法曰：始刺浅之，以逐邪气，而来血气；后刺深之，以致阴气之邪；最后刺极深之，以下谷气，此之谓也。故用针者，不知年之所加，气之盛衰，虚实之所起，不可以为工也。

此申明三阴三阳之气，运行于皮表也。谷气者，通会于肌腠之元真，脾胃之所主也，故曰谷气。阴邪阳邪者，谓邪在阴阳之气分也。少益深绝皮，致肌肉未入分肉间者，在皮肉相交之间，仍在皮之绝处，未入于分肉也。盖言三阴三阳之气，运行于皮表，以应天之六气，故用针者，不知年之所加，气之盛衰虚实之所起，不可以为工也。年之所加者，六气之加临。气之盛衰者，五运之气有太过不及也。运有太少，气有盛衰，则人之虚实，所由起矣。〔眉批：此假邪以明阴阳之气在于皮表。〕

凡刺有五，以应五脏。一曰半刺，半刺者，浅纳而疾发针，毋针伤肉，如拔毛状，以取皮气，此肺之应也；二曰豹文刺，豹文刺者，左右前后针之，中脉为故，以取经络之血者，此心之应也；三曰关刺，关刺者，直刺左右尽筋上，以取筋痹，慎无出血，此肝之应也，或曰渊刺，一曰岂刺；四曰合谷刺，合谷刺者，左右鸡足，针于分肉之间，以取肌痹，此脾之应也；五曰输刺，输刺者，直入直出，深纳之至骨，以取骨痹，此肾之应也。

此言五脏之气，外合于皮脉肉筋骨，五脏主中，故取之外合而应于五脏也。夫血者，神气也。故五脏之神机，运行于血脉，以应五运之化；五脏之气，外合于皮肉筋骨，以应天之四时。玉师曰："九宜九变，应地之九野九州，人之九脏九窍，十二节应十二月，三刺应三阴三阳，五刺应五行五时，针道配天地人，而人合天地者也。"

本神第八

　　黄帝问于岐伯曰：凡刺之法，必先本于神。血脉营气精神，此五脏之所藏也。至于淫泆离脏则精失，魂魄飞扬，志意恍乱，智虑去身者，何因而然乎？天之罪欤？人之过乎？何谓德气生精神魂魄心意志思智虑？请问其故。岐伯答曰："天之在我者，德也；地之在我者，气也；德流气薄而生者也。故生之来，谓之精；两精相搏谓之神；随神往来者谓之魂；并精而出入者谓之魄；所以任物者谓之心；心有所忆谓之意；意之所存谓之志；因志而存变谓之思；因思而远慕谓之虑；因虑而处物谓之智。故智者之养生也，必顺四时而适寒暑，和喜怒而安居处，节阴阳而调刚柔，如是则邪僻不至，长生久视。

　　此言人之德气，受天地之德气所生，以生精气魂魄志意智虑。故智者能全此神智，以顺天地之性，而得养生之道焉。德者所得乎天，虚灵不昧，具众理应万事者也。目之视，耳之听，鼻之嗅，口之味，手之舞，足之蹈，在地所生之形气也。乾知大始，坤作成物，德流气薄而生者也。《决气篇》曰："常先身生是谓精。"盖未成形而先受天乙之精，故所生之来谓之精。《平人绝谷篇》曰："神者，水谷之精气也。"盖本于先天所生之精，后天水谷之精而生此神。故曰："两精相搏谓之神。"火之精为神，水之精为精，肝为阳脏而藏魂，肺为阴脏而藏魄，故魂随神而往来，魄并精而出入。心为君主之官，神明出焉，天地之万物，皆吾心之所任，心有所忆者意也，意之所存者志也，志有所变者思也，思有所慕者虑也，虑有所处者智也。此皆心神之运用，故智者顺承天地之性，而得养生之道也。

　　是故怵惕思虑者则伤神，神伤则恐惧流淫而不止。因悲哀动中者，竭绝而失生。喜乐者，神惮散而不藏。愁忧者，气闭塞而不行。盛怒者，迷惑而不治。恐惧者，神荡惮而不收。

　　此承上文而言思虑志意，皆心之所生，是以思虑喜怒悲忧恐惧，皆伤其心脏之神气。

　　心，怵惕思虑则伤神，神伤则恐惧自失，破䐃脱肉，毛悴色夭，死于冬。

此分论七情伤五脏之神志。"思虑"，脾之情也。如心因怵惕思虑，则伤心藏之神，神伤则不能主持，而恐惧自失矣。脾主土而主肌肉，肺主气而主皮毛，肉之膏肥曰月囷。色者，气之华也。月囷肉者，地所成之形也。毛色者，天所生之气也。"破月囷脱肉，毛悴色夭"，天地所生之命绝矣。死于冬者，五行之气，死于四时之胜克也。开之曰："心思虑伤神者，脾志并于心也。余藏同。"

脾，忧愁而不解则伤意，意伤则悗乱，四肢不举，毛悴色夭，死于春。

悗，意闷。"忧愁"，肺之情也。如脾因忧愁不解，则伤脾脏之意，意伤则悗乱而四肢不举，盖意乃心之所生，而脾主四肢也。

肝，悲哀动中则伤魂，魂伤则狂忘不精，不精则不正，当人阴缩而挛筋，两胁骨不举，毛悴色夭，死于秋。

"悲哀"，肺之情也，如肝因悲哀动中，则伤肝脏所藏之魂，魂伤则狂忘不精，盖肝者将军之官，谋虑出焉，肝志伤，则不能处事精详矣。胆为中正之官，决断出焉，脏气伤，则腑志亦不正而无决断矣。肝主筋而脉络阴器，阴缩筋挛，胁骨不举，情志伤而及于形也。玉师曰："胆附于肝，脏腑相通，惟肝胆最为亲切。"

肺，喜乐无极则伤魄，魄伤则狂，狂者意不存，人皮革焦，毛悴色夭，死于夏。

"喜乐"，心之情也。如肺因喜乐无极，则伤肺脏之魄，魄伤则狂，狂者意不存，意者心之发，盖喜乐无极，则神亦悍散而不存矣。肺主皮毛，故人皮革焦。

肾，盛怒而不止则伤志，志伤则善忘其前言，腰脊不可以俯仰屈伸，毛悴色夭，死于季夏。

怒者，肝之情也，如肾盛怒不止，则伤肾脏之志，志伤则善忘其前言。夫神志相合，善忘眷，神志皆伤也。腰者肾之府，故腰脊不可以俯仰屈伸。夫脾志并于心，肺志并于脾，肝志并于肾，乃子气并于母也。肺志并于肝，心志并于肺，受所不胜之相乘也。《平脉篇》曰："水行乘火，金行乘木，名曰纵；水行乘金，火行乘木，名曰逆。"盖母乘子者顺，子乘母者逆也。相生者顺，相克者逆，逆则伤矣。

恐惧而不解则伤精，精伤则骨痠痿厥，精时自下。是故五脏主藏精者

也，不可伤，伤则失守而阴虚，阴虚则无气，无气则死矣。是故用针者，察观病人之态，以知精神魂魄之存亡得失之意，五者已伤，针不可以治之也。

恐伤肾，故恐惧不解则伤肾脏之精，肾主骨，故精伤则骨痠痿厥。精时自下者，脏气伤而不能藏也。火之精为神，水之精为志。上节论伤肾脏之志，此论伤肾脏之精，盖魂魄智意，本于心肾精神之所生，故首言怵惕思虑者则伤神，末言恐惧而不解则伤精，神生于精，而精归于神也。夫水谷入胃，津液各走其道，酸先入肝，苦先入心，甘先入脾，辛先入肺，咸先入肾，五脏主藏水谷之精者也。神气生于精，故五脏之精不可伤，伤则失守而阴虚，阴虚则神气绝而死矣。是故用针者，察观病人之态，以知精神魂魄之存亡，意之得失。如五者已伤，针不可以治之矣。故当从天之性，以调养其精气神焉。玉师曰："恐惧不解则伤精，先天之精也。五脏主藏精者，后天水谷之精也。神气皆生于精，故曰阴虚则无气。"

肝藏血，血舍魂，肝气虚则恐，实则怒。脾藏荣，荣舍意，脾气虚则四肢不用，五脏不安，实则腹胀，经溲不利。心藏脉，脉舍神，心气虚则悲，实则笑不休。肺藏气，气舍魄，肺气虚则鼻塞不利少气，实则喘喝，胸盈仰息。肾藏精，精舍志，肾气虚则厥，实则胀，五脏不安。必审五脏之病形，以知其气之虚实，谨而调之也。

此言五脏之气，各有虚有实，而见证之不同也。五脏各有所藏，五志各有所舍，如五志受伤，则有五志之病，如脏气不平，则现脏气之证，故必审五脏之病形，以知其气之虚实也。肝者，将军之官，故气虚则恐，气实则怒。脾主四肢，故虚则四肢不用；土灌四脏，是以五脏不安。腹乃脾土之郭郭，故实则腹胀；经溲不利者，不转输其水也。夫神慈则悲，喜为心志，故心气虚则悲，盛实则笑不休。肺主气以司呼吸，故肺气虚则鼻塞不利，少气；实则喘喝胸满，而不得偃息也。肾为生气之原，故虚则手足厥冷；肾者胃之关也，故实则关门不利而为胀矣。此五脏之气，各有太过不及，而不得安和，当审其所现之气而调之也。

终始第九

　　凡刺之道，毕于终始，明知终始，五脏为纪，阴阳定矣。阴者主脏，阳者主腑，阳受气于四末，阴受气于五脏。故泻者迎之，补者随之，知迎知随，气可令和。和气之方，必通阴阳，五脏为阴，六腑为阳，传之后世，以血为盟，敬之者昌，慢之者亡，无道行私，必得夭殃。

　　此篇论人之脏腑阴阳、经脉气血，本于天地之所生，有始而有终也。《五运行论》曰："东方生风，风生木，木生酸，酸生肝。南方生热，热生火，火生苦，苦生心。"夫风寒暑湿燥热，天之六气也，木火土金水，地之五行也。天食人以五气，地食人以五味，是天之六气，化生地之五行五味，五行五味以生人之五脏。五脏内合六腑，以应地之五行，外合六经，以应天之六气。故曰："明知终始，五脏为纪。"谓人之五脏，本于五行之化也。"请言终始，经脉为纪，平与不平，天道毕矣"，谓人之经脉，应天之六气也。末结曰："太阳之脉，其终也，戴眼反折。太阴终者，腹胀不得息。"是人之阴阳血气，始于地之五行，天之六气所生，而终于地之六经，天之六气也。故曰："其生五，其数三"，谓生于五行，而终于三阴三阳之数也。阴者主脏，阳者主腑，脏腑阴阳之相合也。"阳受气于四末"，阳受天气于外也；"阴受气于五脏"，阴受地气于内也。"故泻者迎之"，迎阴气之外出也；"补者随之"，追阳气之内交也。故曰："知迎知随，气可令和，和气之方，必通阴阳。"

　　谨奉天道，请言终始。终始者，经脉为纪，持其脉口人迎，以知阴阳有余不足，平与不平，天道毕矣。所谓平人者不病，不病者，脉口人迎应四时也，上下相应而俱往来也。六经之脉不结动也，本末之，寒温之，相守司也，形肉血气，必相称也，是谓平人。少气者，脉口人迎俱少，而不称尺寸也。如是者，则阴阳俱不足，补阳则阴竭，泻阴则阳脱；如是者，可将以甘药，不可饮以至剂；如是者弗灸，不已者，因而泻之，则五脏气坏矣。

　　谨奉天道，请言终始者，谓阴阳经脉应天之六气也。夫血脉本于五脏五行之所生，而外合于阴阳之六气，有生始而有经终。故曰："终始者，经脉为纪也。持其脉口人迎，以知阴阳有馀不足，平与不平。"盖诊其脉以候其气也。〔眉批：明知终始，五脏为纪，自内而外也；先察人迎气口，后治经脉，自外而内也。〕应四时者，春夏之气从左而右，秋冬之气从右而左，是以春夏人迎微大，秋冬气口微大，是谓平人。上下相应者，应天之六气，上下环转，往来不息。六经之脉，随气流行，不结动也。本末者，有本标之出入。寒温者，应寒暑之往来，各相守司也。"形肉血气"，谓脉外之血气，与六经之脉必相称也。脉口人迎，以候三阴三阳之气，是以少气者，脉口人迎俱少，尺以候阴，寸以候阳。不称尺寸者，阴阳气虚，而又应于尺寸之脉也。甘药者，调胃之药，谓三阴三阳之气，本于中焦胃腑所生，宜补其生气之原，道之流行，故不可饮以至剂，谓甘味太过，反留中也。弗灸者，谓阴阳之气不足于外，非经脉之陷下也。因而泻之，则五脏气坏者，六气化生五行，五行上呈六气，五六相得而各有合也。〔眉批：天之五色，经于五方之分，而化生五行，终始之道，以五脏为纪，而始于天。故曰："谨奉天道，请言终始。"又：《脉要》始终篇始于五脏，终于六经。终始者，始于五脏，次于经脉，终于六气，盖五脏内生六经，六经外合六气，然五脏又本于六气之所生，故曰人生于地，悬命于天。又：土主四肢，四末者，胃脘之阳。又：脉口人迎与尺寸分开看。又：阳明太阴主后天，故在一二之后。〕

人迎一盛，病在足少阳，一盛而躁，病在手少阳。人迎二盛，病在足太阳。二盛而躁，病在手太阳。人迎三盛，病在足阳明，三盛而躁，病在手阳明。人迎四盛，且大且数，名曰溢阳，溢阳为外格。脉口一盛，病在足厥阴，厥阴一盛而躁，在手心主。脉口二盛，病在足少阴，二盛而躁，在手少阴。脉口三盛，病在足太阴，三盛而躁，在手太阴。脉口四盛，且大且数者，名曰溢阴，溢阴为内关，内关不通，死不治。人迎与太阴脉口，俱盛四部以上，命曰关格，关格者与之短期。

左为人迎，右为气口，以候三阴三阳之气。圣人南面而立，前曰广明，后曰太冲，左东而右西，天道右旋，地道左迁，故以左候阳而右候阴也。躁者，阴中之动象，盖六气皆由阴而生，从地而出，故止合足之六经。其有躁者在手，以合六脏六腑，十二经脉，盖十二经脉，以应三阴三阳之气，非六气之分手与足也。外格者，谓阳盛于外，而无阴气之和；内关者，阴盛于内，而无阳气之和。关格者，阴关于内，阳格于外也。开之曰："脉口，太阴也。人迎，阳明也。盖脏气者，不能自至于手太阴，必因于胃气，乃至于手太阴，是左右皆属太阴，而皆有阳明之胃气，以阳气从左而右，阴气从右而左，故以左候三阳，右候三阴，非左主阳而右主阴也，阴中有阳，阳中有阴，是为平人。若左独主阳，右独主阴，是为关阴格阳之死候矣。"〔眉批：多"厥阴"二字，以明十二经中，只有六气。曰寸口、曰脉口、曰气口，言气在寸脉之上口也。气口者，三阴所出之气；人迎，胃脉也。言阴阳六气始于先天之阴，生于胃脘之阳。又：太阴为之行气于三阴。阳明者，表也，亦为之行气于三阳。〕

人迎一盛，泻足少阳，而补足厥阴，二泻一补，日一取之，必切而验之，疏取之上，气和乃止。人迎二盛，泻足太阳，补足少阴，二泻一补，二日一取之，必切而验之，疏取之上，气和乃止。人迎三盛，泻足阳明，而补足太阴，二泻一补，日二取之，必切而验之，疏取之上，气和乃止。脉口一盛，泻足厥阴，而补足少阳，二补一泻，日一取之，必切而验之，疏而取上，气和乃止。脉口二盛，泻足少阴，而补足太阳，二补一泻，二日一取之，必切而验之，疏取之上，气和乃止。脉口三盛，泻足太阴，而补足阳明，二补一泻，日二取之，必切而验之，疏而取之上，气和乃止。所以日二取之者，阳明主胃，大富于谷气，故可日二取之也。人迎与脉口俱盛三倍以上，命曰阴阳俱溢，如是者，不开则血脉闭塞，气无所行，流淫于中，五脏内伤。如此者，因而灸之，则变易而为他病矣。

补泻者，和调阴阳之气平也。阳二泻而阴一泻者，阳常有余而阴常不足也；阳补二而阴补一者，阳可盛而阴不可盛也。故溢阳不曰死，溢阴者死不治矣。必切而验之者，切其人迎气口，以验三阴三阳之气也。"疏"，当作"躁"，谓一盛而躁，二盛而躁，当取手之阴阳也。阳明主胃，大富于谷气，故可日二取之。盖三阴三阳之气，乃阳明水谷之所生也。人迎与脉口俱盛，命曰阴阳俱溢，盖阴盛于内则阳盛于外矣，阳盛于左则阴盛于右矣。如是者，若不以针开之，则血脉闭塞，气无所行，流溢于中，则内伤五脏矣。夫盛则泻之，虚则补之，陷下则灸之，此阴阳之气，偏盛不和，非陷下也，故灸之则生他病矣。

凡刺之道，气调而止，补阴泻阳，音气益彰，耳目聪明，反此者气血不行。

　　此言三阴三阳之气，从五脏之所生。故曰："明知终始，五脏为纪。""凡刺之道，气调而止"，谓阴阳之气偏盛，刺之和调则止矣。然又当补阴泻阳，补阴者，补五脏之里阴，泻阳者，导六气之外出。《六节脏象论》曰："五气入鼻，藏于心肺，上使五色修明，音声能彰。"《顺气篇》曰："五者，音也，音主长夏。"是补其阴脏，则心肺脾脏之气和，而音声益彰矣。肝开窍于目，肾开窍于耳，肝肾之气盛，则耳目聪明矣。补其脏阴，导其气出，则三阴三阳之气和调，而无偏盛之患矣。夫阴阳血气，本于胃腑五脏之所生。胃者，水谷血气之海也，海之所以行云气者天下也，胃之所出气血者经隧也。经隧者，五脏六腑之大络也。故不补阴泻阳，则气血不行。

　　所谓气至而有效者，泻则益虚，虚者，脉大如其故而不坚也，坚如其故者，适虽言故，病未去也。补则益实，实者，脉大如其故而益坚也，夫如其故而不坚者，适虽言快，病未去也。故补则实，泻则虚，痛虽不随针，病必衰去。必先通十二经脉之所生病，而后可得传于终始矣。故阴阳不相移，虚实不相倾，取之其经。

　　此言补泻三阴三阳之气，必俟经脉和调。所谓终始者，经脉为纪也。泻者，泻其盛而益其虚也。"坚"，实也。虚者，脉大如其故而不坚也。若坚如其故者，适虽言故已和调，而所生之病未去也。补者，所以益实也。实者，脉大如其故而益坚也。夫如其故而不坚者，适虽言快，乃阴阳之气和而快，然经脉之病未去也。盖始在三阴三阳之是动，渐及于经脉之所生，故所谓气至而有效者，针在三阴三阳之气分，经脉虽不随针，而经脉之病必衰去，经气之相应也。故必先通十二经脉之所生病，而后可传于终始矣。故阴阳不相移，虚实不相倾，言阴阳之气，无虚实之倾，移则当取之其经，所谓不虚不实，以经取之。盖言阴阳之气，已无虚实，则脉应和调矣。脉不调者，所生病也，故当取之其经。故曰"脉大如其故者"，谓阴阳之气，已如其故而无盛虚。"坚不坚者"，经脉所生之病尚未平也。开之曰："先为是动，后病所生，此因气以及经。"

　　凡刺之属三：刺至谷气，邪僻妄合，阴阳易居，逆从相反，沉浮异处，四时不得，稽留淫泆，须针而去。故一刺则阳邪出，再刺则阴邪出，三刺则谷气至，谷气至而止。所谓谷气至者，已补而实，已泻而虚，故已知谷气至也。邪气独去者，阴与阳未能调而病知愈也。故曰补则实，泻则虚，痛虽不随针，病必衰去矣。

此承上文而言去阴阳偏盛之邪，又当调其经脉也。谷气者，营卫血气生于水谷之精，谓经脉之气也。阳邪、阴邪者，阴阳偏盛之气也。盖因邪僻妄合于气分，使阴阳之气不和而易居也。逆从者，谓皮肤之气血，从臂肘而行于手腕之前，经脉之血气，从指井而行于手腕之后，病则逆从相反矣。浮沉异处者，阴阳之气与经脉不相合也。四时不得者，不得其升降浮沉也。此因邪僻淫泆于阴阳之气分，而致经脉之不调也。故一刺则阳邪出，再刺则阴邪出，而阴阳之气调矣；三刺则谷气至，而经脉之血气和矣。故已补其三阳之虚，则阳脉实矣；已泻其三阴之实，则阴脉虚矣。已补其三阴之虚，则阴脉实矣；已泻其三阳之实，则阳脉虚矣。故已知谷气至而脉已调矣。如气分之邪独去，而阴与阳之经脉，虽未能调，而病知愈也。故曰："补则实，泻则虚，痛虽不随针，病必衰去矣。"按《官针篇》曰："先浅刺绝皮，以出阳邪，再刺则阴邪出者，少益深绝皮，致肌肉，未入分肉间也，已入分肉之间，则谷气出。"盖在皮肤分腠之间，以致谷气不在脉也。故曰："痛虽不随针"，谓针在皮肤，而痛应于脉，非针在脉而痛于脉也。开之曰："经脉之血气，水谷之所生也。病在三阴三阳之气，故补之泻之，则阴阳之气和而经脉未调也。谷气至而后经脉和调，故曰凡刺之属三。"〔眉批：脉内之气升浮而出，脉外之气降沉而入，即下文春气在毛，冬气在筋骨。〕

阴盛而阳虚，先补其阳，后泻其阴而和之。阴虚而阳盛，先补其阴，后泻其阳而和之。

此复论调和经脉之阴阳，所谓盛则泻之，虚则补之者，调和三阴三阳之气也。不虚不实以经取之者，谓阴阳之气已调，无虚实之偏僻，而经所不调者，又当取之于经也。夫经脉之血气，本于脏腑所生，故当先补其正虚，而后泻其邪实。开之曰："前节论调气而经脉不调，上节论在皮肤以致谷气，此节论取之其经。"

三脉动于足大趾之间，必审其实虚。虚而泻之，是谓重虚，重虚病益甚。凡刺此者，以指按之，脉动而实且疾者，疾泻之，虚而徐者则补之，反此者病益甚。其动也，阳明在上，厥阴在中，少阴在下。

此篇论三阴三阳之气，本于五脏五行之所生，而五脏之气，生于后天水谷之精，始于先天之水火，盖水生木而火生土金也。以上数节，论三阴三阳之气，候于人迎气口，谓本于阳明水谷之所生，从五脏之经隧，出于皮肤而见于尺寸，此复论五行之气，本于先天之肾脏，下出于胫气之街，散于皮肤，复从下而上。本经《动腧篇》曰："冲脉者，十二经之海也，与少阴之大络，起于肾，下出于气街，循阴股内廉，斜入腘中，循胫骨内廉，并少阴之经，下入内踝之后，入足下，其别者，斜入踝，出属跗上，入大趾之间，注诸络，以温足胫。"是先天水火之气，下出于胫气之街，故阳气起于足五趾之表，阴气起于足五趾之里，此水火阴阳之气，出气街而散于足五趾也。其别者，斜入踝，出属跗上，入大趾之"间"，是先天之水火，化生五行之气，随冲脉与少阴之大络，注于足大趾之间，而复上行。故少阴在下者，谓天一之水，地二之火；厥阴在中者，谓天三之木；阳明居中土，而主秋金之气，阳明在上者，谓地四生金，天五生土也。此言五脏五行之气，生于中焦之阳明，始于下焦之少阴，其上行者，出于阳明，而走尺肤，其下行者，出于少阴，而动于足大趾之间。

膺腧中膺，背腧中背，肩膊虚者取之上。重舌刺舌柱，以铍针也。手屈而不伸者，其病在筋；伸而不屈者，其病在骨。在骨守骨，在筋守筋。

夫皮肉筋骨，五脏之外合，脉外之气分也。此承上文而言五行之气，从足上行，如有虚者取之。取者，谓迎其气之外出也。胃腧在膺中，脾腧在膺旁，肺腧在背肩，心之窍在舌，肝之气在筋，肾之气在骨，是五脏之气虚者，各随其所在而取之。玉师曰："此论脉外之气，故在心止言舌而不言脉。本篇重在五行六气之生始出入，故篇名《终始》，而论刺则曰虚者取之，曰以铍针也，曰在骨守骨，在筋守筋，读者味之，其义自得。"张开之曰："上节曰少阴在下，阳明在上，谓数之始于一而终于五，气从下而上也。此节先言膺腧，而末言其病在骨，谓数之成于五而归于一，复从上而下也。"

补须一方实，深取之，稀按其痏，以极出其邪气；一方虚，浅刺之，以养其脉，疾按其痏，无使邪气得入。邪气来也紧而疾，谷气来也徐而和。脉实者，深刺之，以泄其气；脉虚者，浅刺之，使精气无得出，以养其脉，独出其邪气。刺诸痛者，其脉皆实。

此论身形之应四方也。一方实，深取之，一方虚，浅刺之；脉实者，深刺之，脉虚者，浅刺之，此论四方之虚实也。经云气伤痛，诸痛者，其脉皆实，言四方之气归于中央而为实也。

故曰从腰以上者，手太阴阳明皆主之；从腰以下者，足太阴阳明皆主之。

手太阴阳明主天，足太阴阳明主地，身半以上为天，身半以下为地。故曰承上文而言，言人之形气，生于六合之内，应天地之上下四旁，故曰天地为生化之宇。〔眉批：上节论四方，此论上下。〕

病在上者下取之，病在下者高取之，病在头者取之足，病在腰者取之腘。

此言形身之上下，应天地之气交。《六微旨论》曰："天气下降，气溜于地，地气上升，气腾于天，上下相召，升降相因。"是以病在上者下取之，病在下者高取之，因气之上下升降也。《邪客篇》曰："天圆地方，人头圆足方以应之。"病在头者取之足，以头足之应天地；病在腰者取之腘，以肾脏膀胱之水气应天泉之上下也。夫谨奉天道，请言终始，知血气之生始出入，应天地之五运六气，上下四旁，天道毕矣。

病生于头者头重；生于手者臂重；生于足者足重。治病者，先刺其病所从生者也。

上节论上下之气交，此论天地之定位。头以应天，足以应地，手足应四旁，盖天地四方之气，各有所生之本位。故生于头者头重，生于足者足重，随其所生而取之。重者，守而不动也。开之曰："前节论四方之气流行，故有一方实，一方虚，如金行乘木，则东方实而西方虚矣。此论上下四方之定位，故生于手者臂重，生于足者足重。"

春气在毛，夏气在皮肤，秋气在分肉，冬气在筋骨。刺此病者，各以其时为齐。故刺肥人者，以秋冬之齐；刺瘦人者，以春夏之齐。

此言三阴三阳之气，应天地之四时。"皮肉筋骨"，脉外之气分也。阴阳之气始于肤表，从外而内，与经脉之出入不同。故春气在毛，夏气在皮肤，秋气在分肉，冬气在筋骨。盖始于皮毛而入于筋骨，自外而内也。肥人之皮肤涩，分肉不解，气留于阴久，故刺肥人者，以秋冬之齐，深取之也。瘦人之皮肤滑，分肉解，气留于阳久，故刺瘦人者，以春夏之齐，浅取之也。齐者，与时一之也。开之曰："首六句论四时，谓气之从外而入，后四句论肥瘦，谓气之从内而出，盖六气虽运行于肤表，然本于内之所生。"张应略曰："从外而内，天之气也。从内而生，人之气也。人与

天地相合，故或从外，或从内，外内出入者也。"〔眉批：经脉之血气，随春气外出。〕

病痛者阴也，痛而以手按之不得者阴也，深刺之。病在上者阳也，病在下者阴也。痒者阳也，浅刺之。

此论表里上下之阴阳。夫表为阳，里为阴，身半以上为阳，身半以下为阴。病在阳者名曰风，故痒者阳也，病在皮肤之表阳也。病在阴者名曰痹，痹者痛也，故病痛者阴也。"以手按之不得者"，留痹之在内也。此言表里之为阴阳也，病在上者为阳，病在下者为阴，以形身之上下分阴阳也。

病先起阴者，先治其阴，而后治其阳；病先起阳者，先治其阳，而后治其阴。

此承上文而言，表里上下阴阳之气，交相贯通，故有先后之分焉。《内经》云："阳病者，上行极而下；阴病者，下行极而上。""从内之外者，先调其内；从外之内者，先治其外。"

刺热厥者，留针反为寒；刺寒厥者，留针反为热。刺热厥者，二阴一阳；刺寒厥者，二阳一阴。所谓二阴者，二刺阴也；一阳者，一刺阳也。

此论寒热之阴阳厥逆也。刺热厥者留针，俟针下寒乃去针也；刺寒厥者留针，俟针下热，乃去针也。二阴一阳，二阳一阴者，谓寒热阴阳之气，互相交通，故不独取阳而独取阴也。开之曰："一二者，阴阳水火之生数。"

久病者，邪气入深。刺此病者，深纳而久留之，间日而复刺之，必先调其左右，去其血脉，刺道毕矣。

人之卫气昼行于阳，夜行于阴，应天道之绕地一周，昼明夜晦。病久者，邪气入深，邪与正争，则气留于阴，间日而后出于阳，是以间日复刺之者，俟气至而取之也。左右者，阴阳之道路也。经脉者，所以行气血而营阴阳也。此篇论终始之道，本于五行六气，五行应神机之出入，六气应天道之右旋，行针之士，能顺上下之运行，调左右之间气，去血脉之郁陈，刺道毕矣。

凡刺之法，必察其形气，形肉未脱，少气而脉又躁，躁厥者，必为缪刺之，散气可收，聚气可布。深居静处，占神往来，闭户塞牖，魂魄不散。

此言针刺之法，必察其病者之形气，占其精神而后乃行针也。"形肉未脱"，形气相得也。夫气生于下，脉从足而手。少气者，气聚于下也。躁者，阴之动象，厥逆也。脉又躁厥者，血气不调和，而反躁逆于上也。缪刺者，左刺右，右刺左，阳取阴，阴取阳，和其血气，调其阴阳，使经脉之散气可收，在下之聚气可布。"深居静处"，养其气也。"闭户塞牖"，无外其志也。"魂魄不散"，精神内守也。此言治病者，必使病人之血气调和，精神内守，而后可以行针。

专意一神，精气之分，毋闻人声，以收其精，必一其神，令志在针。浅而留之，微而浮之，以移其神，气至乃休。男内女外，坚拒勿出，谨守勿内，是谓得气。

此言医者当自守其神，令志在针也。夫肾主藏精，开窍于耳，精气之分，惑于听闻，是以毋闻人声，以收其精，必一其神，令志在针，神志之专一也。浅而留之，微而浮之，以移其病者之神，候针下之气至而休，盖以己之精神，合病者之神气也。男为阳，女为阴，阳在外，故使之内，阴在内，故引之外，谓和调外内阴阳之气也。坚拒其真气，而勿使之出，谨守其邪气，而勿使之入，是谓得气。

凡刺之禁：新内勿刺，已刺勿内；已醉勿刺，已刺勿醉；新怒勿刺，已刺勿怒；新劳勿刺，已刺勿劳；已饱勿刺，已刺勿饱；已饥勿刺，已刺勿饥；已渴勿刺，已刺勿渴；大惊大恐，必定其气，乃刺之。乘车来者，卧而休之，如食顷，乃刺之；出行来者，坐而休之，如行十里顷，乃刺之。凡此十二禁者，其脉乱气散，逆其营卫，经气不次，因而刺之，则阳病入于阴，阴病出为阳，则邪气复生，粗工勿察，是谓伐身，形体淫泆，乃消脑髓，津液不化，脱其五味，是谓失气也。

此论刺有十二禁也。"内者"，入房也，新内则失其精矣。酒者，熟谷之液，其气慓悍，已醉则气乱矣。肝主藏血，怒则气上，新怒则气上逆，而血妄行矣。烦劳则神气外张，精气内绝矣。《脉要精微论》曰："饮食未进，经脉未盛，络脉调匀，血气未乱，故乃可诊有过之脉。"是以已饱勿刺。《平脉篇》曰："谷入于胃，脉道乃行，水入于经，其血乃成。"是又已饥勿刺，已渴勿刺也。惊伤神，恐伤精，故必定其气乃刺之，则存养其精气神矣。久坐伤肉，故乘车来者，卧而休之。久行伤筋，故出行来者坐而休之。凡此十二禁者，其脉乱气散，营卫逆行，经气不次，因而刺之，则阳病入于阴，阴病出于阳，邪气复生，是谓戕伐其身，而形体淫泆矣。脑为精髓之海，津液者，补益脑髓，润泽皮肤，濡养筋骨，犯此禁者，则津液不化，而脑髓消铄矣。五味入口，藏于肠胃，味有所藏，以养五气，气和而生，津液相成，神乃自生。针刺之道，贵在得神致气，犯此禁者，则脱其五味所生之神气，是谓失气也。

太阳之脉，其终也，戴眼反折，瘛疭，其色白绝皮，乃绝汗，绝汗则终矣。少阳终者耳聋，百节尽纵，目系绝，目系绝一日半则死矣，其死也，色青白乃死。阳明终者，口目动作、善惊妄言、色黄，其上下之经盛而不行，则终矣。少阴终者，面黑齿长而垢，腹胀闭塞，上下不通而终矣。厥阴终者，中热嗌干，善溺心烦，甚则舌卷卵上缩而终矣。太阴终者，腹胀闭，不得息，气噫善呕，呕则逆，逆则面赤，不逆则上下不通，上下不通则面黑皮毛焦而终矣。

此归结终始之道，始于五行而终于六气也。太阳之脉，起目内眦，上额交巅，从巅入络脑，还出别下项，挟脊抵腰中。太阳乃津液之府，而为诸阳主气，血气绝而不能荣养筋脉，则筋脉急而戴眼反折也。精明五色者，气之华也。太阳之气主皮毛，气绝于皮，则色白而绝汗出也。少阳之脉，起目锐眦，入耳中，耳聋者，少阳之脉绝也。少阳主骨，百节尽纵，少阳之气绝也。少阳属肾，肾藏志，目系绝者志先死，志先死则一日半死矣。阳明之脉，起于鼻，交頞，入齿中，还出挟口环唇，下交承浆。口目动作者，阳明之经气欲绝也。善惊妄言色黄，阳明之神气外出也。上下经者，谓手足阳明之经。盛者，盛于外而绝于内也。夫阳明太阴之言上下者，谓从腰以上，手太阴阳明皆主之；从腰以下，足太阴阳明皆主之，上下之经，盛而不通则终者，天地阴阳之气，不交而绝也。少阴之脉，属肾络膀胱，上贯肝膈，入肺中，从肺出络心。腹胀闭塞者，少阴之脉绝不通也。面黑者，气色外脱也；齿长者，骨气不藏也；上下不通者，水火不交也。夫少阴之言上下者，少阴之上，君火主之，谓水火阴阳之气绝也。厥阴之脉，循阴股，入毛中，通阴器，循喉咙，入颃颡，舌卷卵缩，厥阴之脉绝也。厥阴从中见少阳之火化，中热嗌干心烦者，化气上出也，肝主疏泄，善溺者，肝气下泄也。太阴之脉，上阴股，入腹上膈，挟咽连舌本，散舌下，复从胃注心中，太阴之脉绝不通，是以腹胀不得息，太阴之气，上走心为噫，气噫善呕，呕则逆，逆则面赤者，从胃而心，心而外脱也。夫上逆于心则见此证，如不逆则手足二经皆绝，而上下不通矣。上下不通，则土败而水气乘之而色黑矣。手太阴之气绝，而皮毛夭焦矣。此六气终而经脉绝也。盖气终则脉终，脉绝则气绝，譬如人之兄弟，生则俱生，急则俱死矣。夫经脉本于脏腑五行之所生，而外合阴阳之六气，故首言终始之道，五脏为纪，末结六经之终，谓生于五行而终于六气也。张开之曰："神在天为风，风生木，木生肝，是天之六气，化生地之五行，五行生五脏，五脏生六经，六经合六气。盖原本于天之六气所生，故终于六经，而复归于天也。"〔眉批：阳气者，柔则养筋。又：一日半者，二日之间。〕

卷 二

经脉第十

雷公问于黄帝曰：禁服之言，凡刺之理，经脉为始，营其所行，制其度量，内次五脏，外别六腑，愿尽闻其道。黄帝曰：人始生，先成精，精成而脑髓生，骨为干，脉为营，筋为刚，肉为墙，皮肤坚而毛发长，谷入于胃，脉道以通，血气乃行。雷公曰：愿卒闻经脉之始生。黄帝曰：经脉者，所以能决死生，处百病，调虚实，不可不通。

此篇论脏腑十二经脉之生始出入，荣血荣行脉中，六气合于脉外，始于手太阴肺，终于足厥阴肝，周而复始，循度环转之无端也。人始生，先成精者，本于先天水火之精气，而先生两肾，脑为精髓之海，肾精上注于脑而脑髓生。骨为干者，骨生于水脏，如木之干也。营者，犹营舍之所以藏血气也。筋为刚者，言筋之强劲也。肉为墙者，肉生于土，犹城墙之外卫也。"皮肤坚而毛髮长"，血气之充盛也。此言皮肤脉肉筋骨，乃五脏之外合，本于先天之精气也。"谷入于胃，脉道以通，血气乃行"，言营卫气血，生于后天水谷之精也。愚按血气之生始出入，阴阳之离合盛衰，非神灵睿圣，焉能洞鉴隔垣？《灵》《素》二经，叙君臣咨访，盖欲证明斯道，永垂金石。然隐微之中，惟帝所洞察，故复指示于臣僚云。西铭曰："《营气篇》论荣血之生始循行，亦出于帝论。"〔眉批：《易·系》曰："动静有常，刚柔断矣。"太阳主筋，太阳为诸阳之首。〕

肺手太阴之脉，起于中焦，下络大肠，还循胃口，上膈属肺，从肺系横出腋下，下循臑内，行少阴心主之前，下肘中，循臂内上骨下廉，入寸口上鱼，循鱼际，出大指之端；其支者，从腕后直出次指内廉，出其端。是动则病肺胀满，膨膨而喘咳，缺盆中痛，甚则交两手而瞀，此为臂厥。是主肺所生病者，咳上气喘，渴，烦心，胸满，臑臂内前廉痛厥，掌中热。气盛有馀则肩背痛，风寒汗出中风，小便数而欠，气虚则肩背痛寒，少气不足以息，溺色变。为此诸病，盛则泻之，虚则补之，热则疾之，寒则留之，陷下则灸之，不盛不虚，以经取之。盛者寸口大三倍于人迎，虚者则寸口反小于人迎也。

日肺日脉者，乃有形之脏腑经脉。日太阴者，无形之六气也。血脉内生于脏腑，外合于六气，以脉气分而论之，病在六气者，见于人迎气口，病在气而不在脉也。病在脏腑者，病在内而外见于脏腑所主之尺寸也。合而论之，脏腑经脉，内合五行，外合六气，五六相得而各有合也。故曰"肺手太阴之脉"，概脏腑经脉阴阳之气而言也。此篇论荣血荣行脉中，始于手太阴肺，终于足厥阴肝，腹走手而手走头，头走足而足走腹，环转无端，终而复始。六脏之脉，属脏络腑，六腑之脉，属腑络脏，脏腑相连，阴阳相贯，先为是动，后及所生。是动者，病在三阴三阳之气，而动见于人迎气口，病在气而不在经，故曰盛则泻之，虚则补之，不盛不虚，以经取之。谓阴阳之气偏盛，浅刺绝皮益深，绝皮以泻阴阳之盛，致谷气以补阴阳之虚，此取皮腠之气分，而不及于经也。如阴阳之气，不盛不虚，而经脉不和者，则当取之于经也。所生者，谓十二经脉，乃脏腑之所生，脏腑之病，外见于经证也。夫是动者，病因于外，所生者，病因于内。凡病有因于外者，有因于内者，有因于外而及于内者，有因于内而及于外者，有外内之兼病者。本篇统论脏腑经气，故曰肺手太阴之脉，曰是动，曰所生，治病者当随其所现之证，以别外内之因，又不必先为是动，后及所生，而病证之毕具也。膈者，胸内之膈肉，前连鸠尾，后连脊之十一椎，胸旁肋下谓之腋，膊内肱处谓之臑，臑尽处为肘，肘以下为臂。"廉"，侧也。"寸口"，两寸尺之动脉处。"鱼际"，掌中大指下高起之白肉，有如鱼腹，因以为名。荣气之道，内谷为实，谷入于胃，乃传之肺。故肺脉起于中焦之胃脘，下络大肠，还循胃口，而复上膈属肺，横出腋下之中府、云门，下循臑内，历天府挟白，行于少阴心主之前，下肘中，抵尺泽，循臂骨之下廉，历孔最列缺，入寸口之经渠太渊，以上鱼，出大指端之少商。其旁而支行者，从列缺分行于腕后，循合谷上行于食指之端，以交于手阳明大肠经之商阳。是动则病，肺胀膨膨而喘咳，缺盆中痛。"瞀"，目垂貌，甚则交两手而瞀，此为臂气厥逆之所致。盖三阴三阳之气，各循于手足之经，气逆于外，而病见于内也。所生者，肺脏所生之病，而外见于经证。夫五行之气，五脏所主，而六腑为之合，故在脏，则日主肺主脾主心主肾主肝；在腑，则曰主津主液主气主血主骨主筋。此皆脏腑所生之病，而外见于经证也。是主肺所生之病，故咳嗽上气，渴而烦心。肺主气而为水之生原，肺乃心之盖也。"胸满臑臂痛，掌中热"，皆经脉所循之部而为病也。气之盛虚者，谓太阴之气也。肺腧在肩背，因气而痛于俞，所谓气伤痛也。溺色变者，气虚而不化也。夫三阴三阳之气，本于阳明胃腑所生，从手阳明之五里，而散行于肤表，肺主气而外生皮毛，是以手太阴与手足阳明，论气之盛虚，其馀诸经略而不论也。夫三阴三阳之气，有因于本气之盛虚，有因于外感风寒，以致气之盛者，故提于十二经之首曰："风寒汗出中风"，盖以申明三阴三阳之气在表，而合于天之六气也。为此是动，所生诸病，盛则泻之，虚则补之，热则疾出其针以泻其热，寒则留之以俟针下热也。艾名冰台，举冰向日，能于冰中取火，故气陷下者灸之，谓能起生阳之气于阴中也。如阴阳之气，无有盛虚，而所生之经脉不调者，则当取之于经矣。经者，肺手太阴之脉也。所谓气之盛者，寸口大三倍于人迎；虚者，寸口反小于人迎也。尚御公曰："脏腑之气，候见于手太阴之寸关尺，人迎气口，左右之寸口也。候法不同，各有分别，故首提曰肺手太阴之脉，复曰气有盛虚，曰人迎气口。书不尽言，义已隐括，读者当怿思之。"金西铭曰："《终始篇》云：'少气者，脉口人迎俱少，而不称尺寸也。'言人迎气口，转应于尺寸，是尺寸与人迎气口，各有分别。"玉师曰："人迎气口，以左右分阴阳，脏腑之脉，以尺寸分阴阳。"〔眉批："者"字宜味。又：人迎气口之气血，主于皮肤，从手阳明之五里而出。又：详《官针》章注。又：三阴三阳之气，旋转不息，故曰是动。经脉生于脏腑，故曰所生。又：三阴三阳之气，本于脏腑五行之所生，而外合于六经，故有因于内伤，有因于外感。〕

附：肺经诸穴歌（照马氏补辑）

手太阴，十一穴，中府云门天府列。侠白下尺泽，孔最见列缺。经渠太渊下鱼际，抵指少商如韭叶。（古离爪甲如韭，今如米许。）

分寸歌

太阴肺兮出中府，云门之下一寸许。
云门璇玑旁六寸，巨骨之下二骨数。
天府腋下三寸求，挟白肘上五寸主，
尺泽肘中约横文，孔最腕上七寸取。
列缺腕侧一寸半，经渠寸口陷中主。

太渊掌后横纹头，鱼际节后散脉举。

少商大指端内侧，相去爪甲韭叶许。

（"云门"，巨骨下，挟气户旁，二寸陷中，去中行任脉六寸。"气户"，巨骨下，俞府两旁，各二寸陷中，去中行任脉四寸，去膺窗四寸八分。"俞府"，巨骨下，璇玑旁，二寸陷中。"璇玑"，天突下一寸。"天突"，结喉下四寸宛宛中。前挨穴之法，自天突起至璇玑，自璇玑至云门，其法甚简。后仿此。）

大肠，手阳明之脉，起于大指次指之端，循指上廉，出合谷两骨之间，上入两筋之间，循臂上廉，入肘外廉，上臑外前廉，上肩，出髃骨之前廉，上出于柱骨之会上，下入缺盆络肺，下膈属大肠。其支者，从缺盆上颈贯颊，入下齿中，还出夹口，交人中，左之右，右之左，上挟鼻空。是动则病，齿痛颈肿，是主津液所生病者，目黄口干，鼽衄喉痹，肩前臑痛，大指次指痛不用。气有余则当脉所过者热肿，虚则寒栗不复。为此诸病，盛则泻之，虚则补之，热则疾之，寒则留之，陷下则灸之，不盛不虚，以经取之。盛者人迎大三倍于寸口，虚者人迎反小于寸口也。

"髃"，牛口反。"鼽"，音求。大指次指者，手大指之次指，名食指也。"合谷"，本经穴名，俗名虎口。肩端两骨间为髃骨，肩胛上处为天柱骨，缺盆在结喉两旁之高骨，形圆而踝，如缺盆然。大肠手阳明之脉，受手太阴之交，起于次指之商阳井穴，循二间三间之上廉，出两骨间之合谷穴，上入两筋间之阳谿，循臂上廉之偏历温流下廉上廉三里，入肘外廉之曲池，上循臑外之前廉，历肘髎五里，以上肩之肩髃穴，出髃骨之前廉，循巨骨上行，出于柱骨之会上，下入缺盆络肺，下膈属于大肠。其支行者，从缺盆上颈，循天鼎扶突，上贯于颊，入下齿缝中，还出挟口，交人中之内，左脉往右，右脉往左，上夹鼻空，循禾髎、迎香而终，以交于足阳明胃经也。是动则病，齿痛颈肿，盖气伤痛，形伤肿，因气以及形也。大肠传导水谷，变化精微，故主所生津液，病则津液竭而火热盛，故为目黄口干鼽衄喉痹诸证。肩臑及大指之次指，皆大肠经脉所循之部分，如腑气有余，则当脉所过之处热肿，腑气虚，则寒栗不复，手阳明之主气也。为此是动，所生诸病，盛则泻之，虚则补之，热则疾之，寒则留之，陷下则灸之，不盛不虚，以经取之。盛者，人迎大三倍于寸口；虚者，人迎反小于寸口也。盖申明盛虚者，乃三阴三阳之气，如气不盛虚，则当取之于经。

附：大肠经诸穴歌

手阳明，廿穴名，循商阳二间三间而行，历合谷阳谿之俞，过偏历温溜之滨，下廉上廉三里而近，曲池肘髎五里之程，臂臑肩髃，上于巨骨，天鼎纡乎扶突。禾髎唇连，迎香鼻迫。

分寸歌

商阳食指内侧边，二间来寻本节前。
三间节后陷中取，合谷虎口歧骨间。
阳谿上侧腕中是，遍历腕后三寸安。
温溜腕后去五寸，池前五寸下廉看。
池前三寸上廉中，池前二寸三里逢。
曲池屈骨纹头尽，肘髎大骨外廉近。
大筋中央寻五里，肘上三寸行向里。
臂臑肘上七寸量，肩髃肩端举臂取。
巨骨肩尖端上行，天鼎喉旁四寸真。
扶突天突旁五寸，禾髎水沟旁五分。
迎香禾髎上一寸，大肠经穴是分明。
（左右共四十穴。）

胃，足阳明之脉，起于鼻之交頞中，旁约太阳之脉，下循鼻外，上入齿中，还出夹口环唇，下交承浆，却循颐后下廉，出大迎，循颊车，上耳前，过客主人，循髪际，至额颅；其支者，从大迎前下人迎，循喉咙，入缺盆，下膈属胃络脾；其直者，从缺盆下乳内廉，下挟脐，入气街中；其支者，起于胃口，下循腹里，下至气街中而合，以下髀关，抵伏兔，下膝膑中，下循胫外廉，下足跗，入中趾内间；其支者，下廉三寸而别，下入中趾外间；其支者，别跗上，入大趾间，出其端。是动则病，洒洒振寒，善呻数欠，颜黑，病至则恶人与火，闻木声则惕然而惊，心欲动，独闭户塞牖而处，甚则欲上高而歌，弃衣而走，贲响腹胀，是为骭厥。是主血所生病者，狂疟温淫汗出鼽衄，口喎唇胗，颈肿喉痹，大腹水肿，膝膑肿痛，循膺乳气街股伏兔骭外廉足跗上皆痛，中趾不用。气盛则身以前皆热，其有馀于胃，则消谷善饥，溺色黄。气不足则身以前皆寒栗，胃中寒则胀满。为此诸病，盛则泻之，虚则补之，热则疾之，寒则留之，陷下则灸之，不盛不虚，以经取之。盛者人迎大三倍于寸口，虚者人迎反小于寸口也。

"颏"，音遏。"髀"，音被。"膑"，音宾。"跗"，音抚。"贲"，音奔。"骭"，音骱。呙，音呱。"胗"，音诊。鼻之两旁为颏，腮下为颌，颔中为颐，腮上为髮际，髮际前为额颅。股内为髀，髀前膝上起肉处为伏兔，伏兔后为髀关，挟膝筋中为膑，胫骨为骭，足面为跗。足阳明受手阳明之交，起于鼻之两旁迎香穴，上行而左右相交于颏中，过睛明之分，下循鼻外，历承泣四白巨髎，上入齿中，还出挟口，两吻地仓，环绕唇下，左右相交于承浆，却循颐后下廉，出大迎，循颊车，上耳前，历下关，过客主人，循髮际，行悬厘颔厌之分，经头维，会于额颅之神庭。其支别者，从大迎前下人迎，循喉咙，历水突气舍，入缺盆，行足少阴俞腑之外，下膈当下脘中脘之分，属胃络脾。其直行者，从缺盆而下，下乳内廉，循气户库房、屋翳膺窗、乳中乳根、不容承满、梁门关门，太乙滑肉门下挟脐，历天枢外陵，大巨水道归来诸穴，而入气街中。其支者，自属胃处，起胃下口循腹里，过足少阴肓俞之外，本经之里，下至气街中，与前之入气街者合。既相合于气街中，乃下髀关，抵伏兔，历阴市梁丘，下入膝膑中，经犊鼻，下循足面曰跗之冲阳陷谷，入中趾外间之内庭，至厉兑穴而终也。其络脉之支别者，自膝下三寸，循三里穴之外别下，历上廉条口，下廉丰隆，解谿冲阳陷谷，以至内庭厉兑而合也。又其支者，别跗上冲阳穴，别行，入大趾间，出足厥阴行间穴之外，循大趾下出其端，以交于足太阴也。阳明之气是动，则病洒洒振寒，盖阳明者午也，阳盛而阴气加之，故洒洒振寒也。善呻者，阳气郁而欲伸出之；数欠者，阳欲引而上也。颜黑者，阴气加于上，此病在阳明之气也。病至者，病气而至于经脉也。阳明之脉病，则恶闻人与火，闻木音则惕然而惊，胃络上通于心，故心欲动也。阴阳相迫，故欲独闭户牖而居。阳盛则四肢实，实则登高而歌；热盛于身，故弃衣而走也。阳明之脉，下膈属胃络脾，故贲响腹胀，此阳明之气，厥逆于经，而为此诸证，故曰是为骭厥。盖阳明之经脉，循胫骭而下也。夫有病气而不及于经者，有病在气而见经证者，有经气之兼病者，有病气而转入于经者，故曰可分而可合也。本经曰："谷入于胃，脉道以通，血气乃行。"《平脉篇》曰："水入于经，而血乃成。"胃为水谷之海，主生此荣血，故是主血所生病者。为狂，为温疟。汗出者，胃气热而蒸发水液之汗也。鼽衄者，经气热也。口歪唇胗，〔眉批：胗，疹同，唇疡也。〕，颈肿喉痹，腹肿膝痛，膺股骭跗皆痛者，阳明经脉之为病也。如阳明气盛于外，则身以前皆热盛于内，则有馀于胃而消谷善饥，溺色黄。如气不足，则身以前皆寒栗，胃中寒则胀满。经云："三阳为经，二阳为维，一阳为游部。"盖阳明经气维于身之前，太阳经气经于身之后，少阳之气为游行出入之枢也。为此是动，所生诸病，盛则泻之，虚则补之，热则疾之，寒则留之，陷下则灸之，不虚不实，以经取之。夫气生于阳明，而主于手太阴，故在手太阴手足阳明，论气之有馀不足，在诸经止论是动所生。〔眉批：天气从地而出。〕尚御公曰："手太阴是动，则病肺胀膨膨，足阳明是动，则恶人与火，及贲响腹胀，是病气而及于经脉脏腑也。肺胃大肠所生之病，而为气之盛虚，是病脏腑经脉，而及于阴阳之气也。盖三阴三阳之气，本于脏腑之五行所生，而外合于六经。"

胃经诸穴歌

足阳明，四十五，是承泣四白而数。巨髎有地仓之积，大迎乘颊车之鬓。下关头维及人迎，水突气舍与缺盆。气户兮库房屋翳，膺窗兮乳中乳根。不容承满，梁门关门，太乙滑肉，天枢外陵。大巨从水道归来，气冲入髀关之境，伏兔至阴市梁丘，犊鼻自三里而行。上巨虚兮条口，下巨虚兮丰隆，解谿冲阳入陷谷，内庭厉兑下而终。

分寸歌

胃之经兮足阳明，承泣目下七分寻。
四白目下方一寸，巨髎鼻孔旁八分。
地仓挟吻四分迎，大迎颔下寸三分。
颊车耳下八分穴，下关耳前动脉行。
头维神庭旁四五[1]，人迎喉旁寸五真。
水突筋前迎下在，气舍突下穴相乘[2]。
缺盆舍下横骨内，各去中行寸半明。
气户璇玑旁四寸，至乳六寸又四分。
库房屋翳膺窗近，乳中正在乳头心。
次有乳根出乳下，各一寸六不相侵[3]。
却去中行须四寸，以前穴道与君陈。

不容巨阙旁三寸[4]，却近幽门寸五新[5]

其下承满与梁门，关门太乙滑肉门。

上下一寸无多少，共去中行三寸寻。

天枢脐旁二寸间，枢下一寸外陵安。

枢下二寸大巨穴，枢下四寸水道全，

枢下六寸归来好，共去中行二寸边。

气冲鼠鼷上一寸[6]，又去中行四寸专。

髀关膝上有尺二，伏兔膝上六寸是。

阴市膝下方三寸，梁邱膝上二寸记。

膝膑陷中犊鼻存，膝下三寸三里至。

膝下六寸上廉穴，膝下七寸条口位。

膝下八寸下廉看，膝下九寸丰隆系。

却是踝上八寸量，比那下廉外边缀。

解谿去庭六寸半[7]，冲阳庭后五寸换。

陷谷庭后二寸间，内庭次指外间现。[8]

厉兑大趾次趾端，去爪如韭胃井判。

左右各四十五穴，共九十穴。

[1] 神庭，督脉穴。在中行髮际上五分，头维，去神庭四寸五分。

[2] 气舍，在水突下。

[3] 自气户至乳根六穴，上下相去各一寸六分，去中行任脉各四寸。

[4] 巨阙，任脉穴，在脐上六寸五分。

[5] 幽门，肾经穴，巨阙旁一寸五分，在胃经任脉二脉之中。

[6] 鼠鼷，横骨尽处。

[7] 庭，内庭也。

[8] 足大趾次趾外间陷中。

〔眉批：按《针灸大成》陷谷去内庭二寸，冲阳去陷谷二寸，解谿去冲阳六寸半。据此说，则解谿去内庭仅只五寸半，兹云六寸半，两说不符，候正。〕

脾，足太阴之脉，起于大趾之端，循趾内侧白肉际，过核骨后，上内踝前廉，上端后，循胫骨后，交出厥阴之前，上膝股内前廉，入腹属脾络胃，上膈，挟咽，连舌本，散舌下；其支者，复从胃别上膈，注心中。

是动则病，舌本强，食则呕，胃脘痛，腹胀善噫，得后与气则快然如衰，身体皆重。是主脾所生病者，舌本痛，体不能动摇，食不下，烦心，心下急痛，溏瘕泄，水闭黄疸，不能卧，强立股膝内肿厥，足大趾不用。为此诸病，盛则泻之，虚则补之，热则疾之，寒则留之，陷下则灸之，不盛不虚，以经取之。盛者寸口大三倍于人迎；虚者寸口反小于人迎也。

"踝"，叶瓦去声。"核骨"，一作覈骨，俗云孤拐骨。足跟后两旁起骨为踝骨，腓腹为腨，髀内为股，脐上为腹。咽以咽物，居喉之前，至胃长一尺六寸，为胃之系。"舌本"，舌根也。足太阴脾脉，起于大趾端之隐白穴，受足阳明之交，循大趾内侧白肉际大都穴，过核骨后，历太白公孙商丘，上内踝前廉之三阴交，又上端内循胻骨后之漏谷，上行二寸，交出足厥阴之前，至地机阴陵泉，上循膝股前廉之血海箕门，迤逦入腹，经冲门府舍中极关元，复循腹结大横，会下脘，历腹哀，过日月期门之分，循本经之里，下至中脘之际，以属脾络胃，又由腹哀上膈，循食窦天谿胸乡周荣，曲折向下至大包，又自大包外曲折向上，会中府上行人迎之里，挟喉连舌本，散舌下而终。其支行者，由腹哀别行，再从胃部中脘穴之外，上膈注于膻中之里心之分，以交于手少阴心经也。是动则病，气而及于经，从经而及于脏腑，故为舌本强，"食则呕"，胃脘痛，腹胀诸证。善噫者，脾气上走心为噫。得后与气，则快然如衰者，厥逆从上下散也。"身体皆重"，太阴之气逆也。是主脾所生之经脉病者，舌本痛，盖病太阴之气，则为舌本强，食则呕，气逆之为病也。在脾脏所生之经脉病者，则为舌本痛，食不下，经脉之为病也。气主呴之，病在气，故身体皆重。经脉者，所以濡筋骨而利关节，病在血脉，故体不能动摇。此太阴之是动，脾脏之所生，外内出入，而见证之稍有别也。脾脉注心中，故烦心，心下急痛，脾家实则为瘕泄水闭黄疸，此脏病之在内也。"不能卧，强立膝股内肿，足大趾不用"，经病之在外也。此太阴经脉脾脏之病，外内出入之见证也。明乎脏腑阴阳经气出入之理，本经大义，思过半矣。〔眉批：脾脉属脏络腑。〕

脾经诸穴歌

足太阴，脾中州，二十一穴隐白游。赴大都兮瞻太白，访公孙兮至商丘。越三阴之交，而漏谷地机可接，步阴陵之泉，而血海箕门是求。入冲门兮府舍轩豁，解腹结兮大横优游。腹哀食窦兮，接天谿而同脉；胸乡周荣兮，缀大包而如钩。

分寸歌

大趾内侧起隐白，节后陷中求大都。

太白内侧核骨下，节后一寸公孙呼。

商丘内踝陷中遭，踝上三寸三阴交。

踝上六寸漏谷是，踝上五寸地机朝。

膝下内侧阴陵泉，血海膝膑上内廉。

箕门穴在鱼腹取，动脉应手越筋间。

冲门期下尺五分[1]，府舍期下九寸判

腹结期下六寸八，大横期下五寸半。

腹哀期下方二寸，期门肝经穴道现。

巨阙之旁四寸五，却连脾穴休胡乱。

自此以上食窦穴，天谿胸乡周荣贯。

相去寸六无多寡，又上寸六中府换。[2]

大包腋下有六寸，渊液腋下三寸半。

左右共四十二穴。

[1] 期门，肝经穴，巨阙旁四寸五分；巨阙，任脉穴，脐上六寸五分。

[2] 肺经穴。

心，手少阴之脉，起于心中，出属心系，下膈络小肠；其支者，从心系上挟咽，系目系；其直者，复从心系却上肺，下出腋下，循臑内后廉，行手太阴心主之后，下肘内，循臂内后廉，抵掌后锐骨之端，入掌内后廉，循小指之内出其端。是动则病，咽干心痛，渴而欲饮，是为臂厥。是主心所生病者，目黄胁痛，臑臂内后廉痛厥，掌中热痛。为此诸病，盛则泻之，虚则补之，热则疾之，寒则留之，陷下则灸之，不盛不虚，以经取之。甚者，寸口大再倍于人迎，虚者，反小于人迎也。

心系有二，一则上与肺相通，而入肺大叶间，一则由肺叶而下，曲折向后，并脊里细络相连，贯脊髓与肾相通，正当七节之间，盖五脏系皆通于心，而心通五脏系也。手少阴经起于心，循任脉之外属心系下膈，当脐上二寸之分，络小肠。其支者，从心系出任脉之外，上行而挟咽系目也。其直者，复从心系直上至肺脏之分，出循腋下，抵极泉（穴在臂内腋下筋间，动脉入胸）。自极泉下循臑内后廉，行手太阴心主两筋之后，历青灵穴，下肘内廉，抵少海（手腕下踝为兑骨），自少海而下，循臂内后廉，历灵道通里，至掌后锐骨之端，经阴郄神门入掌内廉，至少府，循小指端之少冲而终，以交于手太阳也。少阴之上，君火主之，故是动则病，嗌干心痛，渴而欲饮，少阴之气盛也。是主心所生病者，目黄，心系上系于目，心火盛故黄也。臑臂掌中，心脉所循之部分，盖心所生之病，而外及于经脉也。

心经诸穴歌

手少阴，九穴成，极泉青灵少海行。自灵道通里而达，过阴郄神门而迎，抵于少府少冲可寻。

分寸歌

少阴心起极泉中，腋下筋间脉入胸。[1]
青灵肘上三寸取，少海肘后五分容。[2]
灵道掌后一寸半，通里腕后一寸同。
阴郄腕后方半寸，神门掌后兑骨隆。
少府节后劳宫直，小指内侧取少冲。
凡九穴，左右共十八穴。

[1] 臂内腋下筋间动脉入胸。
[2] 肘内廉，节后大骨外去肘端五分，屈节向头得。

小肠手太阳之脉，起于小指之端，循手外侧，上腕出踝内，直上循臂骨下廉，出肘内侧两筋之间，上循臑外后廉，出肩解，绕肩胛，交肩上，入缺盆络心，循咽下膈，抵胃属小肠；其支者，从缺盆循颈上颊，至目锐眦，却入耳中；其支者，别颊上颐抵鼻，至目内眦，斜络于颧。是动则病，咽痛颔肿，不可以顾，肩似拔，臑似折。是主液所生病者，耳聋目黄颊肿，颈颔肩臑肘臂外后廉痛。为此诸病，盛则泻之，虚则补之，热则疾之，寒则留之，陷下则灸之，不盛不虚，以经取之。盛者，人迎大再倍于寸口；虚者，反小于寸口也。

"胛"，音甲。"颙"，音拙。"折"，叶舌。臂骨尽处为腕，腕下兑骨为踝。脊两旁为膂，膂上两角为肩解，肩解下成片骨为肩胛。目外眦为锐眦，目下为颙，目内角为内眦。手太阳经起于小指少泽穴，受手少阴心经之交也，由是循外侧之前谷后谿，上腕出踝中，历腕骨阳谷养老穴，直上循臂骨下廉支正，出肘内侧两筋之间，历小海穴，上循臑外廉，行手阳明少阳之外，上肩循肩贞臑俞天宗秉风曲垣肩外俞肩中俞诸穴，乃上会大椎，左右相交于两肩之上，自交肩上入缺盆，循肩向腋下行，当膻中之分络心，循胃系下膈，过上脘，抵胃下行任脉之外，当脐上二寸之分属小肠。其支行者，从缺盆循颈之天窗天容，上颊抵颧髎，上至目锐眦，过瞳子髎，却入耳中，循听宫而终。其支别者，别循颊上颙抵鼻，至目内眦睛明穴，以斜络于颧，而交于足太阳也。是动则病，嗌痛颔肿，乃病气而及于有形，故复曰似拔似折，皆形容气逆之所致也。小肠为受盛之官，化水谷之精微，故主液。小肠所生病者，为耳聋目黄颊肿，颈项肘臂痛，皆经脉所循之部分而为病也。尚御公曰："脏腑雌雄相合，并受五行之化，故在脏主脏，以合五行，在腑则以六腑所生之血气津液筋骨而为病，盖病则所主之气不足，而病生于外矣。"

小肠诸穴歌

小肠穴，十九中，路从少泽，步前谷后谿之隆，道遵腕骨，观阳谷养老之崇。得支正于小海，逐肩贞以相从。值臑俞兮遇天宗，乘秉风兮曲垣中。肩外俞兮肩中俞，启天窗兮见天容，非由颧髎，曷造听宫。

分寸歌

小指端外为少泽，前谷外侧节前觅。
节后捏拳取后谿，腕骨腕前骨陷侧。
兑骨下陷阳谷讨，腕上一寸名养老。
支正腕后量五寸，小海肘端五分好。
肩贞胛下两骨解[1]，臑俞大骨下陷保。[2]
天宗秉风后骨中，秉风髎外举有空。[3]
曲垣肩中曲胛陷，外俞胛后一寸从。[4]
肩中二寸大杼旁，天窗扶突后陷详。[5]
天容耳下曲颊后，颧髎面烦锐端量。

听宫耳端大如菽，[6]此为小肠手太阳。

左右共三十八穴。

[1] 曲胛下两骨解间，肩髎后陷中。

[2] 大骨下胛上廉，举臂取之。

[3] 天髎，外肩上小髎后，举臂有空。

[4] 即外肩俞，肩胛上廉去脊三寸陷中。

[5] 颈大筋间，前曲颊下，扶突后，动脉应手陷中。

[6] 耳中珠子，大如赤小豆。

膀胱，足太阳之脉，起于目内眦，上额交巅；其支者，从巅至耳上角；其直者，从巅直络脑，还出别下项，循肩膊内，挟脊抵腰中，入循膂，络肾属膀胱；其支者，从腰中下挟脊贯臀，入腘中；其支者，从膊内左右，别下贯胛，挟脊内，过髀枢，循髀外，从后廉下合腘中，以下贯踹内，出外踝之后，循京骨，至小趾外侧。是动则病，冲头痛，目似脱，项如拔，脊痛腰似折，髀不可以曲，腘如结，踹如裂，是为踝厥。是主筋所生病者，痔疟狂癫疾，头囟项痛，目黄泪出鼽衄，项背腰尻腘踹脚皆痛，小趾不用。为此诸病，盛则泻之，虚则补之，热则疾之，寒则留之，陷下则灸之，不盛不虚，以经取之。盛者，人迎大再倍于寸口；虚者，人迎反小于寸口也。

"臀"，音屯。"腘"，音国。目大角为内眦，髪际前为额，头顶上为巅，脑后为项，肩后之下为肩膊，椎骨为脊，尻上横骨为腰，挟脊为膂，挟腰髋骨两旁为机，机后为臀。臀，尻也。腓肠上膝后曲处为腘，膂内为胛，即挟脊肉也。股外为髀，捷骨之下为髀枢，腓肠为踹。足太阳膀胱之脉，起于目内眦睛明穴，受手太阳之交也。上额循攒竹，过神庭，历曲差五处承光通天。自通天斜行左右，交于顶上之百会。其支行者，从巅至百会，抵耳上角，过率谷浮白窍阴穴，所以散养于筋脉也。其直行者，由通天、络郄玉枕入络脑，复出下项，以抵天柱，又由天柱而下，过大椎陶道，却循肩膊内，挟脊两旁，相去各一寸半，下行历大杼风门肺腧厥阴腧心腧膈腧肝腧胆腧脾腧胃腧三焦腧肾腧大肠腧小肠腧膀胱腧中膂内腧白环腧，由是抵腰中，入循膂，络肾下属膀胱；其支别者，从腰中循腰髋，下挟脊，历上髎中髎次髎下髎会阳，下贯臀，至承扶殷门浮郄委阳，入腘中之委中穴。其支别者，为挟脊两旁第三行相去各三寸之诸穴，白天柱而下，从膊内左右，别行下贯胛膂，历附分魄户肓神堂噫嘻膈关魂门阳纲意舍胃仓肓门志室胞肓秩边，下历尻臀过髀枢，又循髀枢之里，承扶之外，一寸五分之间，而下与前之入腘中者相合，下行循会阳，下贯踹内，历承筋承山飞扬跗阳，出外踝后之昆仑仆参申脉金门，循京骨束骨通谷，至小趾外侧之至阴穴，以交于足少阴肾经也。太阳是动，则病冲头痛，目似脱，项似拔，腰似折，腘如结，曰似曰如者，病在太阳之气，而有似乎形证也。太阳之气，生于膀胱水中，而为诸阳主气，阳气者柔则养筋，故是主筋所生之病则为痔。经云"筋脉横解，肠澼为痔"，盖太阳所主之筋，膀胱所生之脉，横逆而为痔也。经络沉以内薄则为疟，厥逆于下则为巅为狂。囟项颤目腰背腘踹诸证，皆经脉所循之部分而为病也。尚御公曰："《伤寒论》云：太阳之为病，脉浮，头项强痛而恶寒。'又曰：'太阳病头痛，至七日以上自愈者，以行其经尽故也。夫伤寒六经相传，七日来复于太阳，只病三阴三阳之六气，而不涉于有形，然头项强痛，又有似乎经证，盖气舍于形，未有病气而不见于形证者也。"

膀胱诸穴歌

足太阳，三十六。睛明攒竹，诣曲差五处之乡；承光通天，见络郄玉枕之行。天柱高兮大杼抵，风门开兮肺俞当，厥阴心膈之俞，肝胆脾胃之脏。三焦肾兮大肠小肠，膀胱腧兮中膂白环。自从大杼至此，去脊中寸半之旁，又有上次中下四髎，在腰四空以相将，会阳居尻尾之侧，始了背中二行。仍上肩胛而下，附分二椎之旁。三椎魄户，四椎膏肓。神堂噫嘻兮膈关，魂门兮阳纲，意舍兮胃仓。肓门志室、秩边胞肓，承扶浮隙与委阳。殷门委中而合阳，承筋承山到飞扬。辅阳昆仑至仆参，申脉金门探京骨之场。束骨通谷，抵至阴小趾之旁。

分寸歌

足太阳兮膀胱经，目内眦角始睛明。
眉头陷中攒竹取，曲差髮际上五分。
五处髮止一寸是，承光髮上二寸半。
通天络郄玉枕穴，相去寸五调匀看。
玉枕夹脑一寸三，入髮二寸枕骨现。

天柱项后髮际中，大筋外廉陷中献。
自此挟脊开寸五，第一大杼二风门。
三椎肺俞厥阴四，心俞五椎之下论。
膈七肝九十胆俞，十一脾俞十二胃。
十三俞焦十四肾，大肠十六之下椎。
小肠十八膀十九，中膂内俞二十椎。
白环廿一椎下当，以上诸穴可排之。
更有上次中下髎，一二三四腰空好。
会阳阴尾尻骨旁，背部二行诸穴了。
又从脊上开三寸，第二椎下为附分。
三椎魄户四膏肓，第五椎下神堂尊。
第六噫嘻膈关七，第九魂门阳纲十。
十一意舍之穴存，十二胃仓穴已分。
十三肓门端正在，十四志室不须论。
十九胞肓廿秩边，背部三行诸穴匀。
又从臀下阴文取，承扶居于陷中主。
浮郄扶下方六分，委阳扶下寸六数。
殷门扶下六寸长，腘中外廉两筋乡。
委中膝骨约纹里，此下三寸寻合阳。
承筋脚跟上七寸，穴在腨肠之中央。
承山腨下分肉间，外踝七寸上飞扬。
辅阳外踝上三寸，昆仑后跟陷中央。
仆参亦在踝骨下，申脉踝下五分张。
金门申脉下一寸，京骨外侧骨际量。
束骨本节后陷中，通谷节前陷中强。
至阴却在小趾侧，太阳之穴始周详。
计六十三穴，左右共一百二十六穴。

〔眉批：肺藏魄，心藏神，故名魄户神堂，乃五脏之外腧也。〕

肾，足少阴之脉，起于小趾之下，斜趋足心，出于然谷之下，循内踝之后，别入跟中，以上腨内，出腘外廉，上股内后廉，贯脊属肾络膀胱；其直者，从肾上贯肝膈，入肺中，循喉咙，夹舌本；其支者，从肺出络心，注胸中。是动则病，饥不欲食，面如漆柴，咳唾则有血，喝喝而喘，坐而欲起，目肮肮如无所见，心如悬，若饥状，气不足则善恐，心惕惕如人将捕之，是为骨厥。是主肾所生病者，口热舌干，咽肿上气，嗌干及痛。烦心心痛，黄疸肠澼，脊股内后廉痛，痿厥嗜卧，足下热而痛。为此诸病，盛则泻之，虚则补之，热则疾之，寒则留之，陷下则灸之，不盛不虚，以经取之。灸则强食生肉，缓带披髪，大杖重履而步。盛者寸口大再倍于人迎；虚者寸口反小于人迎也。

"趋"，向也。足少阴起足小趾之下，斜趋足心之涌泉，转出内踝前，起大骨下之然谷，下循内踝后之大豁，别入跟中之大钟、照海、水泉，乃折自大钟之外，上循内踝，行厥阴太阴两经之后，经本经复溜、交信穴，过脾经之三阴交上端内，循筑宾出腘内廉，抵阴谷，上股内后廉贯脊，会于督脉之长强，还出于前，循横骨、大赫、气穴、四满、中注、肓俞，当肓俞之所，脐之左右，属肾下脐，过任脉之关元、中极而络膀胱。其直行者，从肓俞属肾处上行，循商曲、石关、阴都、通谷诸穴，贯肝，上循幽门上膈，历步廊入肺中，循神封、灵墟、神藏、或中、腧府，而上循喉咙，并人迎夹舌本而终。其支者，自神藏别出绕心，注胸之膻中，以交于手厥阴心包络经也。少阴之上，君火主之。少阴是动为病，则上下之气不交，故饥不欲食，心如悬，若饥状。气不足于下则善恐，不足于上，心惕惕如人将捕之。少阴属肾，肾上连肺，而肾为生气之原。面如漆柴者，少阴之气不升也。咳唾则有血，喝喝而喘者，少阴之生气，不上交于肺，而肺气上逆也。"坐而欲起者"，躁动之象，少阴之气厥于下而欲上也。骨之精为瞳子，目肮肮无所见者，精气不升也。此少阴肾脏之生气厥逆于下，而为此诸病，故为骨厥也。夫肾主藏精，如主肾所生之病，则精液不能上滋，而为口热舌干嗌痛烦心诸证。盖水不上济，则火盛于上矣，气逆于下，则为痿厥诸证矣。"生"，当作"牲"。《周礼》云："始养之谓畜，将用之谓牲。"又牛羊豕曰三牲。夫羊为火畜，牛为土畜，豕为水畜，其性躁善奔，强食牲肉，以助肾气上升，而与火土之相合也。缓带者，取其伸舒也，夫肾藏之精，奉心神化赤而为血，髪乃血之余也。披髪者，使神气之下交也。大杖重履者，运筋骨之气也。夫阴阳之气，有厥于臂者，有厥于肝者，有厥于踝者，有厥于骨者。此章论少阴之气，厥逆于下，而曰强食牲肉，曰缓带披髪，盖少阴为阴阳生气之原也。尚御公曰："陷下者，谓气之下陷也。少阴之上，君火主之，水火阴阳之气，发原于肾脏，故于少阴肾经，则曰强食生肉，缓带披髮，拽杖步履，盖欲阴阳之生气上升，而环转出入也。是阴阳六气，本于脏腑五行之所生，故曰是动者，谓六气运用于外，应司天在泉上下升降，动而不息。所生者，谓神机化运，从内而生，外内出入，生化无穷，是气之生于内而运动于外也。"

肾经诸穴歌

足少阴兮廿七，涌泉溜于然谷。太谿大钟兮水泉绿，照海复溜兮交信续。从筑宾兮上阴谷，撩横骨兮大赫麓。气穴四满兮中注，肓俞上通于商曲。守石关兮阴都宁，闭通谷兮幽门肃。步廊神封而灵墟存，神藏或中而俞府足。

分寸歌

足掌心中是涌泉，然骨踝下一寸前。[1]
太谿踝后跟骨上，大钟跟后踵中边。[2]
水泉谿下一寸觅，照海踝下四寸安。
复溜踝上前二寸，交信踝上二寸联。
一穴只隔筋前后，太阳之后少阴前。[3]
筑宾内踝上端分，阴谷膝下曲膝间。
横骨大赫并气穴，四满中注亦相连。
各开中行只寸半，上下相去一寸便。
上膈肓俞亦一寸，肓俞脐旁半寸边。
肓俞商曲石关来，阴都通谷幽门辟。
各开中行五分侠，六穴上下一寸裁。
步廊神封灵墟存，神藏或中俞府尊。
各开中行计二寸，上下寸六六穴分。
俞府璇玑旁二寸，取之得法自然真。

[1] 内踝前一寸。
[2] 足跟后踵中，大骨上两筋间也。
[3] 前旁骨是复溜，后旁骨是交信，二止只隔一条筋。
〔眉批：幽门去巨阙寸五，今云去中行五分，俟考。〕

心主手厥阴心包络之脉，起于胸中，出属心包络，下膈历络三焦；其支者，循胸中出胁，下腋三寸，上抵腋下循臑内，行太阴少阴之间，入肘中，下臂行两筋之间，入掌中，循中指出其端；其支者，别掌中，循小指次指出其端。是动则病，心中热，臂肘挛急，腋肿，甚则胸胁支满，心中憺憺大动，面赤目黄，喜笑不休。是主脉所生病者，烦心，心痛，掌中热。为此诸病，盛则泻之，虚则补之，热则疾之，寒则留之，陷下则灸之，不盛不虚，以经取之。盛者，寸口大一倍于人迎；虚者，寸口反小于人迎也。

胁上际，为腋。"小指次指"，乃小指之次指无名指也。手厥阴心包络之脉，起于胸中，出属心下之包络，受足少阴肾经之交也。由是下膈历络三焦。历者，谓三焦各有部署，在胃脘上中下之间，其脉分络于三焦也。其支者，自属心包上循胸，出胁下腋三寸天池穴，上行抵腋下，下循臑内之天泉，以界手太阴肺经、手少阴心经两经之中间，入肘中之曲泽穴，又由肘中下臂，行臂两筋之间，循郄门、间使、内关、大陵，入掌中劳宫，循中指出其端之中冲。其支别者，从掌中循无名指出其端，而交于手少阳三焦经也。厥阴是动，则病手心热，臂肘挛急，腋肿，经气之病于外也。甚则胸胁支满，心中憺憺大动，面赤目黄，喜笑不休。盖甚则从外而内，其有余于内也。心主血，而包络代君行令，故主脉，是主脉之包络所生病者，烦心、心痛、掌中热，盖自内而外也。脉口一盛而躁，病在手厥阴。故盛者，寸口大一倍于人迎；虚者，寸口反小于人迎也。

心包络诸穴歌

手厥阴心包之脉，计有九穴而终。自天池天泉为始，逐曲泽郄门而通。间使行于内关，大陵近乎劳宫。既由掌握，抵于中冲。

分寸歌

心包起自天池间，乳后一寸腋下三。[1]
天泉曲腋下二寸，曲泽屈肘陷中央。
郄门去腕方五寸[2]，间使腕后三寸量。
内关去腕止二寸，大陵掌后两筋间。
劳宫屈中名指取[3]，中指之末中冲良。

[1] 腋下三寸，乳后一寸。

[2]掌后去腕五寸。

[3]屈中指无名指两者之间取之。

三焦手少阳之脉，起于小指次指之端，上出两指之间，循手表腕，出臂外两骨之间，上贯肘，循臑外上肩，而交出足少阳之后，入缺盆，布膻中，散络心包，下膈循属三焦；其支者，从膻中上出缺盆，上项系耳后，直上出耳上角，以屈下颊至𫐐；其支者，从耳后入耳中，出走耳前，过客主人前交颊，至目锐眦。是动则病，耳聋混混沌沌，嗌肿喉痹。是主气所生病者，汗出，目锐眦痛，颊肿耳前肩臑肘臂外皆痛，小指次指不用。为此诸病，盛则泻之，虚则补之，热则疾之，寒则留之，陷下则灸之，不盛不虚，以经取之。盛者，人迎大一倍于寸口；虚者，人迎反小于寸口也。

焞，音屯。臂骨尽处为腕，臑尽处为肘，膊下对腋处为臑，目下为𫐐也。手少阳起于小指次指之端关冲穴（第四指也），上出历液门、中渚四指之间，循手表腕之阳池，出臂外两骨之间至天井穴，从天井上行，循臂臑之外，历清冷渊、消泺，行手太阳之里，手阳明之外，上肩循臂臑，会肩髎天髎，交出足少阳之后，过秉风肩井，下入缺盆，复由足阳明之外，而会交于膻中之上焦，散布络绕于心包络，乃下膈入络膀胱，以约下焦，附右肾而生。其支行者，从膻中而上出缺盆之外，上项过大椎，循天牖上耳后，经翳风瘈脉颅息，直上出耳上角，至角孙，过悬厘颔厌，及过阳白、晴明，屈曲耳颊，至𫐐会颧髎之分。其又支者，从耳后翳风穴，入耳中，过听宫，历耳门和髎，却出至目锐眦，合瞳子髎，循丝竹空而交于足少阳胆经也。少阳之上，相火主之，故是动则病，耳聋混混沌沌。"嗌肿喉痹"，相火之有余于上也。少阳乃一阳初生之气，故主气所生病者。汗出，阳加于阴则汗出也。目锐眦痛颊肿，耳后肩臑肘臂小指次指，皆经脉所循之部分而为病也。人迎一盛而躁，病在手少阳。故盛者，人迎大一倍于寸口；虚者，人迎反小于寸口也。

三焦诸穴歌

手少阳三焦之脉，二十三穴之间。关冲液门中渚，阳池外关通连。支沟会宗三阳络，四渎天井清冷渊，消泺臑会、肩髎相联。天髎处天牖之下，翳风让瘈脉居先。颅囟定而角孙近耳，丝竹空而和髎接焉。耳门已毕，经穴已全。

分寸歌

无名之外端关冲，液门小次指陷中。

中渚液下去一寸，阳池腕上之陷中。

外关腕后方二寸，腕后三寸支沟容。

腕后三寸内会宗，空中有穴用心攻。

腕后四寸三阳络，四渎肘前五寸着。

天井肘外大骨后，骨罅中间一寸摸。

肘后二寸清冷渊，消泺对腋臂外落。

臑会肩前三寸量，肩髎臑上陷中央。

天髎缺盆陷处上，天牖天容之外旁。[1]

翳风耳后尖角陷[2]，瘈脉耳后青脉现。[3]

颅囟亦在青络脉，角孙耳廓中间上。

耳门耳前起肉中[4]，禾髎耳前动脉张。

欲知丝竹空何在，眉后陷中仔细量。

计二十三穴，左右共四十六穴。

[1] 天牖，颈大筋外缺盆上。天容后，天柱前，完骨下，发际上。

[2] 耳后尖角陷中，按之引耳中。

[3] 耳本后鸡足青络脉。

[4] 耳前起肉，当耳缺陷中。

胆足少阳之脉，起于目锐眦，上抵头角，下耳后，循颈行手少阳之前，至肩上，却交出手少阳之后，入缺盆。其支者，从耳后入耳中，出走耳前，至目锐眦后；其支者，别锐眦下大迎，合手少阳抵于𬱟下，加颊车下颈，合缺盆以下胸中贯膈，络肝属胆，循胁里出气街，绕毛际，横入髀厌中。其直者，从缺盆下腋，循胸过季胁，下合髀厌中，以下循髀阳，出膝外廉，下外辅骨之前，直下抵绝骨之端，下出外踝之前，循足跗上，入小趾次趾之间；其支者，别跗上，入大趾之间，循大趾歧骨内出其端，还贯爪甲，出三毛。是动则病，口苦善太息，心胁痛，不能转侧，甚则面微有尘，体无膏泽，足外反热，是为阳厥。是主骨所生病者，头痛颔痛，目锐眦痛，缺盆中肿痛，胁下肿，马刀夹瘿，汗出振寒疟，胸胁肋髀膝外至胫绝骨外踝前，及诸节皆痛，小趾次趾不用。为此诸病，盛则泻之，虚则补之，热则疾之，寒则留之，陷下则灸之，不盛不虚，以经取之。盛者人迎大一倍于寸口；虚者人迎反小于寸口也。

腋下为胁，胁又名胠。曲骨之外为毛际，毛际两旁动脉为气冲。捷骨之下为髀厌，即髀枢也。胁骨之下为季胁，属肝经穴，名章门。骭骨为辅骨，外踝以上为绝骨。足面为跗，足大趾本节后为歧骨，大趾爪甲后为三毛。足少阳胆经，起于目锐眦之瞳子髎，由听会过客主人，上抵头角，循颔厌下悬颅悬厘，由悬厘上循耳上髮际，至曲鬓率谷，由率谷外折下耳后，循天冲浮白窍阴完骨，又自完骨外折，循本神，过曲差，下至阳白，会睛明，复从睛明上行，循临泣目窗正营承灵脑空风池至颈，过天髎，行手少阳之脉前，下至肩上，循肩井，却左右交出手少阳之后，过大椎大杼秉风，当秉风前入缺盆之外。其支者，从耳后颞颥间过翳风之分，入耳中过听宫，复自听宫至目锐眦瞳子髎之分。其支者，别自目外瞳子髎而下大迎，合手少阳于颐，当颧髎之分，下临颊车下颈，循本经之前，与前之入缺盆者相合，下胸中天池之外贯膈，即期门之所络肝，下至日月之分属于胆也。自属胆处，循胁内章门之里，至气冲，绕毛际，遂横入髀厌中之环跳穴。其直行者，从缺盆下腋循胸，历渊液辄筋日月，过季胁，循京门带脉五枢维道居髎，入上髎中髎，长强而下，与前之入髀厌者相合，乃下循髀外，行太阳阳明之间，历中渎阳关，出膝外廉，抵阳陵泉。又自阳陵泉下于辅骨前，历阳交、外丘、光明，直下抵绝骨之端，循阳辅、悬钟而下，出外踝之前，至丘墟循足面之临泣五会夹谿，乃上入小趾次趾之间，至窍阴而终。其支别者，自足跗面临泣别行，入大趾，循歧骨内出大趾端，还贯入爪甲，出三毛，以交于足厥阴肝经也。是动则病，口苦善太息，心胁痛不能转侧，少阳之气不升也。少阳主初阳之生气，故胆气升，十一脏腑之气皆升。经云："精明五色者，气之华也。"《平脉篇》云："阳气长则其色鲜，其颜光，其声商，毛髮长。少阳之动气为病，则厥逆而不升，故甚则面有微尘，体无膏泽。少阳相火主气，足下反热者，火逆于下也，是为阳气厥逆之所致也。少阳属肾，故主骨所生病者，为头痛，颔痛，目锐眦痛，缺盆腋下胸胁髀膝胫踝皆痛，乃足少阳经脉，所循之部分，而为病也。血脉留滞，则为马刀夹瘿，阳加于阴则为汗出，阳逆于下则为振寒，少阳主骨，故诸节皆痛也。"〔眉批：阳气者，熏肤充身泽毛，若雾露之溉。〕

胆经诸穴歌

足少阳兮四十三，瞳子髎近听会间。客主人在颔厌集，悬颅悬厘曲鬓前。率谷天冲见浮白，窍阴完骨本神连。阳白临泣目窗近，正营承灵脑空焉。风池肩井兮渊液，辄筋日月京门联。带脉五枢而下，维道居髎相沿。环跳风市抵中渎，阳关之下阳陵泉。阳交外丘光明穴，阳辅悬钟穴可瞻。丘墟临泣地五会，侠溪窍阴胆经全。

分寸歌

足少阳兮四十三，头上廿穴分三折。

起自瞳子至风池，积数陈之次序说。

瞳子髎近眦五分，耳前陷中听会穴，

客主人名上关同，耳前起骨开口空。

颔厌悬颅之二穴，脑空上廉曲角下。[1]

悬厘之穴异于兹，脑空下廉曲角上。

曲鬓耳上髮际隅[2]，率谷耳上寸半安。

天冲耳后入髮二[3]，浮白入髮一寸间。

窍阴即是枕骨穴，完骨之上有空连。[4]

完骨耳后入髮际，量得四分须用记。

本神神庭旁二寸，入髮一寸耳上系。

阳白眉上方一寸，髮上五分临泣是。[5]

髮上一寸当阳穴，髮上寸半目窗至。

正营髮上二寸半，承灵髮上四寸谛。

脑空髮上五寸半，风池耳后髮陷寄。[6]

肩井肩上陷中求，大骨之前一寸半。[7]

渊液腋下方三寸，辄筋期下五分判。

期门却是肝经穴，相去巨阙四寸半。

日月期门下五分，京门监骨下腰绊。[8]

带脉章门下寸八，五枢章下寸八贯。[9]

维道章下五寸三，居髎章下八寸三。

章门缘是肝经穴，下脘之旁九寸舍。

环跳髀枢宛宛中[10]，屈上伸下取穴同。

风市垂手中指尽，膝上五寸中渎逢。

阳关阳陵上三寸，阳陵膝下一寸从。

阳交外踝上七寸，外邱踝上六寸容。

踝上五寸光明穴，踝上四寸阳辅通。

踝上三寸悬钟在，丘墟踝前之陷中。

此去夹豀四寸五，却是胆经原穴功。

临泣挟豀后寸半，五会去豀一寸穷。

夹豀在趾歧骨内，窍阴四五二趾中。

计四十三穴，左右共八十六穴。

[1] 脑空即颞颥。颔厌悬颅二穴，在曲颊之下脑空之上。

[2] 耳上发际曲隅陷中。

[3] 耳后入发际二寸。

[4] 在完骨上枕骨下，动摇有空。

[5] 目上直入发际五分陷中。

[6] 在耳后颞颥，后脑空下发际陷中。至此计二十穴，分作三折，向外而行，始自瞳子髎，至完骨是一折；又自完骨外折，上至阳白会睛明是一折；又自睛明上行，循临泣风池是一折。缘其穴曲折多，难以分别，故此作至二十次第言之。歌曰："一瞳子髎二听会，三主人分颔厌四。五悬颅分六悬厘，第七数分曲鬓随。八率谷兮九天冲，十浮白兮之穴从。十一窍阴来相继，十二完骨一折终。又自十三本神始，十四阳白二折随。十五临泣目下穴，十六目窗之穴宜。十七正营十八灵，十九脑户廿风池。依次细心量取之，胆经头上穴吾知。"

[7] 肩上陷中，缺盆上大骨前一寸半，以三指按取，当中指陷中。

[8] 监骨下腰下季胁，本挟脊，肾之募。

[9] 五枢去带脉三寸，季胁下四寸八分。

[10] 髀枢中，侧卧屈上足伸下足，以右手摸穴，左摇撼取之。

肝足厥阴之脉，起于大趾丛毛之际，上循足跗上廉，去内踝一寸，上踝八寸，交出太阴之后，上腘内廉，循阴股入毛中，过阴器，抵小腹，挟胃属肝络胆，上贯膈，布胁肋，循喉咙之后，上入颃颡，连目系，上出额，与督脉会于巅；其支者，从目系下颊里，环唇内；其支者，复从肝别贯膈，上注肺。是动则为腰痛不可以俯仰，丈夫癫疝，妇人小腹肿，甚则嗌干，面尘脱色。是主肝所生病者，胸满、呕逆、飧泄、狐疝、遗尿、闭癃。为此诸病，盛则泻之，虚则补之，热则疾之，寒则留之，陷下则灸之，不盛不虚，以经取之。盛者寸口大一倍于人迎；虚者反小于人迎也。

三毛后横纹为丛毛，髀内为股，脐下为小腹，目内深处为系。"颃颡"，腭上窍也。足厥阴起于足大趾丛毛之大敦，循足跗上廉，历行间太冲，抵内踝前一寸之中封，自中封上踝，过三阴交，历蠡沟、中都，复上一寸，交出太阴之后，上腘内廉，至膝关、曲泉，循股内之阴包五里阴廉，遂当冲门府舍之分，入阴毛中，左右相交，环绕阴器，抵小腹而上，会曲骨、中极、关元，复循章门至期门之所，夹胃属肝，下日月之分，络于胆也。又自期门上贯膈，行食窦之外，大包之里，散布胁肋，上云门渊液之间，人迎之外，循喉咙之后，上出颃颡，行大迎地仓四白阳白之外，连目系，上出额，行临泣之里，与督脉相会于巅顶之百会。其支行者，从目系下行任脉之外，本经之里，下颊里交环于唇口之内。其又支者，从期门属肝处，别贯膈，行食窦之外，本经之里，上注肺，下行至中焦，夹中脘之分，以交于手太阴肺经也。是在厥阴之动气，则病腰痛不可以俯仰，甚则嗌干，面尘脱色。盖厥阴从少阳中气之化，厥阴之化气病也。丈夫癀疝，妇人小腹肿，厥阴之本气病也。是主肝所生之病者，胸满，呕逆。盖食气入胃，散精于肝，行气于经，肝所生病，则肝气厥逆，不能行散谷精，故胸满呕逆也。肝主疏泄，肝气虚则飧泄遗尿，实则闭癃狐疝，随经脉昼夜出入之疝也。为此是动所生诸病，盛则泻之，虚则补之，热则疾之，寒则留之，陷下则灸之，不盛不虚以经取之。盛者，寸口大一倍于人迎；虚者，反小于人迎也。以上论荣气生于中焦，从肺脉循行于十二经脉之中，外内上下相交也。始于手太阴肺，终于足厥阴肝，周而复始，环转之无端也。

肝经诸穴歌

足厥阴，一十三穴终，起大敦于行间，循太冲于中封。蠡沟中都之会，膝关曲泉之宫。袭阴包于五里，阴廉乃发，寻羊屎于章门，期门可攻。

分寸歌

足大趾端名大敦[1]，行间大趾缝中存。

太冲本节后二寸，跟前一寸号中封。[2]
蠡沟踝上五寸是[3]，中都踝后七寸中。[4]
膝关犊鼻下二寸，曲泉曲膝尽横纹。
阴包膝上方四寸[5]，气冲三寸下五里。[6]
阴廉冲下有二寸，羊屎冲下一寸许。
气冲却是胃经穴，鼠鼷之上一寸主。
鼠鼷横骨端尽处，相去中行四寸止。
章门下脘旁九寸，肘尖尽处侧卧取。
期门又在巨阙旁，四寸五分无差矣。

[1] 内侧为隐白，外侧为大敦。
[2] 足内踝骨一寸筋里宛宛中。
[3] 内踝骨前上五寸。
[4] 内踝上七寸骭骨中。
[5] 股内廉两筋间，蜷足取之，看膝内侧，必有槽中。
[6] 气冲上三寸，阴股中动脉应手。

附：督脉歌

经脉之循于身以前身以后者，凭任督二脉，以分上下左右。

督脉在背之中行，二十七穴始长强。
舞腰俞兮歌阳关，入命门兮悬枢当。
脊中束筋造至阳，灵台神道身柱详。
陶道大椎至哑门，风府脑户强间分。
后顶百会兮前顶，囟会上星兮神庭。
素醪水沟至于鼻下，兑端交龈交于内唇。

分寸歌

督脉龈交唇内乡，兑端正在唇端央。
水沟鼻下沟中索，素髎宜向鼻端详。
头形北高面南下，先以前后髮际量。
分为一尺有二寸，髮上五分神庭当。

髪上一寸上星位，髪上二寸囟会良。
前顶髪上三寸半，百会髪上五寸央。[1]
会后寸半即后顶，会后三寸强间明。
会后脑户四寸半，后髪入寸风府行。[2]
髪上五分哑门在[3]，神庭至此十穴真。
自此项骨下脊骶，分为二十有四椎。
大椎上有项骨在，约有三椎莫算之。
尾有长强亦不算，中间廿一可排推。
大椎大骨为第一，二椎节后陶道知。
第三椎间身柱在，第五神道不须疑。
第六灵台至阳七，第九身内筋缩思。
十一脊中之穴在，十二悬枢之穴奇。
十四命门肾俞并，十六阳关自可知。
二十一椎即腰俞，脊尾骨端长强随。
共二十七穴。

[1] 在顶中央旋毛中，两耳尖上，可容爪甲。性理北谿陈氏曰："略近些北，犹天之极星居北。"夫言一尺有二，而其数止一尺一寸者何也？盖前后髪际无穴，而必以前后髪际量起，则有一寸在也。

[2] 项后髪际入一寸，大筋内宛宛中。疾言其肉立起，言休立止，即百会后五寸半也。

[3] 后髪际上五分，项中央宛宛中，仰头取之，入系舌本。

附：任脉歌

任脉二十四，穴行腹与胸。会阴始兮曲骨从，中极关元石门通。气海阴交会，神关水分逢。下脘建里兮中脘上脘，巨阙鸠尾兮中庭膻中。玉堂上紫宫华盖，璇玑上天突之宫。饮彼廉泉，承浆味融。

分寸歌

任脉会阴两阴间，曲骨毛际陷中安。
中极脐下四寸取，关元脐下三寸连。
脐下二寸石门穴，脐下寸半气海全。

脐下一寸阴交穴，脐之中央号神阙。

脐上一寸为水分，脐上二寸下脘列。

脐上三寸名建里，中脘脐上四寸许。

脐上五寸上脘在，巨阙脐上六寸五。

鸠尾蔽骨下五分，中庭膻中寸六取。

膻中却在两乳间，膻上寸六玉堂主。

膻上紫宫三寸二，膻上华盖四八举。[1]

膻上璇玑五寸八，玑上一寸天突起。

天突喉下约四寸，廉泉颔下骨尖已。

承浆颐前唇棱下，任脉中央行腹里。

行腹中央共二十七穴。

[1] 四寸八分。

手太阴气绝，则皮毛焦，太阴者，行气温于皮毛者也。故气不荣则皮毛焦，皮毛焦则津液去皮节。津液去皮节者，则爪枯毛折，毛折者则毛先死。丙笃丁死，火胜金也。

此论三阴三阳之气终也。皮脉肉筋骨，脏腑之外应也。脏腑者，雌雄之内合也。阴阳六气，本于脏腑之五行所生，气先死于外，而后脏腑绝于内也。手太阴之气，主于皮毛，是以太阴气绝则皮毛焦。手太阴主气，气主熏肤泽毛。故太阴者，行气温于皮毛者也，是以气不荣则皮毛焦。津液者，随三焦出气，以温肌肉，淖泽于骨节，润泽于皮肤，气不营则津液去皮节矣，津液去皮节，则爪枯毛折矣。毛先死者，手太阴之气，先绝于外也。"丙笃丁死"，肺脏之气死于内也。尚御公曰："按上古《天元册》文，丹黅苍素玄之天气，经于五方分野，合化地之五行，而地之五行，上呈天之六气。《五运行论》曰：'神在天为风，风生木，木生酸，酸生肝，肝生筋，筋生心。'是人之立形定气，本于五行所生。故曰：'其生五，其数三'，谓生于五行，而终于三阴三阳之数。是以所生病者，脏腑五行之病生于内也。是动者，六气之运动于外而为病也。然是动所生之病，皆终于三阴三阳之气者，脏腑五行之气，本于天之所化，故天气先绝，而后脏腑之气终也。"朱济公曰："夫人生于地，悬命于天，天地合气，命之曰人。本经论人秉天地之气所生，配合天地阴阳五运六气，能明乎造化死生之道，一点灵明，与太虚同体，万劫常存，本未尝有生，未尝有死也。"张玉师曰："形谓之器，故曰无形无患。盖既成形器，未有不损坏者也。然此一灵真性，虽千磨百炼，愈究愈精。故佛老以真空见性，《灵》《素》二经，谓空中有真。"〔眉批：肺合大肠，大肠者皮其应。手足之经气，本于三阴三阳；五脏之气，属金木水火土。故曰："火胜金。"〕

手少阴气绝，则脉不通；脉不通，则血不流；血不流，则毛色不泽。故其面黑如漆柴者，血先死。壬笃癸死，水胜火也。

心主血脉，故手少阴气绝，则脉不通，脉随气行者也。脉不通则血不流，血随脉气流行者也。夫心之合脉也，其荣色也。毫者，血气之所生也。故血脉不流，则毛色不泽，面如漆柴。少阴气绝则血先死。"壬笃癸死"，心藏之火气灭也。

足太阴气绝者，则脉不荣肌肉。唇舌者，肌肉之本也。脉不荣，则肌肉软；肌肉软，则肉萎人中满；人中满，则唇反；唇反者，肉先死。甲笃乙死，木胜土也。

足太阴之气生于脾，脾脏荣而外主肌肉。是以太阴气绝，则脉不荣于肌肉矣。脾开窍于口，主为卫使之迎粮，故唇舌为肌肉之本，脉不营则肉萎唇反，太阴之生气绝于外也。甲笃乙死，脾藏之气死于内也。

足少阴气绝，则骨枯。少阴者，冬脉也，伏行而濡骨髓者也。故骨不濡，则肉不能著也，骨肉不相亲则肉软却；肉软却故齿长而垢，髮无泽，髮无泽者，骨先死。戊笃己死，土胜水也。

足少阴之气主骨，故气绝则骨枯。冬脉者，谓五脏之脉气，合四时而外濡于皮肉筋骨者也。夫谿骨属骨，肉本于骨也，故骨不濡，则肉不能着于骨，而骨肉不相亲矣。骨肉不相亲，则骨气外脱而齿长矣。夫肾主藏精而化血，髮者，血之余也。髮无泽者，肾藏之精气绝，而骨先死矣。

足厥阴气绝，则筋绝。厥阴者，肝脉也，肝者筋之合也，筋者，聚于阴气，而脉络于舌本也。故脉弗荣，则筋急；筋急则引舌与卵，故唇青、舌卷、卵缩、则筋先死。庚笃辛死，金胜木也。

足厥阴之气主筋，故气绝则筋绝矣。厥阴者肝脉，肝者筋之合，谓厥阴之气合于肝脉，肝脏之气，合于筋也。聚于阴气者，筋气之会于宗筋也。筋聚于阴器而络于舌本，故脉不营于筋，则筋急而舌卷卵缩矣。厥阴气绝，则筋先死。"庚笃辛死"，金胜木而肝藏之木气绝也。

五阴气俱绝则目系转，转则目运；目运者，为志先死；志先死，则一日半死矣。

此总结五脏五行之气，本于先天之水火也。心系上系于目系，目系转者，心气将绝也。火之精为神，水之精为志。神生于精，火生于水，故志死而神先绝。所谓生则俱生，急则俱死也。天乙生水，地二生火。一日半者，一二日之间，阴阳水火之气，终于天地始生之数也。

六阳气绝则阴与阳相离，离则腠理发泄，绝汗乃出。故旦占夕死，夕占旦死。

此言六腑三阳之气终也。《阴阳离合论》曰："未出地者，命曰阴中之阴，已出地者，名曰阴中之阳。"盖三阳之气，根于阴而出于阳，是以六阳将绝，则阴与阳相离矣。离则阳气外脱，腠理发泄，绝汗乃出，而阳气终也。三阳者，应天之气，是以旦占夕死，夕占旦死，不能终天运之一周。尚御公曰："此章与本经《终始篇》《素问·诊要经终篇》大义相同。"

经脉十二者，伏行分肉之间，深而不见，其常见者，足太阴过于外踝之上，无所隐故也。诸脉之浮而常见者，皆络脉也。六经络，手阳明少阳之大络，起于五指间，上合肘中。饮酒者，卫气先行皮肤，先充络脉，络脉先盛，故卫气已平，荣气乃满，而经络大盛。脉之猝然盛者，皆邪气居之，留于本末，不动则热，不坚则陷且空，不与众同，是以知其何脉之动也。雷公曰：何以知经脉之与络脉异也？黄帝曰：经脉者，常不可见也，其虚实也，以气口知之。脉之见者，皆络脉也。

此申明十二经脉之血气，与脉外皮肤之气血，皆生于胃腑水谷之精，而各走其道。"经脉十二者"，六脏六腑，手足三阴三阳之脉，乃荣血之荣行，伏行于分肉之内，深而不见者也。诸脉之浮而常见者，皆络脉也。支而横者为络，络之别者为孙，盖胃腑所生之血气，精专者独行于经隧，荣行于十二经脉之中，其出于孙络皮肤者，别走于经别，经别者，脏腑之大络也。盖从大络而出于络脉皮肤，下行者，从足太阴之络，而出于足骭之街，故其常见者，足太阴过于外踝之上，无所隐故也；上行者，从手阳明少阳之络，注于尺肤以上鱼，而散于五指，故曰手阳明少阳之大络，起于五指间，上合肘中，谓行于皮肤之气血，从手阳明少阳之大络，散于五指间，复从五指之井，溜于脉中，而与脉中之血气，上合于肘中也。夫阴阳六气，主于肤表，经云："太阴为之行气于三阴。阳明者，表也，亦为之行气于三阳。"盖手太阴主气而外主皮毛，手阳明为太阴之合，故亦为之行气于肤表也。手少阳主气，为厥阴包络之腑，心主包络，主行血于脉中，少阳主行血于脉外，是以手阳明少阳之大络，主行胃腑所出之血气，而注于络脉皮肤之间。《玉板篇》曰："胃者，水谷血气之海也。海之所行云气者，天下也；胃之所出血气者，经隧也。经隧者，五脏六腑之大络也。"《缪刺篇》曰："邪客于皮毛，入舍于孙络，留而不去，闭塞不通，不得入于经，流溢于大络而生奇病也。"是血气之行于脉外者，外内出入，各有其道，故复引饮酒者以证明之。夫酒者，水谷之悍液，卫者，水谷之悍气，故饮酒者，液随卫气而先行皮肤，是以面先赤而小便独先下，盖先通调四布于外也。津液随卫气先行皮肤，先充络脉，络脉先盛，卫气已平，营气乃满，而经脉大盛。此血气之从皮肤而络，络而脉，脉而经，盖从外而内也。如十二经脉之猝然盛者，皆邪气居于脉中也。本末者，谓十二经脉之有本标也。如留于脉而不动则热，不留于脉则脉不坚而外陷于肤空矣。此十二经脉之流行出入，不与络脉大络之众同也。是以知何脉之动也，以气口知之。气口者，手太阴之两脉口也。此言荣血之行于十二经脉中者，乃伏行之经脉，以手太阴之气口知之；血气之行于皮肤，而见于络脉者，候见于人迎气口也。此节凡四转，盖以申明十二经脉之血气，与皮肤之气血，各有出入之道路。再按十二经脉之始于手太阴肺，终于足厥阴肝，周而复始者，乃荣血之行于脉中也。十二经脉之皆出于井，溜于荥，行于经，入于合者，乃皮肤之气血，溜于脉中，而与经脉之血气，合于肘膝之间。本篇之所谓六经脉，手阳明少阳之大络，起于五指间，上合肘中者是也。本经《痈疽篇》曰："余闻肠胃受谷，上焦出气，以温分肉，而养骨节，通腠理；中焦出气如露，上注谿谷，而渗孙脉，津液和调，变化而赤为血。血和则孙脉先满溢，乃注于络脉，皆盈，乃注于经脉。阴阳已张，因息乃行；行有经纪，周有道理；与天合同，不得休止。"此水谷所生之津液，随三焦出气，以温肌肉，渗于孙络，化赤为血，而溢于经脉。本篇之所谓饮酒者，卫气先行皮肤，先充络脉，络脉先盛，卫气已平，荣血乃满，而经脉大盛是也。是脉外之气血，一从经隧而出于孙络皮肤，一随三焦出气以温肌肉，变化而赤，是所出之道路有两歧也。其入于经也。一从指井而溜于经荥，一从皮肤而入于络脉，是所入之道路有两歧也。其经脉之血气，行于脉外，从本标而出于气街，本篇之所谓"留于本末，不动则热，不坚则陷且空，不与众同"是也。此血气出入之道路，合于天地阴阳五运六气，乃本经之大关目，故不厌烦赘而详言之，学者亦不可不用心参究者也。夫血气之从经隧而出于孙络皮肤者，海之所以行云气于天下也；随三焦出气以温肌肉者，应司天在泉，水随气而运行于肤表也。肤表之气血入于脉中，应天运于地之外，而复通贯于地中。经脉之血气，行于皮肤之外，犹地之百川流注于泉下，而复运行于天表也。此天地上下升降外内出入之相通也。人合天地阴阳之道，运行不息，可以与天地相参。如升降息，则气立孤危；出入废，则神机化灭矣。〔眉批：此节启发十五大络之总论。饮入于胃，由脾气散精于皮毛，故足太阴之脉浮见于外也。又：过于外踝者，别走阳明而出，如足少阴之下出于气街，别走太阳而出。又：津液随三焦出气，外注于谿谷，化赤为血，故主于手少阳。又：津液随三焦出气，以温肌肉、充皮肤，故独提手阳明、少阳之络，盖胃腑所出之血气，虽从脏腑之大络而出于络脉皮肤，然由足太阴、手阳明、少阳转输，故独提此三经之脉络也。又借邪以分别经脉与络脉各别。又："气口"，概寸关尺之三部，人迎气口，两寸口也。又：《示从容论》曰："怯然少气者，是水道不行，形气消索也。"〕

雷公曰：细子无以明其然也。黄帝曰：诸络脉皆不能经大节之间，必行绝道而出入，复合于皮中，其会皆见于外。故诸刺络脉者，必刺其结上甚血者，虽无结急取之，以泻其邪而出其血，留之发为痹也。凡诊络脉，脉色青则寒且痛，赤则有热。胃中寒，手鱼之络多青矣；胃中有热，鱼际络赤；其暴黑者，留久痹也；其有赤有黑有青者，寒热气也；其青短者，少气也。凡刺寒热者，皆多血络，必间日而一取之，血尽乃止，乃调其虚实；其青而短者少气，甚者泻之则悗，悗甚则仆，不得言，悗则急坐之也。

此复申明上文之义，盖借病刺以证血气之生始出入。下经曰："先度其骨节大小广狭，而脉度定矣。"盖十二经脉，皆循于骨节间而为长短之度，其络脉皆不能经大节之间，必行绝道而出入。绝道者，别道也。盖胃腑所出之血气，行于经别者，从经别而出于络脉，复合于皮中，其血气色脉之会合，皆见于外，故刺诸络脉者，必刺其结上，甚血者虽无结，急取之以泻其邪而出其血，留之发为痹也。经云："病在阴者名为痹。"盖皮肤络脉之邪，留而不泻，则入于分肉筋骨之间而为痹，与邪居经脉之中，留于本末，不动则热之不同也。"诊"，视也。

凡诊络脉，脉色青则寒，赤则有热，盖浮络之血气，皆见于皮之部也。胃中寒，手鱼之络多青；胃中热，鱼际络赤。盖皮络之气血，本于胃腑所生，从手阳明少阳，注于尺肤而上鱼也。气者，三阴三阳之气，胃腑之所生也。少气甚者，泻之则悗，气益虚面不能行于外也。悗甚则仆不能言者，谓阴阳六气，生于胃腑水谷之精，而本于先天之水火也。少阴之气厥于下，则仆而不得言，故悗则急坐之，以启少阴之气，即如上文之"缓带被髮，大杖重履而步"之一法也。高士宗曰："上节以十二经脉，分别卫气血气之行于皮肤络脉，此节单论皮肤络脉，以复申明上文之义。"黄载华曰："冲脉任脉皆起于胞中，上循背里为经络之海，其浮而外者，循腹右上行，会于咽喉，别而络唇口，血气盛则充肤热肉，血独盛则澹渗皮肤，生毫毛，是脉外之气血，又从冲脉而散于皮毛，故曰复合于皮中，其会皆见于外。谓经别所出之血气，与冲脉所出之血气，会合于皮中，当知皮肤血气所出之道有三径也。"〔眉批：一出于大络，一出于气街，一出于冲脉。〕

手太阴之别，名曰列缺，起于腕上分间，并太阴之经直入掌中，散入于鱼际。其病实则手锐掌热，虚则欠㰦，小便遗数，取之去腕半寸，别走阳明也。

"㰦"，呿同。"数"，叶朔。经别者，五脏六腑之大络也。别者，谓十二经脉之外，别有经络，阳络之走于阴，阴络之走于阳，与经脉缪处而各走其道，即《缪刺篇》之所谓"大络者，左注右，右注左，与经相干而布于四末，不入于经腧，与经脉缪处者"是也。《玉板论》之所谓："胃者，水谷血气之海也。海之所行云气者，天下也；胃之所出血气者，经隧也。经隧者，五脏六腑之大络也。"盖胃腑所生之血气，其精专者独行于经隧，从手太阴肺脉，而终于足厥阴肝经，此荣血之循行于十二经脉之中，一脉流通，环转不息者也。其血气之四布于皮肤者，从脏腑之别络而出，虽与经相干，与经并行，而各走其道，出于孙络，散于皮肤，故手太阴之经别曰列缺，手少阴之经别曰通里，足太阳曰飞扬，足少阳曰光明，与手足之井荣腧经合穴不相干也。曰太阴少阴，曰太阳少阳，与脏腑之经脉各缪处也。此胃腑之血气，四布于肤表之阳分者，从大络而出于孙络皮肤，从络脉而阴走于阳，阳走于阴，如江河之外别有江河，江可通于河，河可通于江，与经脉之荣血，一以贯通者不相同也。故手太阴之别，名曰列缺，起于腕上分间，分间者，谓手太阴之经脉，与经别之于此间而相分也。并太阴之经者，并太阴之经脉而行也。"散入于鱼际"，谓入鱼际而散于皮肤，即上文之所谓诸络脉必行绝道而出入，复合于皮中，其会见于外也。"实则手锐掌热"，气盛于外也；"虚则欠㰦，小便遗数"，气虚于内也。盖肤表之血气，由脏腑经隧之所生也。当取之去腕半寸，即列缺穴间。别走阳明者，阴络之从此而别走于阳也。尚御公曰："此篇病证与《缪刺篇》之不同。《缪刺篇》论邪客于皮肤孙络，溜于大络而生奇病，病从外而内也；此篇论本气之虚实，病从内而外也，故曰诸络脉必行绝道而出入。"朱济公曰："如手太阴之列缺，手阳明之通里，虽非井、荥、腧、经，然亦系经脉之穴，盖经别之各走其道，布于四末，与经相干于列缺通里诸经之间，复别而上行，并经而入掌，散于络脉，而合于皮中者也。"张玉师曰："《皮部论》云：'欲知皮部，以经脉为纪。阳明之阳，名曰害蜚，视其上下有浮络者，皆阳明之络也。少阳之阳，名曰枢持；少阴之阴名曰枢儒。凡十二经络脉者，皮之部也。'是皮部之络脉，虽以经脉为纪，并循于十二经脉之部，然从大络而出，别走其道，与经脉缪处，故有害蜚、枢持之别名。同学之士，当于《灵》《素》二经，细心合参，其义始得。"

手少阴之别，名曰通里，去腕一寸半，别而上行，循经入于心中，系舌本，属目系。其实则支膈，虚则不能言，取之掌后一寸，别走太阳也。

手少阴之别络，与经相干，名曰通里。之间去腕一寸半，别经而上行，循经入于心中，系舌本，属目系。其气实，膈间若有所支而不畅，虚则不能言，盖心主言，而经别络舌本也。掌后一寸，乃别走于太阳之络脉处，故取阴阳分行之处而刺之。按心脉上夹咽，系目系；经别系舌本，属目系，盖经别并经而行也。

手心主之别，名曰内关，去腕二寸，出于两筋之间，循经以上系手心包络，心系实则心痛，虚则为头强，取之两筋间也。

手心主之别络，与经相干于内关之间，去腕二寸，别经脉而出于两筋之内，循经并行，上系于心包络，心系实则心痛，心系与包络之相通也，虚则为头强，盖包络主行血脉，脉气虚故头强也。按十二经别，皆阳走阴而阴走阳，此不曰别走少阳，或简脱也。

手太阳之别，名曰支正，上腕五寸，内注少阴；其别者，上走肘，络肩髃。实则节弛肘废，虚则生疣，小者如指痂疥，取之所别也。

髃，音隅。疣，音尤。上腕五寸，乃手太阳经之支正，太阳之经别布于四末，与经相干，名曰支正之间，内注于手少阴之别络，其别行者，上走肘，络肩髃。手太阳小肠主液，实则津液留滞，不能淳泽于骨，是以节弛肘废。《三因》曰："气虚不行则生疣，小者如指上之痂疥，即皴瘰之类，气郁之所生也。"

手阳明之别，名曰偏历，去腕三寸，别入太阴；其别者，上循臂，乘肩髃，上曲颊偏历；其别者，入耳合于宗脉。实则龋聋，虚则齿寒痹隔，取之所别也。

去腕三寸，乃手阳明经之偏历，手阳明之别络，布于四末，与经相干于偏历之间，而别入于太阴之经别；其别行者，上循臂，乘肩髃，上曲颊，遍络于齿；又其别者，入耳中，合于宗脉。实则气滞，而为齿痛耳聋，虚则齿寒痹隔。盖手阳明主行血气于皮肤，以温肌肉，虚则不行于外，故为齿寒而痹闭阻隔也。尚御公曰："取之别者，为遍齿入耳之别络，非偏历也。十二络皆同。"〔眉批：宗脉乘于耳。〕

手少阳之别，名曰外关，去腕二寸，外绕臂，注胸中，合心主。病实则肘挛，虚则不收，取之所别也。

去腕二寸，乃手少阳经之外关，少阳之别络，布于四末，与经相干于外关之间，外行绕臂，注胸中，合心主之大络，病实则肘挛，虚则不收，少阳厥阴之主筋也。

足太阳之别，名曰飞扬，去踝七寸，别走少阴。实则鼽窒，头背痛，虚则鼽衄，取之所别也。

踝上七寸，乃足太阳经之飞扬穴。足太阳之别络，与经相干于飞扬之间。不入于经俞，别走于足少阴之络。实则鼽窒背痛，虚则鼽衄，盖别络并经而循于头背也。

足少阳之别，名曰光明，去踝五寸，别走厥阴，下络足跗。实则厥，虚则痿躄，坐不能起，取之所别也。

踝上五寸，乃足少阳经之光明。少阳之大络，与经相会于光明之间，别走于厥阴之别络，下络足跗。少阳主初阳之气，实则胆气不升，而逆于下，则为厥；气虚则为痿躄，坐不能起。

足阳明之别，名曰丰隆，去踝八寸，别走太阴；其别者，循胫骨外廉，上络头项，合诸经之气，下络喉嗌。其病气逆则喉痹猝喑，实则狂颠，虚则足不收、胫枯，取之所别也。

"去足踝八寸"，乃足阳明经之丰隆。阳明之别络，与经相会于丰隆之间，而别走于足太阴之别络。其别行者，并经脉而循于胫骨外廉，上络头项。十五大络之气血，皆本于胃腑水谷之所生，是以足阳明之络，与诸经之气相合。"其病气逆则喉痹猝喑"，经别之络于喉嗌也。实则气厥于下而为颠狂；血气虚则足不收胫枯，取之所别也。

足太阴之别，名曰公孙，去本节之后一寸，别走阳明；其别者，入络肠胃。厥气上逆则霍乱，实则肠中切痛，虚则鼓胀，取之所别也。

去足大趾本节之后一寸，乃足太阴之公孙穴。太阴之别络，分布于足，与经相干于公孙之间，而别走于阳明之络。其别行者，入络肠胃。厥气上逆，则为霍乱；气有馀而实，则为肠中切痛；不足而虚，则为鼓胀，当取之所别也。

足少阴之别，名曰大钟，当踝后绕跟，别走太阳；其别者，并经上走于心包下，外贯腰脊。其病气逆则烦悗，实则闭癃，虚则腰痛，取之所别也。

当踝后绕跟处，乃足少阴经之大钟。少阴之别络，与经相会于大钟之间，而别走于太阳；其别行者，并经而行，上走于心包络之下，外贯腰脊。"其病气逆则烦悗"，水气上乘于心故烦悗。"实则闭癃"，别走太阳，而膀胱之气不化也。"虚则腰痛"，腰者肾之腑也。按手少阳三焦，手厥阴包络之气，皆本于肾脏之所生，故并经上走于心包下。盖包络之气，生于肾脏，注于络中，并经而上也。

足厥阴之别，名曰蠡沟，去内踝五寸，别走少阳；其别者，经胫上睾，结于茎。其病气逆则睾肿猝疝，实则挺长，虚则暴痒，取之所别也。

"去内踝五寸"，乃是厥阴经之蠡沟。厥阴之别络，分布于足，与经相干于蠡沟之间，而别走于少阳之络。"胫"，足胻。"睾"，睾丸，即阴子也。"茎"，阴茎，乃前之宗筋。"挺"，即阴茎也。取之所别者，取别走少阳之络，所谓阳取阴而阴取阳，左取右而右取左也。

任脉之别，名曰尾翳，下鸠尾，散于腹。实则腹皮痛，虚则痒搔，取之所别也。

按任脉起于中极之下，以上毛际，循腹里，上关元，至咽喉，上颐循面入目。所谓尾翳者，即鸠尾之上，盖任脉之别络，出于下极，并经而上，复下于鸠尾，以散于腹络，气实则腹皮急，虚则痒搔，当取之所别络也。

督脉之别，名曰长强，挟脊上项，散头上下，当肩胛左右，别走太阳，入贯膂。实则脊强，虚则头重，高摇之，挟脊之有过者，取之所别也。

按督脉起于小腹以下骨中央，女子入系庭孔，其孔，溺孔之端也，其络循阴器，合篡间，绕篡后，别绕臀，至少阴，与巨阳中络者合，少阴上股内后廉，贯脊属肾，与太阳起于目内眦，上额交巅，上入络脑，还出别下项，循肩髆内，挟脊，抵腰中，上循膂络肾。其男子循茎下至篡，与女子等。其小腹直上者，贯脐中央，上贯心入喉，上颐环唇，上系两目之下中央。盖督脉总督一身之阳，应天道之绕地环转，是以下行而上者，循茎至篡，从小腹贯脐中央，入喉上颐，环唇系目；其上行而下者，起于目内眦，上额交巅，下项挟脊抵腰中，而环转于周身之前后也。其督脉之别络，出于长强之分，挟脊上行散于头上，是督脉之行于脊膂者，从头项而下行，别络之从下而上行于头项也。虚实者，本气之实虚。"有过者"，有过之脉，邪气之所客也。尚御公曰："以有过之脉，总结于督脉之后，盖申明虚实者，乃本气之实虚，非邪实也。"朱永年曰："按任督之大络，与经脉交相逆从而行，当知十二别络，虽循经并行，亦往来逆从者也。"

脾之大络，名曰大包，出渊液下三寸，布胸胁。实则身尽痛，虚则百节尽皆纵，此脉若罗络之血者，皆取之脾之大络脉也。

大包乃脾经之穴名，在足少阳胆经渊液之下三寸，脾之大络，循脾经之大包，而四布于胸胁，实则身尽痛，虚则百节尽皆纵。"罗络之血者"，谓大络之血气，散于周身之孙络皮肤，若罗纹之纵横而络于身也。夫脾之有大络者，脾主为胃行其津液，灌溉于五脏四旁，从大络而布于周身，是以病则一身尽痛，百节皆纵，而血络之若罗纹，以络于周身。足太阴之大络者，止并经而行，散血气于本经之部分，是以足太阴脾脏之有二络也。如曰脾足太阴之脉，兼是动所生而言也；曰足太阴之大络，曰脾之大络，分脾脏经气而言也。

凡此十五络者，实则必见，虚则必下，视之不见，求之上下，人经不同，络脉异所别也。

凡此十五大络之血气，充实则外溢于孙络皮肤，故实则必现；虚则下陷于内之大络，故视之不见也。求之上下者，谓络脉之相交于上下阴阳之间，病在上者求之下，病在下者求之上，病在阴者取之阳，病在阳者取之阴也。夫十五大络，虽与经相干而布于四末，其气无常处，不入于经腧，与经脉缪处，故与人之经脉不同，而络脉异所别也。尚御公曰："经脉有经脉之络脉，经别有经别之络脉，故曰络脉异所也。"

经别第十一

黄帝问于岐伯曰：余闻人之合于天道也，内有五脏，以应五音五色五时五味五位也；外有六腑，以应六律，六律建阴阳诸经，而合之十二月十二辰十二节十二经水十二时十二经脉者，此五脏六腑之所以应天道。夫十二经脉者，人之所以生，病之所以成，人之所以治，病之所以起，学之所始，工之所止也，粗之所易，上之所难也。请问其离合出入奈何？岐伯稽首再拜曰：明乎哉问也！此粗之所过，上之所息也，请卒言之。

此论十二经脉，十五大络之外，而又有经别也。"五位"，五方之定位。六律建阴阳者，建立六阴六阳以合诸经。诸经者，十二经脉，十二大络，十二经别也。六律分立阴阳，是以合天之十二月、十二节、十二时，合地之十二经水，人之十二经脉，此五脏六腑之所以应天道也。夫六脏脉属脏络腑，六腑脉属腑络脏，此荣血之流行于十二经脉之中，然经脉之外又有大络，大络之外又有经别，是以粗工为易，而上工之所难也。离合者，谓三阳之经，别离本经而合于三阴，三阴之经，别离本经而合于三阳。此即《缪刺篇》所当巨刺之经，左盛则右病，右盛则左病，如此者必巨刺之，必中其经，非络脉也。按上章之所谓别者，言十二经脉之外而有别络。此章之所谓别者，言十二经脉之外，而又有别经。此人之所以生此阴阳血气，病之所以成是动所生，及大络之奇病，经别之移易，治之所以分皮刺、经刺、缪刺、巨刺也。所生之经络多岐，所成之病证各别，所治之刺法不同，故上工之所难也。尚御公曰："五脏为阴，六腑为阳。阳者，天气也，主外；阴者，地气也，主内。本篇以六腑应六律，以合阴阳诸经，盖五脏内合六腑，六腑外合十二经脉，故曰五脏六腑之所以应天道。"朱永年曰："《五运行论》云：'在脏为肝，在体为筋，在脏为肺，在体为皮。'是五脏之外合于皮肉筋骨也。《本脏篇》曰：'肺合大肠，大肠者皮其应；心合小肠，小肠者脉其应。'是五脏内合六腑，六腑外合于皮、肉、筋、骨也。五脏六腑，雌雄相合，离合之道，通变无穷。"高士宗曰："《太始天元册文》曰：'太虚寥廓，肇基化元，布气真灵，总统坤元。'盖太始太虚者，乃空玄无极之境，由无极而生太极，太极而分两仪，人虽本天地所生，而统归于天道。"

足太阳之正，别入于腘中，其一道下尻五寸，别入于肛，属于膀胱，散之肾，循膂当心入散；直者，从膂上出于项，复属于太阳，此为一经也；足少阴之正，至腘中，别走太阳而合，上至肾，当十四椎出属带脉；直者系舌本，复出于项，合于太阳，此为一合。成以诸阴之别，皆为正也。

此足太阳与足少阴为一合也。正者，谓经脉之外，别有正经，非支络也。足太阳之正，从经脉而别入于腘中，其一道者，经别之又分两歧也。"尻"，脄也。肛乃大肠之魄门，别入于肛者，别从肛门而入属于膀胱，散之肾，复循脊膂上行，当心而散；其直行者，从背膂上出于项，复属于太阳之经脉，此为一经别也。盖从经而别行，复属于太阳之经脉，故名经别，谓经脉之别经也。足少阴之正，至腘中，别走于太阳之部分，而与太阳之正相合，上行至肾，当脊之十四椎处，外出而属于带脉；其直行者，从肾上系舌本，复出于项，与太阳上出于项之经正，相合于项间，以为一合也。《阴阳离合论》曰："阳予之正，阴为之主。少阴之上，名曰太阳；太阳之前，名曰阳明；厥阴之表，名曰少阳。"谓阳乃阴与之正，而阴为之主，阳本于阴之所生，故曰成以诸阴之别。谓三阳之经正，合于三阴，以成手足三阴之经别，此三阳仍归于三阴之正，故曰皆为正也。是以三阳之别，外合于三阴之经，而内合于五脏，三阴之别，只合三阳之经而不合于六腑也。尚御公曰："按十二经脉之荣气流行，六阴脉属脏络腑，六阳脉属腑络脏。本篇三阴之经别，上至肾属心走肺，而皆不络于六腑。又如足太阳之脉，循脊络肾，膀胱之经别，则别入于肛，属膀胱，散之肾；足少阴肾脉，贯脊属肾络膀胱，其经别至腘中，别走太阳而上至肾，又出属带脉，而复出于项；手少阴心脉，起于心中，出络心系，下膈络小肠，其经别入于渊液两筋之间，属于心；手厥阴心包络之脉，起于胸中，出属心包，下膈历络三焦，而经别下渊液三寸，入胸中，别属三焦；手太阴肺脉，起于中焦，下络大肠，还循胃口，上膈属肺，其经别入渊液少阴之前，入走肺，散之太阳。此经脉与经别出入不同，各走其道，而马氏以正为正经，宜与《经脉篇》之直行者相合；别者为络，宜与《经脉篇》之其支者其别者相合。噫！经脉血气之生始出入，头绪纷纭，不易疏也。"
〔眉批：足少阴之脉，不上循于项。〕

足少阳之正，绕髀入毛际，合于厥阴。别者入季胁之间，循胸里属胆散之，上肝贯心，以上夹咽，出颐颔中，散于面，系目系，合少阳于目外眦；足厥阴之正，别跗上，上至毛际，合于少阳，与别俱行，此为二合也。

按足少阳之脉，起于目锐眦，循头面而下行于足跗。少阳之别，绕髀上行至目锐眦，而合于少阳之经，是经脉与经别，交相逆从而行者也；足厥阴之正，别行于跗上，上至毛际，而合少阳，与少阳之别合而偕行，此为二合也。尚御公曰："与阳俱行，谓三阴之别，合于三阳之别俱行，而阳别成诸阴之别矣。故曰：'成以诸阴之别。''诸'，语助词。"

足阳明之正，上至髀，入于腹里，属胃散之脾，上通于心，上循咽出于口，上额颅，还系目系，合于阳明也；足太阴之正，上至髀，合于阳明，与别俱行，上结于咽，贯舌中，此为三合也。

股内为髀，伏兔后为髀关。足阳明之正，从足跗而上至髀，从腹胸而上行头面，合手阳明之经脉于目下承泣四白之间，盖亦与经脉相逆从而行也；足太阴之正，别经脉而走阳明之髀分，与阳明之正相合而偕行，上结于喉，贯舌中，此为三合也。

手太阳之正，指地，列于肩解，入腋走心，系小肠也；手少阴之正，别入于渊液两筋之间，属于心，上走喉咙，出于面，合目内眦，此为四合也。

《阴阳系日月论》曰："天为阳，地为阴，日为阳，月为阴。其合于人也，腰以上为天，腰以下为地。足之十二经脉，以应十二月，月生于水，故在下者为阴；手之十指，以应十日，日主火，故在上者为阳。"手太阳之正指地者，谓手之太阳，下合于足太阳也。盖在脏腑十二经脉，有手足之分，论阴阳二气，只有三阴三阳，而无分手与足矣。故六腑皆出于足之三阳，上合于手，是以手少阴之正，上出于面，亦与足太阳相合于目内眦之睛明，水火上下之相交也。夫手太阳少阴，皆属于火，天乙生水，地二生火，火上水下，阴阳互交，故手太阳指地，而下交于足，手少阴上行，而合于膀胱之经。论天地水火，有上下之相交，归于先天，合为一气，故人之脏腑经脉，所以应天道也。

手少阳之正，指天，别于巅，入缺盆，下走三焦，散于胸中也；手心主之正，别下渊液三寸，入胸中，别属三焦，出循喉咙，出耳后，合少阳完骨之下，此为五合也。

"少阳"，初阳也，从阴而生，自下而上，故曰指天。曰指地者，谓手合于足也；曰指天者，谓足合于手也。盖分手足于二经，则为六合，论阴阳之气，只三合矣。巅乃督脉之会，督脉应天道之环转一周，故从巅而别下入缺盆，走三焦而散于胸中也。"渊液"，胆经穴，在腋下三寸，手心主之正，别经脉而下行于渊液之分，下渊液三寸，以入胸中，别属三焦，出循喉咙，上出耳后，合少阳经别于完骨之下，此为五合也。

手阳明之正，从手循膺乳，别于肩髃，入柱骨下，走大肠，属于肺，上循喉咙，入缺盆，合于阳明也；手太阴之正，别入渊液少阴之前，入走肺，散之太阳，上出缺盆，循喉咙，复合阳明，此六合也。

手阳明之正，从手之经脉，循膺乳间，而别行上于肩髃，入柱骨，下走大肠，属于肺，复上循喉咙，出缺盆，而与手阳明之经脉相合也；手太阴之正，别经脉于天府云门之际，入渊液之分，行太阴之前，入走肺，于当心处，散之太阳，复上出缺盆，循喉咙，与少阳之正相合，此为六合也。夫阴阳六合，始于足太阳，而终于手太阴，复散之太阳，盖亦周而复始也。尚御公曰："肺主天，膀胱为水府。肺者，太阴也，皆积水也。始于足太阳，而终于手太阴，周而复始，应天道之司天在泉，六气环转之不息。"

经水第十二

黄帝问于岐伯曰：经脉十二者，外合于十二经水，而内属于五脏六腑。夫十二经水者，其有大小深浅广狭远近各不同，五脏六腑之高下小大，受谷之多少亦不等，相应奈何？夫经水者，受水而行之；五脏者，合神气魂魄而藏之；六腑者，受谷而行之，受气而扬之；经脉者，受血而营之，合而以治奈何？刺之浅深，灸之壮数，可得闻乎？岐伯答曰：善哉问也。天至高不可度，地至广不可量，此之谓也。且夫人生于天地之间，六合之内，此天之高，地之广也，非人力之所能度量而至也。若夫八尺之士，皮肉在此，外可度量切循而得之，其死可解剖而视之，其脏之坚脆，腑之大小，谷之多少，脉之长短，血之清浊，气之多少，十二经之多血少气，与其少血多气，与其皆多血气，与其皆少血气，皆有大数。其治以针灸，各调其经气，固其常有合乎！

此篇以十二经脉，内属于五脏六腑，外合于十二经水，经水有大小浅深广狭远近之不同，脏腑有高下、大小、受谷多少之不等，五脏主藏五脏之神志，六腑主行水谷之精气，经脉受荣血以荣行，帝问可以合一而为灸刺之治法乎？伯曰天之高，地之广，不可度量者也。人生于天地六合之内，亦犹此天之高，地之广，非人力之所能度量。若夫有形之皮肉筋骨，外可度量切循，内可解剖而视。其于脏之坚脆，腑之大小，谷之多少，脉之长短，血之靖浊，气之多少，十二经之多血少气，多气少血，血气皆多，血气皆少，皆有大数。大数者，即《本脏篇》之五脏坚脆，《肠胃篇》腑之大小，《绝谷篇》谷之多少，《脉度篇》脉之长短，《九针篇》之多血少气，多气少血，皆有数推之。其治以针艾，调其经气，固其常有合于数者，即下文之六分五分，十呼七呼，以至于二呼一呼，此手足阴阳皆有合于数也。按前二章论十二经脉，应天之六气，五脏六腑，应五音六律五色五时，此复论脏腑经脉，应地之十二经水，是人合天地之道，而不可度量者也。

黄帝曰：余闻之，快于耳不解于心，愿卒闻之。岐伯答曰：此人之所以参天地而应阴阳也，不可不察。足太阳外合于清水，内属于膀胱而通水道焉；足少阳外合于渭水，内属于胆；足阳明外合于海水，内属于胃；足太阴外合于湖水，内属于脾；足少阴外合于汝水，内属于肾；足厥阴外合于渑水，内属于肝；手太阳外合于淮水，内属于小肠而水道出焉；手少阳外合于漯水，内属于三焦；手阳明外合于江水，内属于大肠；手太阴外合于河水，内属于肺；手少阴外合于济水，内属于心；手心主外合于漳水，内属于心包。

　　"渑"，音成。"漯"，托合切，音沓。夫三阴三阳，合天之六气，手足经脉，应地之经水，十二经脉外合于六气，内属于脏腑，是以手足之三阴三阳，外合于十二经水，而经水又内属于脏腑，此人之所以参天地而应阴阳也。清水乃黄河合淮处，分流为清河，肺属天而主气。膀胱为津液之腑，受气化而出，六腑皆浊，而膀胱之水独清，故足太阳外合于清水，内属于膀胱而通水道焉。渭水出于雍州，合泾油漆沮沔水，而渭水独清，诸阳皆浊，而胆为中精之腑，独受其清，故足少阳外合于渭水，内属于胆。海水汪洋于地之外，而地居海之中，阳明居中土，为万物之所归，又为水谷之海，故足阳明外合于海水而内属于胃。湖水有五湖，即洞庭彭泽震泽之类，脾位中央，而灌溉于四旁，故足太阴外合于湖水，而内属于脾。汝水发源于河南天息山，河南居天地之中，夫天居地上，见者一百八十二度半强，地下亦然，北极出地上三十六度，南极入地下亦三十六度，而嵩正当天之中极，盖天气包于地之外，又从中而通贯于地中，故名天息。肾主天乙之水，而为生气之原，上应于喉以司呼吸，故足少阴外合于汝水而内属于肾。渑水出于清州之临淄，而西入于淮，天下之水，皆从东去，渑水自东而来，故应足厥阴东方之肝木。淮水自海水而入于淮泗。小肠受盛胃之水液，而济泌于膀胱，故手太阳外合于淮水，内属于小肠。漯济乃西北之大水，漯合济而入于兖豫诸州，少阳为君主之相，阴阳相合，故手少阳合于漯水，而内属于三焦。江水自西属之岷山发源，曲折万里，而东入于海。大肠传道水谷，济泌别汁，回肠十六折，而渗入膀胱，故手阳明外合于江水，内属于大肠。河源发于星宿海，自乾位而来，千里一曲，故曰黄河之水天上来。肺属乾金而主天，为水之生源，故手太阴外合于河水，而内属于肺。济水发源于王屋山，截河而流水不混其清，故名曰清济，潜流屡绝，状虽微而独尊，故居四渎之一，心为君主之官而独尊，故手少阴外合济水，内属于心。漳水有二，一出于上党沾县大黾谷，名为清漳，一出上党长子县鹿谷山，名为浊漳。二漳异源，而下流相合。夫血者神气，阴中之清，心所主也，合厥阴包络，而流行于经脉之中，犹二水之合流，故手心主外合于漳水，内属于心包，此人之所以参天地而应阴阳也。愚按膀胱为水腑，主受藏津液，津液随三焦出气，以温肌肉。三焦下输出于委阳，并太阳之正，入络膀胱，约下焦，是中焦所生之津液，即随中焦之气而出，膀胱所藏之津液，即随下焦之气而出，运行于肤表以温肌肉，充皮肤。故《示从容论》曰："怯然少气者，是水道不行，形气消索也。"曰通水道者，谓水道之上通于天，非独下出之溲便也。〔眉批：黄河之水天上来。又：土数五，故合五湖。又：在地为河，在天为汉，黄河之水上通于天。又：心包络主火，漳以南为阳。清漳应心之血。〕

凡此五脏六腑，十二经水者，外有源泉，而内有所禀，此皆内外相贯，如环无端，人经亦然。故天为阳，地为阴。腰以上为天，腰以下为地。故海以北者为阴，湖以北者为阴中之阴；漳以南者为阳，河以北至漳者，为阳中之阴；漯以南至江者，为阳中之太阳。此一隅之阴阳也，所以人与天地相参也。

夫泉在地之下，地居天之中，水随天气上下环转于地之外，而复通贯于地中，故曰："外有源泉，而内有所禀。"盖地禀在泉之水，而外为十二经水之源流，内外相贯，如环无端，而人亦应之。《水热穴论》曰："肾者，至阴也。至阴者，盛水也。肺者，太阴也。少阴者，冬脉也。故其本在肾，其末在肺，皆积水也。"是肾脏之精水，膀胱之津水，皆随肺主之气，而运行于肤表，故腰以上为天，腰以下为地，天地上下之皆有水也。"海以北者"，谓胃居中央，以中胃之下为阴，肝肾之所居也。"湖以北者"，乃脾土所居之分，故为阴中之阴，脾为阴中之至阴也。"漳以南者为阳"，乃心主包络之上，心肺之所居也。盖以上为天为阳为南，下为地为阴为北也。"河以北至漳者"，谓从上焦而后行于背也。"漯以南至江者"，谓从中焦而前行于腹也。此以人之面南而背北也。盖人生于天地之间，六合之内，以此身一隅之阴阳，应天地之上下四旁，所以与天地参也。〔眉批：包络附于背。〕

黄帝曰：夫经水之应经脉也，其远近浅深，水血之多少，各不同，合而以刺之奈何？

岐伯答曰：足阳明，五脏六腑之海也，其脉大血多，气盛热壮，刺此者不深勿散，不留不泻也。足阳明刺深六分，留十呼；足太阳深五分，留七呼；足少阳深四分，留五呼。足太阴深三分，留四呼；足少阴深二分，留三呼；足厥阴深一分，留二呼。手之阴阳，其受气之道近，其气之来疾，其刺深者，皆无过二分，其留皆无过一呼。其少长大小肥瘦，以心料之，命曰法天之常，灸之亦然。灸而过此者，得恶火则骨枯脉涩，刺而过此者，则脱气。

此论灸刺之法，以手足之阴阳，血气之多少，合经水之浅深，以应天之常数。夫数出《河图》，始于一而终于十，二乃阴之始，十乃阴之终。海水者，至阴也，故从阳明以至于厥阴。厥阴者，两阴交尽，阴极而阳生也。天乙生水，地六成之，从六分而至一分者，法天之常也。腰以上为天，故手之阴阳，受气之道近，其气之来疾，故宜浅刺而疾出也。《终始篇》曰："刺肥人者，以秋冬之齐；刺瘦人者，以春夏之齐。"是以少长大小肥瘦，以心料之，量其浅深疾徐，所以法天时之常也。灸法亦然。若灸而过此法，命曰恶火，则骨为之枯，脉为之涩。刺而过此法，则脱气矣。

黄帝曰：夫经脉之大小，血之多少，肤之厚薄，肉之坚脆，及䐃之大小，可为度量乎？岐伯答曰：其不为度量者，取其中度也。不甚脱肉，而血气不衰也。若夫度之人，痟瘦而形肉脱者，恶可以度量刺乎？审切循扪按，视其寒温盛衰而调之，是谓因适而为之真也。

尚御公曰："'适'，从也，'真'，正也。夫天阙西北，地陷东南，至高之地，冬气常在，至下之地，秋气常在，而人亦应之。是以五方之民，有疏理致理，肥脂瘦痟之不同，故可为度量者，取其中度也。中度者，即瘦而不甚脱中，虽弱而血气不衰，是谓适其中而为度之正也。"莫云从曰："上节法天之常，此因地之理，以适人之厚薄坚脆，所以人与天地参也。"

经筋第十三

足太阳之筋，起于足小趾，上结于踝，邪上结于膝，其下循足外侧，结于踵，上循跟结于腘；其别者，结于踹外，上腘中内廉；与腘中并上结于臀上，挟脊上项；其支者，别入结于舌本；其直者，结于枕骨，上头，下颜，结于鼻；其支者，为目上网，下结于頄；其支者，从腋后外廉结于肩髃；其支者入腋下，上出缺盆，上结于完骨；其支者出缺盆，斜上出于頄。

其病小趾支跟肿痛，骨挛，脊反折，项筋急，肩不举，腋支缺盆中纽痛，不可左右摇，治在燔针劫刺，以知为数，以痛为腧，名曰仲春痹也。

邪，同斜。"臀"，音屯。"蚌"，音仇。"髃"，音隅，"网"，当作纲。输，与腧俞通用。此篇论手足之筋，亦如经脉之起于指井，而经络于形身之上下，以应天之四时六气十二辰十二月，盖亦秉三阴三阳之气所生也。足太阳之筋，起于足小趾之至阴穴间，循踝膝踹腘，以上臀至项，结于脑后枕骨而上头，至前复下于颜，结于鼻而为目上之纲维，此皆循脉而上经于头。其支者亦如经脉之支别，从经筋而旁络也。故其病为小趾肿痛，腘挛，脊反折，项筋急，经筋之为病也。肩不举，腋支缺盆中纽痛，不可左右摇，支筋之为病也。"燔针"，烧针也。劫刺者，如劫夺之势，刺之即去，无迎随出入之法。知者，血气和而知其伸舒也。以痛为腧者，随其痛处而即为所取之腧穴也。夫在外者，皮肤为阳，筋骨为阴。病在阴者名曰痹，痹者，血气留闭而为痛也。卯者二月，主左右之太阳，故为仲春之痹。盖手足阴阳之筋，应天之四时，岁之十二月，故其为病亦应时而生，非由外感也。〔眉批：纲、维二字，多并用，在少阳曰目外维，在太阳当为目上纲，非网也。〕

足少阳之筋，起于小趾次趾，上结外踝，上循胫外廉，结于膝外廉；其支者，别起外辅骨上走髀，前者结于伏兔之上，后者结于尻；其直者上乘䏚季胁，上走胁前廉，系于膺乳，结于缺盆；直者，上出腋，贯缺盆，出太阳之前，循耳后，上额角，交巅上，下走颔，上结于頄；支者结于目眦为外维。其病小趾次趾支转筋，引膝外转筋，膝不可屈伸，腘筋急，前引髀，后引尻，即上乘月少季胁痛，上引缺盆膺乳。颈维筋急，从左之右，右目不开，上过右角，并跻脉而行，左络于右。故伤左角，右足不用，命曰维筋相交，治在燔针劫刺，以知为数，以痛为腧，名曰孟春痹也。

　　足少阳之筋，起于小趾次趾相交之窍阴井穴，而上循于头目，皆并脉而经于骨也。维筋者，阳维之筋也。阳维之脉，与足少阳之脉，会于肩井风池脑空目窗承泣阳白，于目之上下，故从左之右，则右目不开。盖春阳之气，从左而右，维筋左右之交维也，左络于右，故伤左角者，病从左而右也。右足不用者，复从上而下也。盖维者为一身之纲维，从左之右，右之左，下而上，上而下，左右上下交维，故命曰筋维相交。此足少阳之筋，交于阳维之筋而为病也。寅者，正月之生阳也，主左足之少阳，故为孟春之痹。

　　足阳明之筋，起于中三趾，结于跗上，邪外上加于辅骨，上结于膝外廉，直上结于髀枢，上循胁属脊；其直者，上循骭，结于缺盆；其支者，结于外辅骨，合少阳；其直者，上循伏兔，上结于髀，聚于阴器，上腹而布至缺盆而结，上颈，上挟口合于頄，下结于鼻，上合于太阳。太阳为目上纲，阳明为目下纲；其支者，从颊结于耳前。其病足中趾支胫转筋，脚跳坚，伏兔转筋，髀前肿，㿉疝，腹筋急，引缺盆及颊猝口僻，急者目不合，热则筋纵目不开，颊筋有寒，则急引颊移口，有热则筋弛纵缓不胜收，故僻。治之以马膏，膏其急者，以白酒和桂以涂其缓者，以桑钩钩之，即以生桑炭置之坎中，高下以坐等，以膏熨急颊，且饮美酒，啖美炙食，不饮酒者自强也，为之三拊而已。治在燔针劫刺，以知为数，以痛为输，名曰季春痹也。

　　"钩"，音构。足阳明之筋，起于中三趾，乃厉兑之外间，循髀股而上经于颈，结于口鼻耳目之间，其病支胫伏兔转筋，脚跳而坚，经筋之为病也。㿉疝腹中急者，聚于阴器，上布于腹也。口僻口移者，筋上挟口也。目不开阖者，太阳为目上纲，阳明为目下纲也。太阳寒水主气而为开，故寒则筋急而目不合；阳明燥热主气而为阖，故热则筋纵而目不开。颊筋有寒，则急引颊移口而为僻，有热则筋纵缓不收而为僻，盖左筋急则口僻于左，左筋缓则口僻于右也。马膏者，以马之脂膏热膏。"钩"，构也，以桑之钩曲者而构架之，高下如座之相等，即以生炭置之坎中，令坐于上，如左颊筋急而口僻于左者，以白酒和桂以涂其右颊之缓者，以马膏熨左之急颊，左右之缓急更变，即以其法易之，且饮以美酒，啖以炙食，不饮酒者，自强饮之，为之三拊而止，此治口颊歪僻之法也。其转筋癫疝诸证，治在燔针劫刺，以知为数，以痛为腧。辰者三月，主左足之阳明，故为季春之痹。夫在足阳明饮以美酒，啖以美食者，诸筋皆由胃腑之津液以濡养，故阳明主润宗筋，宗筋主束骨而利机关也。尚御公曰："在阳明有寒热之开阖，在少阴有阴阳之俯仰，此阳中有阴，阴中有阳，少阴主先天之阴阳，阳明主后天之阴阳也。"

足太阴之筋，起于大趾之端内侧，上结于内踝；其直者，络于膝内辅骨，上循阴股，结于髀，聚于阴器，上腹结于脐，循腹里，结于肋，散于胸中；其内者着于脊。其病足大趾支内踝痛，转筋痛，膝内辅骨痛，阴股引髀而痛，阴器纽痛，下引脐两胁痛，引膺口脊内痛。治在燔针劫刺，以知为数，以痛为腧，命曰孟秋痹也。

"孟"，当作仲。足太阴之筋，起于大趾内侧之隐白间，循膝股而上于胸腹，其内者着于脊。其病，在筋经之部分而为痛。酉者八月，主左足之太阴，故为仲秋之痹。

足少阴之筋，起于小趾之下，并足太阴之筋，邪走内踝之下，结于踵，与太阳之筋合，而上结于内辅之下，并太阴之筋，而上循阴股，结于阴器，循脊内，挟膂，上至项，结于枕骨，与足太阳之筋合。其病足下转筋，及所过而结者皆痛及转筋。病在此者，主痫瘛及痉，在外者不能俯，在内者不能仰。故阳病者，腰反折不能俯；阴病者，不能仰。治在燔针劫刺，以知为数，以痛为输，在内者熨引饮药，此筋折纽，纽发数甚者，死不治，名曰仲秋痹也。

"数"，叶朔。"仲"，当作孟。足少阴之筋，起于足小趾之下，斜趋涌泉，上循阴股，结于阴器，循脊内挟于膂筋，上至项，结于枕骨，与足太阳之筋相合，此脏腑阴阳之筋气相交也。"其病足下转筋，及所过而结者皆痛"，病在此所过所结者，主痫瘛痉强，此经筋之为病也；在外在内者，病阴阳之气也。少阴之上，君火主之，少阴为阴阳水火之主宰，故有外内阴阳之见证，阳外而阴内也。纽折者，痫瘛强痉也。如纽发频数而甚者死不治，盖少阴主藏津液，所以濡筋骨而利关节，阳气者柔则养筋，纽折数甚，精阳之气绝也。申者，七月之生阴也，主左足之少阴，故为孟秋之痹。尚御公曰："少阴之气，从本从标。《刺禁篇》曰：'心部于表，肾治于里。'少阴本阴而标阳，本内而标外也。"余伯荣曰："足少阴之筋与足太阳之筋，上合于颈项，此脏腑阴阳之气交也。病在外在阳者，病太阳之气，故腰反折不能俯；在内在阴者，病少阴之气，故不能仰。如伤寒病在太阳，则有反折之痉强，在少阴则踡卧矣。"

足厥阴之筋，起于大趾之上，上结于内踝之前，上循胫，上结内辅之下，上循阴股，结于阴器，络诸筋。其病足大趾支内踝之前痛，内辅痛，阴股痛，转筋，阴器不用，伤于内则不起，伤于寒则阴缩入，伤于热则纵挺不收，治在行水清阴气。其病转筋者，治在燔针劫刺，以知为数，以痛为腧，命曰季秋痹也。

足厥阴之筋，起于足大趾之大敦，循胫股而结于阴器络诸筋。阴器乃宗筋之会，厥阴主筋，故连络于三阴三阳之筋也。其病乃筋之所过而结者，为痛、为转筋为阴器不用。伤于内则阴痿不用；伤于寒则阴器缩入；伤于热则阴挺不收。厥阴从中见少阳之火化，故有寒热之分。夫金气之下，水气治之，复行一步，木气治之，厥阴之木气本于水，故治在行水以清厥阴之气。其病在有形之筋而为转筋者，治在燔针劫刺矣。尚御公曰："两阴交尽，是为厥阴，阴极而阳生，厥阴本气，自有寒热之化。"〔眉批：戌者，九月，主右足之厥阴。〕

手太阳之筋，起于小指之上，结于腕，上循臂内廉，结于肘内锐骨之后，弹之应小指之上，入结于腋下；其支者，后走腋后廉，上绕肩胛，循颈出走太阳之前，结于耳后完骨；其支者，入耳中，直者，出耳上下，结于颔，上属目外眦。其病小指支肘内锐骨后廉痛，循臂阴入腋下，腋下痛，腋后廉痛，绕肩胛引颈而痛，应耳中鸣痛引颔，目瞑良久乃得视，颈筋急则为筋瘘颈肿。寒热在颈者，治在燔针劫刺之，以知为数，以痛为腧，其为肿者，复而锐之。本支者，上曲牙，循耳前，属目外眦，上颔，结于角。其病当所过者支转筋，治在燔针劫刺，以知为数，以痛为腧，名曰仲夏痹也。

手太阳之筋，起于手小指之少泽，循臂肘肩项，而上结于耳颔目眦之间，其在筋之所过而结者，为痛为肿为筋瘘。其寒热在颈者，治在燔针劫刺，颈肿者，复以锐针刺之；本支者，本于直者而支行也。本筋与支筋皆属于目外眦，筋之分行而复连络也。午者五月，主于太阳，故名曰仲夏痹也。尚御公曰："太阳之上，寒气主之，少阴之上，热气主之。故在手太阳，有寒热之在颈；在手少阴，有阴阳之俯仰。当知十二经筋，应三阴三阳之六气，亦五分手与足也。"余伯荣曰："太阳之为病，头项强痛而恶寒。寒热在颈者，病太阳之气，非手太阳之筋证也。"

手少阳之筋，起于小指次指之端，结于腕，上循臂，结于肘，上绕臑外廉，上肩走颈，合手太阳；其支者，当曲颊入系舌本；其支者，上曲牙，循耳前，属目外眦，上乘颔，结于角。其病当所过者，即支转筋，舌卷，治在燔针劫刺，以知为数，以痛为腧，名为季夏痹也。

手少阳之筋，起于小指次指端之关冲，循腕臂肘臑而上肩颈，当曲颊处，入系舌本；其支者，上曲牙，循耳前，属目外眦，复上乘颔结于额角。其病当所过之处，即支分而转筋舌卷，治在燔针劫刺，以知为度，即以痛处为所取之腧穴。未者六月，乃少阳主气，故名曰季夏痹也。

手阳明之筋，起于大指次指之端，结于腕，上循臂，上结于肘外，上臑结于髃；其支者，绕肩胛挟脊，直者从肩髃上颈；其支者上颊，结于頄，直者上出手太阳之前，上左角络头，下右颔。其病当所过者，支痛及转筋，肩不举，颈不可左右视。治在燔针劫刺，以知为数，以痛为腧，名为孟夏痹也。

手阳明之筋，起于食指之商阳穴间，循腕臂肘臑而上肩颈，结于頄，络于颔。其病当所过所结之处，支痛及转筋，肩不能举，颈不可以回顾，治在燔针劫刺。三月四月，乃两阳合明，故名曰孟夏痹也。

手太阴之筋，起于大指之上，循指上行，结于鱼后，行寸口外侧，上循臂，结肘中，上臑内廉，入腋，下出缺盆，结肩前髃，上结缺盆，下结胸里，散贯贲，合贲下，抵季胁。其病当所过者，支转筋痛，甚成息贲，胁急，吐血，治在燔针劫刺，以知为数，以痛为腧，名曰仲冬痹也。"贲"，音奔。

手太阴之筋，起于手大指端之少商间，循臂肘上臑，入腋，下结于肩之前髃，上结于缺盆，下结于胸里，散贯于胃脘之贲门间，合于贲门而下抵季胁。其病当筋之所过者，为支度转筋而痛，甚则成息奔，胁急吐血。盖十二经筋，合阴阳六气，气逆则为喘急息奔，血随气奔则为吐血。子者十一月，太阴主气，故名曰仲冬痹也。

手心主之筋，起于中指，与太阴之筋并行，结于肘内廉，上臂阴，结腋下，下散前后挟胁；其支者，入腋，散胸中，结于臂。其病当所过者支转筋，前及胸痛息贲。治在燔针劫刺，以知为数，以痛为输。名曰孟冬痹也。

"臂"，当作贲，贲叶臂。手心主之筋，起于手中指之中冲穴间，与手太阴之筋并行，循胁腋，散胸中下，结于胃脘之贲门间。其病当筋之所过结处为转筋，而前及胸痛，散于胸中，结于贲门，故成息奔也。亥者十月，主两阴交尽，故名曰孟冬痹也。尚御公曰："在足曰厥阴，在手曰心主。盖三阴三阳之气，生于下而本于足，足之六经，上合于手者也。"

手少阴之筋，起于小指之内侧，结于锐骨，上结肘内廉，上入腋，交太阴，挟乳里，结于胸中，循臂下系于脐。其病内急，心承伏梁，下为肘纲。其病当所过者，支转筋，筋痛。治在燔针劫刺，以知为数，以痛为输。其成伏梁唾脓血者，死不治。经筋之病，寒则反折筋急，热则筋弛纵挺不收，阴痿不用，阳急则反折，阴急则俯不伸。焠刺者，刺寒急也。热则筋纵不收，无用燔针，名曰季冬痹也。

手少阴之筋，起于手小指侧之少冲间，循肘腋，交于手太阴之筋，挟乳里，结于胸中，循臂下系于脐。其病于内为内急，为心承伏梁，如梁之伏于心下，而上承于心也。其病在外，当筋之所过者，为转筋筋痛，治在燔针劫刺。其成伏梁而唾脓血者，此病在心脏，故为死不治。其病在气，而为筋经之病者，寒则反折筋急，热则筋纵不收。阳急则反折，阴急则俯不能伸。盖少阴本阴而标阳，故有寒热阴阳之证，少阴之从本从标也。丑者十二月，少阴主气，故为季冬之痹。夫天为阳，地为阴，日为阳，月为阴。岁半以上，天气主之；岁半以下，地气主之。故三阳之气，主于春夏，三阴之气，主于秋冬，此阴阳之所以系天地日月，而人亦应之。尚御公曰："腹为阴，背为阳，阳急则反折，阴急则不伸。手少阴之筋，止循于胸腋脐腹，而不经于背，所谓阳急则反折者，病足少阴之筋也。足少阴之筋，循脊内挟膂，上至项，此阴阳相合，水火气交，故手足少阴，皆有阴阳寒热之俯仰。"张开之曰："此下六篇，论筋之所经，骨脉之度量，营卫之循行，止论筋有痹证者，盖借病以明筋之合于三阴三阳，天之四时六气。"

足之阳明，手之太阳，筋急则口目为僻，眦急不能猝视，治皆如右方也。

"僻"，僻同，即口僻之义。尚御公曰："此申明手足阴阳之筋，皆分循于左右，故复以口目之歪僻以证之"。足阳明之筋，上挟口为目下纲，手太阳之筋，结于颌，属目外眦。故二经之左筋急，则口僻于左，而当刺其左；右筋急，则口僻于右，而当取之右。如左目不能猝视，其病在左；右目不能猝视，其病在右。如两目皆急，则左右皆病，故治法皆如右方，而其病则有左右之分也。

骨度第十四

黄帝问于伯高曰：脉度言经脉之长短，何以立之？伯高曰：先度其骨节之大小广狭长短，而脉度定矣。

"脉度"，叶肚，"先度"，叶铎。此言经脉之长短，从骨节之大小广狭长短，而定其度数，故曰骨为干，脉为营，如藤蔓之营附于木干也。

黄帝曰：愿闻众人之度。人长七尺五寸者，其骨节之大小长短各几何？伯高曰：头之大骨，围二尺六寸。

此言头之大骨度数。"众人"，谓天下之大众。"长七尺五寸者"，上古适中之人也。适中之人，则头骨亦适中矣。头骨适中，通体之骨皆适中矣。

胸围四尺五寸，腰围四尺二寸。

此胸骨腰骨，围转一周之总数也。

髮所覆者，颅至项尺二寸；髮以下至颐，长一尺，君子终折。

此言头颅前后上下之骨度。"髮所覆者"，谓从前额颅之髮际，上至巅顶，以至后项之髮际，计髮所覆者，度一尺二寸。髮以下至颐者，谓从前额颅之髮际以下至于两颐，计长一尺。君子终折者，谓从髮际之始，以至髮际之终，可折中而度量。盖君子之人，面方广而髮际高。"髮所覆者"，从颅至项，度一尺一寸；"髮以下至颐"长一尺一寸也。此言天下之众，有君子小人不同，有太过不及不等。

结喉以下至缺盆中长四寸，缺盆以下至髑骭长九寸，过则肺大，不满则肺小。髑骭以下至天枢，长八寸，过则胃大，不及则胃小。天枢以下至横骨，长六寸半，过则回肠广长，不满则狭短。横骨长六寸半，横骨上廉以下至内辅之上廉长一尺八寸；内辅之上廉以下至下廉，长三寸半；内辅下廉下至内踝，长一尺三寸；内踝以下至地，长三寸。膝腘以下至跗属，长一尺六寸；跗属以下至地长三寸。故骨围大则太过，小则不及。

"髑"，音吉。"骭"，叶捍。"踝"，叶瓦，去声。此仰面之骨度也。结喉下两旁巨骨陷中为缺盆，盖形如缺盆，因以为名。"髑骭"，骨名，一名尾翳，即鸠尾骨也。自两旁缺盆而下至髑骭，计长九寸，过则肺大，不满则肺小，盖髑骬之内，心肺之所居也。天枢在脐旁二寸，乃足阳明之穴，从两旁髑骬而下至天枢，计长八寸，过则胃大，不及则胃小，盖自鸠尾以至于脐，胃腑之所居也。横骨在毛际横纹中，自天枢而下至于横骨，计长六寸半，过则回肠广大，不满则狭短，盖自脐以至小腹，大肠之部分也，横骨横长亦六寸半。内辅者，内之辅骨也。内辅之上廉，长一尺八寸者，在上之腿度也。内辅之上廉以下至下廉长三寸半者，膝之连骸，一名膝盖骨也。内辅下廉下至内踝，长一尺三寸者，在下之腿度也。曰内辅、内踝者，以足八字分立，则内骨偏向于面也。踝者，下廉之腿骨，与足骨相连之凸处，在内者为内踝，在外者为外踝，内踝以下至地，长三寸者，足跟骨也。膝腘者，膝前下之腿骨。跗者，足面上之跗骨，即足阳明之动脉处，自膝前而下，至于跗面，计长一尺六寸也。属者，概足面而言也。跗属以下至地，长三寸者，从足面而下至足底之骨也。骨围大者，骨之粗大也。小者，骨之细小也。

角以下至柱骨长一尺，行腹中不见者长四寸。腋以下至季胁长一尺二寸，季胁以下至髀枢，长六寸。髀枢以下至膝中，长一尺九寸，膝以下至外踝，长一尺六寸，外踝以下至京骨，长三寸，京骨以下至地，长一寸。

此侧身之骨度，皆纵而数之也。耳上之旁为角，肩胛上之颈骨为柱骨。自角以下至柱骨，长一尺；肋下臑内为腋，自柱骨至腋中，计长四寸；胁骨之下为季胁，自腋以下至季胁，计长一尺二寸；捷骨之下为髀枢，一名髀厌，在臀之两旁，即足少阳之环跳穴处，自季胁以下至髀枢，计长六寸；髀枢以下至膝盖骨内之中分，计长一尺九寸，即上之腿数也；膝以下至外踝，长一尺六寸，即下之腿数也。"京骨"，足太阳膀胱经穴名，在足外侧大骨下，赤白肉际陷中。外踝骨以下至京骨，长三寸；京骨以下至地，长一寸。此侧身之骨度也。按胁骨名扁骨，横于胁下，有渗理而无髓空，此节不度胁骨之长短，而止以腋下至季胁长一尺二寸者，盖以形身之度数，概皮肉脉骨而量其长短，经脉循骨度而直行于上下也。

耳后当完骨者广九寸；耳前当耳门者广一尺三寸。两颧之间，相去七寸。

此头侧之横度也，耳后高骨为完骨，入发际四分，广者，横阔也。"耳后当完骨者"，从耳以至于脑后也。"耳前当耳门者"，从耳而至于鼻准也。此头侧之横度也。两颧之间，相去七寸者，此当面之横度也。按手足少阳阳明之脉，纵横经络于头面左右，故复度头面之广数。

两乳之间，广九寸半；

此形身前面之横度也。

两髀之间，广六寸半；

此形身背面之横度也。

足长一尺二寸，广四寸半；

此两足之纵横数也。

肩至肘长一尺七寸，肘至腕长一尺二寸半，腕至中指本节长四寸，本节至节其末长四寸半。

此两臂两手之骨度也。本节者，指掌交接之骨节。末者，指尖也。

头髮以下至背骨，长二寸半；膂骨以下至尾骶二十一节，长三尺；上节，长一寸四分分之一，奇分在下，故上七节至于膂骨，九寸八分分之七。

"骶"，叶底。此脊背之骨度也。项髮以下至背骨者，自项后之髮际，至背骨之大椎，计长二寸五分。"膂骨"，脊骨也。自背骨之大椎，循膂骨以下至于尾骶，计二十一节，共长三尺。上节每节长一寸四分一厘，其奇分之九厘，在下节计算，故膂骨以上，计有七节，每节长一寸四分一厘，则七得七寸，四七二寸八分，共九寸八分，又每节一厘，共计九寸八分七厘，故曰九寸八分分之七也。玉师问曰："脊椎二十一节，止详论上七节之度数何也？"曰："七节之旁，乃膈俞也。脏腑之气，皆从内膈而出，如逆伤脏气则死，刺伤腑气，皆为伤中，故曰：'七节之旁，中有小心'，而本经论五脏之背俞，亦兼论七节之膈俞，不可妄刺者也。"

此众人骨之度也，所以立经脉之长短也。是故视其经脉之在于身也，其见浮而坚，其见明而大者多血，细而沉者多气也。

此总结骨之度数，定经脉之长短也。经脉之浮而坚，明而大者多血，细而沉者多气。此篇论骨气而结经脉之血气者，血脉资始于肾，骨之精气盛，则经脉之血气亦盛矣。尚御公曰："肾藏精气而主骨。血者，神气也。此六篇论筋骨血脉，本于少阴之阴阳。"张开之曰："肾藏之精液，奉心神化赤而为血，气者，精气也，故浮为阳而主血，沉为阴而主气。"

五十营第十五

黄帝曰：余愿闻五十营奈何？岐伯答曰：天周二十八宿，宿三十六分，人气行一周，千八分，日行二十八宿。人经脉上下左右前后，二十八脉，周身十六丈二尺，以应二十八宿，漏水下百刻，以分昼夜。故人一呼脉再动，气行三寸；一吸脉亦再动，气行三寸；呼吸定息，气行六寸。十息气行六尺，日行二分；二百七十息，气行十六丈二尺，气行交通于中，一周于身，水下二刻，日行二十五分；五百四十息，气行再周于身，水下四刻，日行四十分；二千七百息，气行十周于身，水下二十刻，日行五宿二十分；一万三千五百息，气行五十营于身，水下百刻，日行二十八宿，漏水皆尽，脉终矣。所谓交通者，并行一数也，故五十营备，得尽天地之寿矣，凡行八百一十丈也。

此篇论宗气营气循行于脉中，循脉度之十六丈二尺，应呼吸漏下，而为五十营也。周天二十八宿，而一面七星，子午为经，卯酉为纬；房毕为纬，虚张为经；房至毕为阳，昂至心为阴。阳主昼，阴主夜，每宿约二十六分，共乘一千零八分。人气昼夜五十营，行二十八宿之一周，计一千八分，日丽天而绕地一周，亦行二十八宿之度分。人之经脉上下左右前后，共计二十八脉。盖手之三阴三阳，足之三阴三阳，上下左右，共计二十四脉，并左右之两跻脉，前之任脉，后之督脉，通共二十八脉。周身十六丈二尺，为五十营，以应二十八宿，以终漏下百刻，以分昼夜，故人一呼脉再动，气行三寸，一吸脉亦再动，气行三寸，呼吸定息，气行六寸，十息则气行六尺矣。二百七十息，气行十六丈二尺，交通于二十八脉之中，为一周于身，乃水下二刻，而日行二十分有奇矣；五百四十息，气行再周于身，乃水下四刻，日行四十分有奇矣；二千七百息，气行十周于身，乃水下二十刻，而日行五宿二十分，计二百分有奇矣；一万三千五百息，气行五十营于身，乃水下百刻，而日行二十八宿，计一千零八分也，漏水皆尽，而脉终于五十营矣。按《邪客篇》曰："宗气积于胸中，出于喉咙，以贯心脉，而行呼吸焉。营气者，泌其津液，注之于脉，化而为血，以营四末，内注五脏六腑，以应刻数焉。"此宗气上贯于心主之脉，偕营气荣行于脉中，以应呼吸漏下者也。

《五味篇》曰："谷始入于胃，其精微者，出于胃之两焦，以溉五脏，别出两行营卫之道，其大气之抟而不行者，积于胸中，命曰气海，出于肺，循喉咙，故呼则出，吸则入。"夫肺主气而主皮毛，人一呼则八万四千毛窍皆阖，一吸则八万四千毛窍皆开。此宗气之散于脉外之皮毛而行呼吸者也。故所谓交通者，谓皮肤经脉之宗气，外内交通，而并行一百刻之数也。夫天主气，地主血脉，故五十营而外内之气行周备，斯得尽天地之寿矣。凡经脉外内之宗营，皆行八百一十丈也。〔眉批：以五十营分行于昼夜，非日行阳二十五，夜行阴二十五也。"日行二分"，四字，疑衍。五分之五字，疑衍。〕

营气第十六

黄帝曰：营气之道，内谷为宝，谷入于胃，乃传之肺，流溢于中，布散于外。精专者行于经隧，常营无已，终而复始，是谓天地之纪。故气从太阴出注手阳明，上行注足阳明，下行至跗上，注大趾间与太阴合；上行抵髀，从髀注心中，循手少阴，出腋下臂，注小指，合手太阳；上行乘腋，出颅内，注目内眦。上巅下项，合足太阳，循脊下尻，下行注小趾之端，循足心，注足少阴，上行注肾，从肾注心，外散于胸中，循心主脉，出腋下臂，出两筋之间，入掌中，出中指之端，还注小指次指之端，合手少阳；上行注膻中，散明抄本《普济方》中的铜人正图，图中标注了人体的经脉及穴位。于三焦，从三焦注胆出胁，注足少阳；下行至跗上，复从跗注大趾间，合足厥阴；上行至肝，从肝上注肺，上循喉咙，入颃颡之窍，究于蓄门。其支别者，上额循巅下项中，循脊入骶，是督脉也；络阴器，上过毛中，入脐中，上循腹里，入缺盆，下注肺中，复出太阴。此营气之所行也，逆从之常也。

此篇论营血行于经隧之中，始于手太阴肺，终于足厥阴肝，常营无已，终而复始。营血者，中焦受气取汁，化而为血，以奉生身，莫贵于此，故独行于经隧，名曰营气，盖谓血之气为营气也。流溢于中，布散于外者，谓中焦所生之津液，有流溢于中而为精，奉心神化赤而为血，从冲脉任脉，布散于皮肤肌肉之外，充肤热肉，生毫毛，其精之专赤者，行于经隧之中，常营无已，终而复始，是谓天地之纪。盖布散于皮肤之外者，应天气之运行于肤表；营于经脉之内者，应地之十二经水也。〔眉批：精专者，中焦之汁，即化而为赤，布散之血，流溢于下焦，水火交济而化赤者也。〕故营气从手太阴肺脉，出注于手大指之少商，其支者，注于次指之端，以交于手阳明；上行于鼻交頞中，而注于足阳明胃脉；下行至足跗上之冲阳，注足大趾间，与足太阴脾脉，合于隐白；上行抵髀，从髀注心中，循手少阴之脉，出腋下之极泉，循臂注小指之少冲，合手太阳于小指外侧之少泽；上行乘腋，出颅内，注目内眦，而交于足太阳之睛明；上巅下项，循脊下尻，下行注足小趾之至阴，循足心之涌泉，注足少阴之经，上行注肾，从肾注心，散于胸中，而交于心主包络，循心主之脉，出腋下臂，出两筋之间，入掌中，出中指端之中冲，还注小指次指端之关冲，而合于手少阳之脉；上行注膻中，散于三焦，从三焦注胆出胁，注足少阳之脉，下行至跗上，复从跗注大趾间之大敦，合足厥阴之脉；上行至肝，从肝复上注于肺，上循喉咙，入颃颡之窍，究于畜门。"颃颡"，鼻之内窍。"畜门"，鼻之外窍。"究"，终也。其支别者，从肝脉上额循巅，与督脉会于巅顶，复下项中，循脊入骶，是督脉也。督脉之行于前者，络阴器，上过毛中，入脐中，上循腹里，入缺盆，下注肺中，复出循于太阴之脉，此营气之所行，外内逆从之常也。逆从者，谓经脉内外之血气，交相逆从而行也。〔眉批：此即经脉之所行也。又：皆过经而交注。又：《忧恚》章曰："人之鼻洞涕出不收者，颃颡不开，分气失也。"〕夫营卫者，精气也，乃中焦水谷之精，生此营卫二气，清气行于脉中，浊气行于脉外，此营气与宗气，偕行于二十八脉之中，以应呼吸漏下者也。中焦之汁，化赤而为血，以奉生身，命曰营气。此独行于经隧之血而名营气，营于十二经脉之中，始于手太阴肺，终于足厥阴肝，此与营卫之营气，循度应漏之不同也。是以本篇论营气之行，外营于十二经脉，内营于五脏六腑。其支者行于督脉，复注于肺中，而任脉及两跷不与焉。其营气、宗气，行于脉中，以应呼吸漏下者，行于二十四脉。并任督两跷，共二十八脉，以应二十八宿者也。〔眉批：血之气多营气。〕尚御公曰："营气宗气，行于脉中者，应呼吸漏下，昼夜而为五十营也。营卫相将，偕行于皮肤肌腠之间者，日行阳二十五度，夜行阴二十五度，外内出入者也。本篇之营气，营于脉中，始于手太阴肺，终于足厥阴肝，昼夜只环转一周，是谓天地之纪。盖天道运行于地之外，昼夜只环转一周而过一度者也。再按《平脉篇》曰：'营卫不能相将，三焦无所仰。'夫营行脉中，卫行脉外，乃各走其道，外内逆从而行者也。相将而行者，乃脉外之营，与卫气偕行于肌腠之间，故曰三焦无所仰。盖腠者肌肉之文理，乃三焦通会之处，三焦之气，仰借营卫而游行也。"金西铭问曰："营血之不营于任脉两跷者何也？"曰："任脉起于胞中，阳跷乃足太阳之别脉，阴跷乃足少阴之别脉，胞中为血海，膀胱乃津液之腑，肾主藏精，皆有流溢于中之精血贯通，故营血不营焉。"又问曰："营气之不行于冲脉带脉阳维阴维者何也？"曰："冲任二脉虽并起于胞中，任脉统任一身之阴，与督脉交通，阴阳环转者也。冲脉上循背里，为经络之海，其浮而外者，循腹上行至胸中而散，充肤热肉生毫毛，盖主行胞中之血，充溢于经脉皮肤之外内，不与经脉循度环转。越人曰：'阳维阴维者，维络于身，溢畜不能环流灌溉诸经者也。故阳维起于诸阳之会，阴维起于诸阴之交。'带脉者有如束带，围绕于腰，统束诸脉？此皆不与经脉贯通，故不循度环转。"莫云从问曰："脏腑之气本于五运六气之所生，营气之行，始于手太阴肺，终于足厥阴肝，与五行逆从之理，不相符合，请详示之。"曰："血脉生于后天之水谷，始于先天之阴阳，肺属天而主脉，其脉环循胃口，是以胃府所生之精血，先从肺脉而行，腹走手而手走头，头走足而足走腹，脏腑相传，外内相贯，此后天之道也。以先天论之，肾主天乙之水，心包络主地二之火，肝主天三之木，肺主地四之金，脾主天五之土，是以肾传之包络，包络传之肝，肝传之肺，肺传之脾，脾复传于少阴。少阴之上，君火主之，君火出于先天之水中，后天之太阳也，故复从手少阴心，而传于足少阴肾，肾主先天之水，肺主后天之气，督脉环绕于前后上下，应天运之包乎地外，血脉之生始出入，咸从天气以流行，故人之所以合于天道也。"

脉度第十七

　　黄帝曰：愿闻脉度。岐伯答曰：手之六阳，从手走头，长五尺，五六三丈；手之六阴，从手至胸中，三尺五寸，三六一丈八尺，五六三尺，合二丈一尺。足之六阳，从足上至头，八尺，六八四丈八尺；足之六阴，从足至胸中，六尺五寸，六六三丈六尺，五六三尺，合三丈九尺。跻脉从足至目，七尺五寸，二七一丈四尺，二五一尺，合一丈五尺。督脉任脉各四尺五寸，二四八尺，二五一尺，合九尺。凡都合一十六丈二尺，此气之大经隧也。

　　《五十营》章论气之流行。此章论脉之度数，故曰："此气之大经隧"，谓营气宗气，所容行之大隧，故维脉不与焉。手足六阳六阴者，经脉分循于两手两足，三阴三阳分而为六也，跻脉亦分循左右而上，故合一丈五尺。夫背为阳，腹为阴，督脉主阳，起于目内眦，上额交巅，入络脑，还出别下项，挟脊抵腰中，下循脊络肾。任脉主阴，起于中极之下，以上毛际，循腹里，上关元，至咽喉上颐循面入目。任脉从会阴之分，而上行至目，督脉从目绕头而下，至脊之十四椎，故各长四尺五寸。盖气行于任督二脉，阴阳通贯而行也。尚御公曰："督脉围绕于周身之前后上下，止言四尺五寸，与任脉相等者。二十八脉皆分阴阳而行，故跻脉之阴阳，男子数其阳，女子数其阴。"

　　经脉为里，支而横者为络，络之别者为孙，盛而血者疾诛之。盛者泻之，虚者饮药以补之。

　　此承上文而言脉度之十六丈二尺，止以经脉为数，支而横者，络脉孙络也。夫经脉内荣于脏腑，外络于形身，浮而见于皮部者皆络脉也。"盛而血者"，邪盛于外，血留于络脉，故当疾诛之。盛者，邪客于外，故当泻之。虚者，本虚于内，故当饮药以补之。盖言血气本于脏腑之所生也。〔眉批：此申明脉度，与《荣气篇》之行于络者不同也。又：留而不去则入于经脉，不能循行流转矣。〕

　　五脏常内阅于上七窍也。故肺气通于鼻，肺和则鼻能知香臭矣；心气通于舌，心和则舌能知五味矣；肝气通于目，肝和则目能辨五色矣；脾气

通于口，脾和则口能知五谷矣；肾气通于耳，肾和则耳能闻五音矣。五脏不和则七窍不通，六腑不和则留为痈。故邪在腑则阳脉不和，阳脉不和则气留之，气留之则阳气盛矣。阳气太盛则阴脉不利，阴脉不利则血留之，血留之则阴气盛矣。阴气太盛则阳气不能营也，故曰关；阳气太盛，则阴气弗能营也，故曰格。阴阳俱盛，不得相营，故曰关格。关格者，不得尽期而死也。

夫手足之六阳，内通于六腑，六阴内通于六脏，十二经脉之血气，由脏腑之所生，故虚者饮药以补之，是脏腑之气营于脉内者也。此复论脏腑之气，通于脉外之皮肤七窍，以应天地之纪。"阅"，历也。五脏常内阅于七窍，是以五脏不和则七窍不通矣。在内者六腑为阳，在外者皮肤为阳。本经曰："阳气有余，营气不行，乃发为痈。"是以六腑不和，则血气留滞于皮腠而为痈，此病从内而外也。故邪在腑者，谓邪在于表阳，则阳脉不和，谓左之人迎不和也。阳脉不和则气留之，气留之则阳气盛矣，阳气太盛则阴脉不利，谓右之气口不利也。阴脉不利则血留之，血留之则阴气盛矣，阴气太盛则阳气不能营也，故曰关，谓关阴于内，阳气不得以和之。阳气太盛，则阴气弗能营也，故曰格，谓格阳于外，阴气不得以和之。如是则阴阳俱盛，不得相营，故曰关格。关格者，不得尽期而死也。此病因于外也。夫五脏六腑，应天地之五运六气，有升降出入之神机。上节论出入于脉中，此论运行于脉外。玉师曰："不得尽期者，不得尽天地之寿。此注当合《五十营》注参看。"

黄帝曰：跷脉安起安止，何气营水？岐伯答曰：跷脉者，少阴之别，起于然谷之后，上内踝之上，直上循阴股入阴，上循胸里，入缺盆，上出人迎之前，入頄，属目内眦，合于太阳阳跷而上行，气并相还，则为濡目，气不营则目不合。

此节论流溢之精气，从跷脉而布散于脉外，脉外之血气，从跷脉而通贯于脉中，气并相还，内外交通者也。夫肾为水脏，受藏水谷之精。水者，流溢于肾脏之精水也。何气营水者，谓阴跷之脉，乃足少阴之别，直上循阴股，入于肾阴，脉内之营气宗气，营运肾脏之水，上循胸里，交于手少阴之心神而化赤，上注于目内眦，合于太阳阳跷而上行。阴跷阳跷之气相并，经脉外内之气，交相往还，则为濡目。如气不营，则目不合，谓流溢于脉外之气，不营于目也。再按本经《大惑篇》曰："病有不得卧者，卫气不得入于阴，常留于阳，留于阳则阳气满，阳气满则阳跷盛，不得入于阴，则阴气虚，故目不瞑矣。病有不得视者，卫气留于阴，不得行于阳，留于阴则阴气盛，阴气盛则阴跷满，不得入于阳，则阳气虚，故目闭也。"此脉外之卫气，复内通于跷脉，外内之血气相并而往还也。尚御公曰："脉外之阴气虚则目不瞑，气不营则目不合者，脉外之阴气不营于目也。此节始论跷脉之起止，而复曰气不营则目不合，谓脉内之阴气流溢于脉外者也。夫脉度者，乃营气宗气行于脉中，以应呼吸漏下。若夫荣血之流行，始于手太阴肺，终于足厥阴肝。其支者，止环转督脉一周，而跷脉不与焉。盖跷脉主营运肾脏之精水于脉中而为血者也。举足行高曰跷，盖取其从下行上之义。"〔眉批：荣血环转督脉一周，营气只行七尺五寸。〕

黄帝曰：气独行五脏，不营六腑何也？岐伯答曰：气之不得无行也，如水之流，如日月之行不休。故阴脉营其脏，阳脉营其腑，如环之无端，莫知其纪，终而复始，其流溢之气，内溉五脏，外濡腠理。

此承上文复申明经脉外内之气，营于脉中，濡于脉外也。按卫气之行，日行于阳二十五周，夜行于阴二十五周，周于五脏。其始入于阴，常从足少阴入于肾，肾注于心，心注于肺，肺注于肝，肝注于脾，脾复注于肾为一周。脉外之血气相将，妇随夫转，是止营于五脏而不营于六腑。上文论脉外之血气，则为濡目，故帝有此问。伯言气之不得无行于六腑也。营于脉中者，如水之流，运于脉外者，如日月之行，随天道之运行无息。故阴脉营其脏，阳脉营其腑，如环之无端，莫知其纪，终而复始。其流溢之气，内溉五脏，外濡腠理。腠理者，皮肤肌肉之文理，五脏募原之肉理也。玉师曰："营气之行，肾传于心包络，包络传之肝，肝传之肺，肺传之脾，脾传之心。水火木金土，先天之五行也。卫气之行，肾注于心，心注于肺，肺注于肝，肝注于脾，脾复注于肾，交相胜制，后天之五行也。故曰：'此逆从之常也。'盖脉内之气顺行，脉外之气逆行，有顺有逆，斯成天地之纪。"

黄帝曰：跷脉有阴阳，何脉当其数？岐伯答曰：男子数其阳，女子数其阴，当数者为经，不当数者为络也。

"其数"，之数，去声。阴跷之脉，从足上行，应地气之上升，故女子数其阴。阴跷属目内眦，合阳跷而上行，是阳跷受阴跷之气，复从髮际而下行至足，应天气之下降，故男子数其阳。尚御公曰："阴跷乃足少阴之别，阳跷乃足太阳之别，男子之宗营，注于太阳之阳跷；女子之宗营，注于少阴之阴跷。气之所注者，故为大经隧，气不营者为络脉也。上节论少阴之精水，从阴跷而上并于阳跷。此节论营气宗气之行于跷脉，有男女阴阳之分，二节是当分看。"

营卫生会第十八

　　黄帝问于岐伯曰：人焉受气？阴阳焉会？何气为营？何气为卫？营安从生？卫于焉会？老壮不同气，阴阳异位，愿闻其会。岐伯答曰：人受气于谷，谷入于胃，以传于肺，五脏六腑，皆以受气。其清者为营，浊者为卫，营在脉中，卫在脉外，营周不休，五十而复大会。阴阳相贯，如环无端。卫气行于阴二十五度，行于阳二十五度，分为昼夜，故气至阳而起，至阴而止。故曰：日中而阳隆为重阳，夜半而阴隆为重阴。故太阴主内，太阳主外，各行二十五度，分为昼夜。夜半为阴隆，夜半后而为阴衰，平旦阴尽而阳受气矣。日中而阳隆，日西而阳衰，日入阳尽而阴受气矣。夜半而大会，万民皆卧，命曰合阴，平旦阴尽而阳受气，如是无已，与天地同纪。

　　此章论营卫之生始会合，因以名篇。首节论营卫之所生，而各走其道，下节论营卫之会合，相将而行，外内出入，此阴阳离合之道也。〔眉批：营卫各走其道，故曰阴阳异位。营卫相将而行，故曰阴阳焉会，谓异位而又焉会耶。在营气只曰五十营，无昼夜阴阳之分。〕谷入于胃，以传于肺，五脏六腑，皆以受气者，此荣血之营于五脏六腑十二经脉也。其清者为营，浊者为卫，乃别出两行营卫之道，营在脉中，卫在脉外，营周不休，昼夜五十营，而复大会于手太阴，阴阳相贯，如环无端。此营气之行于脉中，循度环转，以应呼吸漏下者也。卫气夜行于阴二十五度，日行于阳二十五度，分为昼夜，故气至阳则卧起而目张，至阴则休止而目瞑。日中阳气隆而卫气正行于阳，故为重阳；夜半阴气陇而卫正行于阴，故为重阴。太阴主地，太阳主天。卫气日行于太阳之肤表，而夜行于五脏之募原，乃太阴所主之地中也。外内各行二十五度，分为昼夜，此卫气之所行也。夜半为阴陇，夜半后为阴衰，平旦阴尽而阳受气矣；日中而阳陇，日西而阳衰，日入阳尽而阴受气矣。夜半而阴阳大会，天下万民皆卧，命曰合阴。此天气夜行于阴，而与阴气会合，天道昼夜之阴阳也。平旦卫气行阴，阴尽而表阳复受此卫气，如是昼夜出入之无已，与天地阴阳之同纪也。〔眉批：先以营卫分阴阳，此以外内昼夜分阴阳。〕

黄帝曰：老人之不夜瞑者，何气使然？少壮之人不昼瞑者，何气使然？岐伯答曰：壮者之气血盛，其肌肉滑，气道通，营卫之行不失其常，故昼精而夜瞑。老者之气血衰，其肌肉枯，气道涩，五脏之气相薄，其营气衰少，而卫气内伐，故昼不精夜不瞑。

　　此论营与卫合，偕行于皮肤肌腠之间，分为昼夜，而外内出入者也。血气者，充肤热肉，澹渗皮毛之血气。肌肉者，在外皮肤之肌肉，在内募原之肌肉。气道者，肌肉之文理，三焦通会元真之处，营卫之所游行出入者也。故肌肉滑利，气道疏通，则营卫之行不失其出入之常度，故昼精明而夜瞑合。如肌肉干枯气道涩滞，则五脏之气相薄，而不能通调于外内矣。〔眉批：朱济公曰："先提出'三焦'二字。"〕夫荣血者，五脏之精气也，五脏不和则营气衰少，营气衰则不能外营于肌肉，而卫气内伐矣；卫气内伐，而不得循行五脏，故昼不精而夜不瞑也。此言营卫相将，卫随荣行者也。夫经言荣行脉中，卫行脉外者，论营卫二气，分阴阳清浊之道路也。《平脉篇》曰："营为血，卫为气。"本经曰："化而为血，命曰营气。"盖经脉之外，有充肤热肉之血气，皆为营气，当知脉外有营，与卫气相将出入者也。是以本经论营卫之生始离合，计五篇有奇，第十五之《五十营篇》论营气之行于脉中，第七十六之《卫气行篇》论卫气之行于脉外，第十六之《营气篇》论荣血之营于五脏六腑十二经脉，此篇论营卫之生，各有所从来，各走其道，而复会合于皮肤肌腠之间。营卫相将，偕行出入，第五十二之《卫气篇》论脉内之血气，从气街而出于肤表，故与卫气相合而偕行。夫脉内之血气顺行，则脉外之气血逆转，此阴阳离合外内逆从之常也。阴阳之道，通变无穷，千古而下，皆碍于"荣行脉中，卫行脉外"之句，而不会通于全经，以致圣经大义，蒙昧久矣。〔眉批：经言："营为根，卫为叶"，故卫随营转。又：营卫二气，精气也。又：血之气为营气。〕

　　黄帝曰：愿闻营卫之所行，皆何道从来？岐伯答曰：营出于中焦，卫气出于下焦。

　　"下"，当作"上"。帝承上文之义，复问营卫相将之所行，皆何道从来而行于脉外也。夫清者为营，浊者为卫，此入胃水谷之精气，别出两行营卫之道。荣行脉中，卫行脉外，乃精气也。中焦受气取汁，化而为血，以奉生身，莫贵于此，故独行于经隧，命曰营气。此血之气名营气，故曰营出中焦，与精气之稍有别也。《决气篇》曰："上焦开发，宣五谷味，熏肤充身泽毛，若雾露之溉，是谓气。"《五味论》曰："辛入于胃，其气走于上焦，上焦者，受气而营诸阳者也。"卫者，阳明水谷之悍气，从上焦而出卫于表阳，故曰卫出上焦。夫充肤热肉之血，乃中焦水谷之津液，随三焦出气，以温肌肉，充皮肤，故《痈疽》章曰："肠胃受谷，上焦出气，以温分肉，而养骨节，通腠理，中焦出气如露，上注谿谷而渗孙脉，津液和调，变化而赤为血，血和孙脉先满溢，乃注于络脉，皆盈，乃注于经脉，阴阳已张，因息乃行，行有经纪，周有道理，与天合同，不得休止。"夫谿谷者，肌肉之分会也，是津液先和调于分肉孙络之间，变化而赤为血，血和而后孙络满溢，注于络脉经脉，故中焦之津液，化而为血，以奉生身者，谓血营于身形之肌肉也。独行于经隧，命曰营气，谓血注于孙脉经脉也。此血之气命曰营气，与应呼吸漏下之营气少别。故外与卫气相将，昼夜出入，内注于经脉，因息乃行，与天道之运行于外，而复通贯于中之合同也。余伯荣曰："此论营卫出于两焦，下节论上焦与营俱行，中焦蒸化营气。此节乃承上启下之文。"

黄帝曰：愿闻三焦之所出。岐伯答曰：上焦出于胃上口，并咽以上贯膈，而布胸中，走腋，循太阴之分而行，还至阳明，上至舌，下足阳明，常与营俱行于阳二十五度，行于阴亦二十五度一周也，故五十度而复大会于手太阴矣。

此复论三焦之所出，兼证营卫之生会。上焦出于胃上口者，上焦所归之部署也。并胃咽以上贯膈而布胸中，出走腋下，循太阴之云门中府之分而行，还至阳明之天鼎扶突而上至舌，复下于足阳明之分，常与营俱行于阳二十五度，行于阴亦二十五度一周也，故五十度而复大会于手太阴。盖从胸腋太阴之分而出行，故复大会于太阴也。夫手之三阴从脏走手，足之三阴从足走脏。营气行于二十八脉之中，二百七十息，以应漏下二刻为一周，则阴阳外内经脉脏腑俱已循行，盖以一日分为昼夜而为五十营，非日行于阳而夜行于阴也。凡日行于阳二十五度，行于阴亦二十五度，乃营卫之行于脉外，阴阳出入者也。越人首设问难，即将经义混淆，而后人非之，后人又以营在脉中，行阳二十五度，行阴二十五度，是犹百步五十步相笑之故智耳。〔眉批：本经论营气，则曰五十营，论卫气则曰日行阳二十五度，夜行阴二十五度。〕按《金匮要略》曰："若五脏元真通畅，人即安和，病则无由入其腠理。"腠者，是三焦通会元真之处，为血气所注。理者，是皮肤脏腑之文理也。盖三焦乃初阳之气，运行于上下，通合于肌腠，不入于经腧，是以上焦之气，常与营俱行阳二十五度，行阴二十五度者，与充肤热肉之荣血，间行于皮肤脏腑之文理也。上焦出胃上口，上贯膈，布胸中，走腋，下至阳明，上至舌。此论上焦气之所出，与经脉之循臂肘，上肩胛，入缺盆，出耳颊之不同也。〔眉批：腠理之中，有荣血所注。〕再按三焦乃少阳之相火生于肾阴，从下而上，通会于周身之腠理，脏腑之募原，总属一气耳，归于有形之部署，始分而为三。气之在上者，即归于上部，主宣五谷之气味，即从上而出，熏肤充身泽毛；气之在中者，即归于中部，主蒸化水谷之津液而为荣血，即从中而出，以奉生身；气之在下者，即归于下部，主济泌别汁，即从下而出，以行决渎。此气由阴而生，从下而上，归于上中下之三部，即从上中下而分布流行。马氏复以下焦之气升于中上，上焦之气降于中下，此缘不明经理而强为臆说也。〔眉批：《平脉篇》曰："三焦不归其部。"〕

黄帝曰：人有热饮食下胃，其气未定，汗即出，或出于面，或出于背，或出于身半，其不循卫气之道而出，何也？岐伯曰：此外伤于风，内开腠理，毛蒸理泄，卫气走之，故不得循其道，此气慓悍滑疾，见开而出，故不得从其道，故命曰漏泄。

此申明卫气出于上焦，从上焦之气而分布于周身者也。上焦出于胃上口，上贯膈，布胸中，由腋而出于太阴之分，至手阳明之扶突，下足阳明之人迎，而后布散于皮腠，常与营俱行阳而行阴，卫气从上焦之气而出，所出之道路从来，上未至于面，后未至于背。今饮食下胃，其营卫宗气，未有定分，而先汗出于面，或出于背，此卫气之不循道而出也。卫气布于周身，无所不被其泽，若汗出于身半。此卫气之偏沮也。盖卫气者，水谷之悍气，其性慓悍滑疾，如腠理不密，即见开而出，故不得从其道。此借风邪汗出，以证明卫气循上焦之道路而出，上焦与营俱行，而营与卫又相将出入于外内者也。故曰"上焦如雾"，谓气之游行于肤表，熏肤充身泽毛，若雾露之溉。〔眉批：此亦营卫生会之一论。〕张开之曰："此章论卫气始出之从来，第七十六篇论卫气昼夜出入之道路，所行不同，各宜体析。"

黄帝曰：愿闻中焦之所出。岐伯答曰：中焦亦并胃中，出上焦之后，此所受气者，泌糟粕，蒸津液，化其精微，上注于肺脉，乃化而为血，以奉生身，莫贵于此。故独得行于经隧，命曰营气。

此论营出于中焦，中焦亦并胃中，在胃中脘之分，中焦所归之部署也。此所受气者，主泌水谷之糟粕，蒸精液，化其精微，上注于肺脉，奉心神化赤而为血，以奉生身，莫贵于此，故独得行于经隧，命曰营气，此津液化血而名营气也。

黄帝曰：夫血之与气，异名同类，何谓也？岐伯答曰：营卫者，精气也。血者，神气也。故血之与气，异名同类焉。故夺血者无汗，夺汗者无血，故人生有两死而无两生。

此承上文而言，营卫生于水谷之精，皆由气之宣发。营卫者，水谷之精气也。血者，中焦之精汁，奉心神而化赤，神气之所化也。血与营卫皆生于精，故异名而同类焉。汗乃血之液，气化而为汗，故夺其血者则无汗，夺其汗者则无血。无血者死，无汗者亦死，故人有两死而无两生者，谓营卫血汗总属于水谷之精也。此言中焦之精汁，皆由气之所化，而为营为卫，为血为汗。有如水中之沤，气发于水中则为沤泡，气散则沤亦破泄矣。〔眉批：阳加于阴谓之汗。〕

黄帝曰：愿闻下焦之所出。岐伯答曰：下焦者，别回肠，注于膀胱而渗入焉。故水谷者，常并居于胃中，成糟粕而俱下于大肠，而成下焦。渗而俱下，济泌别汁，循下焦而渗入膀胱焉。

下焦之部署，在胃之下口，别走于回肠，注于膀胱而渗入焉。故水谷者，常并居于胃中，成糟粕而俱下于大肠，就下焦之气，济泌别汁，循下焦之经，而渗入膀胱，气化则出矣。〔眉批：回肠，大肠也，有九回，因以为名。又：下焦之络脉，下络膀胱。〕

黄帝曰：人饮酒，酒亦入胃，谷未熟而小便独先下，何也？岐伯答曰：酒者，熟谷之液也，其气悍以清，故后谷而入，先谷而液出焉。黄帝曰：善。余闻上焦如雾，中焦如沤，下焦如渎，此之谓也。

饮酒者，先行皮肤，则水津四布，而下输膀胱矣。三焦下俞出于委阳，并太阳之正，入络膀胱，约下焦气化而出，故小便独先下。此承上文而言下焦之气，主决渎水液。故帝曰善。余素闻云："上焦如雾，中焦如沤，下焦如渎"，此之谓也。按此篇论营卫之生会。夫水谷之精气，清者为营，浊者为卫。营在脉中，卫在脉外，此营卫之生也。阴阳异位，又何会焉？故复论三焦之所出，以明其会焉。卫出上焦，而上焦常与营俱行阳二十五度，行阴亦二十五度，营出中焦，而中焦之津液，随三焦出气，以温肌肉，化赤为血，以奉生身。营卫之行，不失其常，此营卫之会也。故独得行于经隧，命曰营气，言与卫相将于脉外，而又独得行于经隧之中，是肌腠经脉之外内，皆有此营也。阴阳血气之离合出入，非熟读诸经，细心体会，不易悉也。〔眉批：离卫而独行于经中。又：尚氏曰："马氏以十六字为宗旨，误矣。"〕

四时气第十九

黄帝问于岐伯曰：夫四时之气，各不同形。百病之起，皆有所生。灸刺之道，何者为定？岐伯答曰：四时之气，各有所在。灸刺之道，得气穴为定。故春取经，血脉分肉之间，甚者深取之，间者浅刺之；夏取盛经孙络，取分间，绝皮肤；秋取经输，邪在腑，取之合；冬取井荥，必深之留之。

"间"，去声。此篇论四时之气，出入于皮肤脉络，而皮肉筋骨，乃六腑之外合，故百病之起，有因于在外之皮肤脉肉筋骨，而及于内之六腑者，有因病六腑之气，而及于外合之形层者。内因外因，皆有所生，知其气之出入，则知所以治矣。四时之气，各有所在，故春取经脉于分肉之间，夏取盛经孙络分肉皮肤，盖春夏之气从内而外也。秋取经输，邪在腑，取之合，此秋气之复从外而内也；冬取井荥，必深而留之，谓冬气之藏于内也。此人气之出入，应天地之四时，是以灸刺之道，得气穴为定。按《本脏篇》曰："肺合大肠，大肠者皮其应；心合小肠，小肠者脉其应；肝合胆，胆者筋其应；脾合胃，胃者肉其应；肾合三焦膀胱，三焦膀胱者，腠理毫毛其应。"乃脏合腑而腑合于形层，是以有病温疟皮水之在外者，有肠中不便，腹中常鸣之在腑者。

温疟汗不出，为五十九痏。

此外因之邪，病在于骨髓也。《素问·疟论》曰："温疟者，得之冬中于风寒，气藏于骨髓之中，至春则阳气大发，邪气不能自出，因遇大暑，脑髓烁，肌肉消，腠理发泄，或有所用力，邪气与汗皆出。此病藏于肾，其气先从内出之于外也。"是以汗不出，则邪不能去，当为五十九痏，以第四针五十九刺骨。〔眉批：骨髓。〕

风㿷肤胀，为五十七痏，取皮肤之血者，尽取之。"㿷"，即水，以水为也。

此外因之邪，病在于皮肤也。"㿷"，水病也。因汗出遇风，风水之邪，留于皮肤而为肿胀也。"为五十七痛，取皮肤之血者，尽取之"，盖邪在皮肤，当从肤表而出。"五十七痛"，详《素问·水热穴论》。〔眉批：皮肤。〕

飧泄，补三阴之上，补阴陵泉，皆久留之，热行乃止。

"飧，"叶孙。此内因之病，在脾而为飧泄也。脾为湿土，乃阴中之至阴，脾气虚寒则为飧泄，故当补三阴之上，补阴陵泉，皆久留之，候热气行至乃止。"三阴之上"，足三阴交穴。"阴陵泉"，脾之合穴也。朱济公问曰："经义止病在六腑，奚又有脾脏之飧泄？"曰："阳明不从标本，从中见太阴之化。脾与胃以膜相连，阴阳相合，为脏腑血气之生原，是以下篇论五脏病而兼论胃，此篇论六腑病而有脾。"〔眉批：玉师曰："四肢皆禀气于胃，而不得至经，必因于脾乃得禀也，是以外之形症而兼论于脾。"又：脾〕

转筋于阳治其阳，转筋于阴治其阴，皆卒刺之。

"卒"焠同。筋有阴阳，以应四时十二月，故转筋于阳治其阳，转筋于阴治其阴。焠刺者，烧针劫刺，以取筋痹。〔眉批：筋。〕

徒痳，先取环谷下三寸，以铍针针之。已刺而筩之而内之，入而复之，以尽其水，必坚。来缓则烦悗，来急则安静，间日一刺之，痳尽乃止。饮闭药，方刺之时徒饮之，方饮无食，方食无饮，无食他食，百三十五日。

此内因脾胃虚寒，而水溢于肉理也。"徒"，众也。筩，音桶。内，音讷。土位中央，主灌溉于四旁，土气虚则四方之众水，反乘侮其土而为水病也。夫谿谷有三百六十五穴会，肉之大会为谷，大会者，手足股胻之大肉也。环谷者，取手足之分肉以泻其水也。"筩"，筒也。以如筒之针而内之。"入而复出，以尽其水"。水肿于肌肉则浮而软，水尽则肉必坚矣。来缓则烦悗，来急则安静也。水虽在于肌腠，而其原在内也。饮闭药者，谓水乃尽，当饮充实脾土之药，勿使水之复乘也。方刺之时，欲使水尽出于外，故徒饮之。盖脾主肌肉，痳病之因本于脾，脾水尽而后能土气充实也。夫饮入于胃，上输于脾肺，食气入胃，淫散于心肝，饮食并入，藉三焦之气，蒸化精微，济泌别汁，中焦气虚，则水谷不能分别矣。是以方饮无食，方食无饮，盖言土气虚而水聚于中者，由三焦元气虚也。三焦者，通会元真于肌腠，三焦元真之气虚，则肤腠空疏而水溢于内矣。无食他食者，惟食谷食以养土气也。土之成数在十，而分王于四时八节。调养

百三十五日者，逾九节候而土气复也。〔眉批：肉。又：土数五，五日谓之候，三候谓之节。〕

着痹不去，久寒不已，卒取其三里。

此邪留于骨节而为痹也。《素问·痹论》曰："湿胜为著痹。"盖湿溜于关节，故久寒不已，当卒取其三里，取阳明燥热之气，以胜其寒湿也。沈亮宸曰："谿谷属骨，此承上文肌腠未尽之水，溜于关节则为著痹，故取阳明之三里，从腑以泻脏也。"〔眉批：骨节。〕

骨为干。

沈亮宸曰："此承上文而言骨之为病，在骨之髓节也。干者，如木干之坚劲，是故温疟之邪，藏于骨髓，湿痹之气，溜于关节，其骨如干，而不受邪之所伤。"莫云从曰："《五运行论》云：'肾生骨髓，髓生肝。'《骨空论》论骨节之交，皆有髓空，以渗精髓。盖邪害空窍，而直骨坚劲，不受邪伤，即骨之痠痛，病在髓节而应于骨也。"。

肠中不便，取三里，盛泻之，虚补之。

沈亮宸曰："此病在三焦，而为肠中不便也。三焦之气，蒸化水谷，济泌别汁。水谷者，常并居于胃中，成糟粕而俱下于大肠，是以肠中不便者，三焦之气虚也。三焦之部署，在胃腑上中下之间，故独取足阳明之三里，邪盛者泻之，正虚者补之。"

疠风者，素刺其肿上，已刺，以锐针针其处，按出其恶气，肿尽乃止。常食方食，无食他食。

此邪病之在脉也。《素问·风论》曰："风寒客于脉而不去，名曰疠风。"肿者，脉中之营热，出于䐃肉而为肿也。恶气者，恶厉之邪，留而不去，则使其鼻柱坏而色败，皮肤疡溃，故当出其恶气，肿尽乃止。常食方食、无食他食者，谓当恬淡其饮食，无食他方之异品也。

腹中常鸣，气上冲胸，喘不能久立，邪在大肠，刺肓之原，巨虚上廉三里。

"肓"，音荒。此邪在大肠而为病也。大肠为传导之官，病则其气反逆，是以腹中常鸣，气上冲胸，喘不能久立。膏肓，即脏腑之募原，膏在上而肓在下，肓之原在脐下一寸五分，名曰脖胦，乃大肠之分，巨虚上廉在三里下三寸，取巨虚三里者，大肠属胃也。

小肠控睾，引腰脊上冲心，邪在小肠者，连睾系属于脊，贯肝肺，络心系，气盛则厥逆上冲，肠胃熏肝散于肓，结于脐。故取之肓原以散之，

刺太阴以予之，取厥阴以下之，取巨虚下廉以去之，按其所过之经以调之。

　　"睪"，音高。沈亮宸曰："控睪引腰脊上冲心者，小肠之疝气也。肓乃肠外之脂膜，故取肓之原以散之，刺手太阴以夺之，取足厥阴以下之，取巨虚下廉，以去小肠之邪，按其所过之经以调其气。"

　　善呕，呕有苦，长太息，心中憺憺，恐人将捕之。邪在胆，逆在胃，胆液泄则口苦，胃气逆则呕苦，故曰呕胆。取三里以下，胃气逆，则刺少阳血络，以闭胆逆，却调其虚实，以去其邪。

　　此邪在胆而为病也。呕有苦，胆气逆在胃也。胆气欲升，故长太息以伸之。病则胆气虚，故心中憺憺，恐人将捕之。病在胆，逆在胃者，木邪乘土也。胆汁通于廉泉玉英，故胆液泄则口苦，胆邪在胃，故胃气逆则呕苦也，取三里以下。胃气之逆，刺少阳经之血络，以闭胆逆，调其虚实以去其邪。〔眉批：胆。〕

　　饮食不下，膈塞不通，邪在胃脘。在上脘则刺抑而下之，在下管则散而去之。

　　此邪在胃脘而为病也，食饮不下，膈塞不通。如邪在上脘，则不能受纳水谷，故当抑而下之。如邪在下管，则不能传化糟粕，故当散而去之。沈亮宸曰："食饮不下，膈塞不通，病在上也。然下焦阻塞，则上焦亦为之不利。盖水谷入口，则胃实而肠虚，食下则肠实而胃虚，如下气闭而食不下，则胃实而上焦膈塞矣。是以经文总言其病，而治分上下，学者体会毋忽。"〔眉批：胃。〕

　　小腹痛肿，不得小便，邪在三焦约，取之太阳大络，视其络脉与厥阴小络，结而血者，肿上及胃脘，取三里。

　　此邪在膀胱而为病也。三焦下腧出于委阳，并太阳之正，入络膀胱，约下焦，实则闭癃，虚则遗溺。小腹肿痛，不得小便，邪在三焦约也，故当取足太阳之大络小络孙络也。足太阳厥阴之络，交络于跗腘之间，视其结而血者去之。盖肝主疏泄，结在厥阴之络，亦不得小便矣。如小腹肿，上及胃脘，取足三里。〔眉批：膀胱。又：即取大络之委阳。大络，经脉也。〕

　　睹其色，察其以，知其散复者，视其目色，以知病之存亡也。一其形，听其动静者，持气口人迎，以视其脉。坚且盛且滑者，病日进；脉软者，病将下；诸经实者，病三日已。气口候阴，人迎候阳也。

睹其色者，分别五行之色也。如色青者，内病在胆，外病在筋；色赤者，内病在小肠，外病在脉也。察其以者，察其所以然之病，或病因于外，或病因于内，或因于外而病及于内者，或因于内而病及于外者。散者，邪散而病已也。"复者"，病在外而复及于内，病在内而复及于外也。视其目色者，察其血色也。盖在外之皮肉筋骨，内应于六腑，六腑内合五脏，外内之病，皆本于五行之色，而五脏之血色，皆见于目，故视其目色，以知病之存亡也。一其形者，静守其神，形与神俱也。"听其动静者，持气口人迎"，以视脉之坚滑软静，而知病之进退也。"诸经实者"，邪在经脉也。"气口人迎"，候三阴三阳之气也。沈亮宸曰："五脏六腑，应天之五运六气，五运主中，六气主外，五运主岁，六气主时，五脏内合六腑，六腑外应六气；阴阳相合，外内交通。故本篇首定四时，末论脏腑阴阳血气，乃人与天地相参，阴阳离合之大道也。〔眉批：腑为阳而主气，故持气口人迎以视其脉。〕

五邪第二十

　　邪在肺，则病皮肤痛，寒热，上气喘，汗出，咳动肩背，取之膺中外腧，背三节五脏之旁，以手疾按之，快然乃刺之，取之缺盆中以越之。

　　此承上章复论邪在五脏而病于外也。夫六腑之应于皮肉筋骨者，脏腑雌雄之相合也。五脏之外应者，阴阳之气，皆有出有入也。肺主皮毛，故邪在肺则病皮肤痛。寒热者，皮寒热也。盖脏为阴，皮肤为阳，表里之气，外内相乘，故为寒为热也。上气喘者，肺气逆也。汗出者，毛腠疏也。咳动肩背者，咳急息肩，肺腧之在肩背也。"膺中外俞"，肺脉所出之中府云门处。"背三节五脏之旁"，乃肺腧旁之魄户也。缺盆中者，手阳明经之扶突，盖从腑以越阴脏之邪。〔眉批：承上文故无问答。又：下经曰："肺应皮，心应脉，脾应肉，肝应爪，肾应骨。"〕

　　邪在肝，则两胁中痛，寒中，恶血在内，行善掣节，时脚肿，取之行间，以引胁下，补三里以温胃中，取血脉以散恶血，取耳间青脉以去其掣。

　　肝脉循于两胁，故邪在肝则胁中痛。两阴交尽，是为厥阴，病则不能生阳，故为寒中。盖邪在肝胁中痛，乃病经脏之有形。"寒中"，病厥阴之气也。"内"，脉内也。行善掣节者，行则掣节而痛，此恶血留于脉内，脉度循于骨节也。时脚肿者，厥阴之经气下逆也。当取足厥阴肝经之行间，以引胁下之痛，补足阳明之三里，以温寒中，取血脉以散在内之恶血。"耳间青脉"，乃少阳之络，循于耳之前后，入耳中，盖亦从腑阳以去其掣节。〔眉批：阴极则一阳生。又：一名鸡足青。〕

　　邪在脾胃，则病肌肉痛。阳气有馀，阴气不足，则热中善饥；阳气不足，阴气有馀，则寒中肠鸣腹痛；阴阳俱有馀，若俱不足，则有寒有热，皆调于三里。

　　脾胃主肌肉，故邪在脾胃则肌肉痛。脾乃阴中之至阴，胃为阳热之腑，故阳明从中见太阴之化，则阴阳和平，雌雄相应。若阳气有馀，阴气不足，则热中而消谷善饥。若阳气不足，阴气有馀，则寒中而肠鸣腹痛。阴阳俱有馀者，邪病之有馀；俱不足者，真气之不足。皆当调之三里而补泻之，亦从腑而和脏也。

邪在肾，则病骨痛阴痹。阴痹者，按之而不得，腹胀腰痛，大便难，肩背颈项痛，时眩。取之涌泉昆仑，视有血者尽取之。

在外者，筋骨为阴，病在阴者，名曰痹阴。"痹者"，病在骨也。按之而不得者，邪在骨髓也。腹胀者，脏寒生满病也。腰者，肾之府也，肾开窍于二阴。大便难者，肾气不化也。肩背颈项痛，时眩者，脏病而及于腑也。故当取足少阴之涌泉，足太阳之昆仑，视有血者尽取之。

邪在心则病心痛喜悲，时眩仆。视有馀不足，而调之其输也。

"邪在心"，邪薄于心之分也。喜为心志，心气病则虚，故喜悲，神气伤，故时眩仆，视有馀不足而调其输也。按皮脉肉筋骨，五脏之外合也。邪在心而不病脉者，手厥阴心主包络主脉也。《邪客篇》曰："心者，五脏六腑之大主也，精神之所舍也。其脏坚固，邪勿能容也，容之则伤心，伤心则神去，神去则死矣。故诸邪在于心者，皆在于心之包络。包络者，心主之脉也。本腧者，皆因其气之虚实疾徐以取之。"故邪在心，邪在于包络，心之分也。视有馀不足而调之者，因心气之虚实，而调之也，此邪薄于心之分，以致心气之有馀不足，邪不在心，故不外应于脉。沈亮宸曰："邪干脏则死，非独伤于心也。曰邪在肺邪在肝者，邪薄于五脏之分，病脏气而不伤其脏真，故首言三节五脏之旁，以手疾按之，快然乃刺之。盖五脏之旁，乃五脏之气舍也，病在气当取之气，取之气故以手按之则快然。曰三节，曰五脏之旁，俱宜体会。"〔眉批：心气实则喜，虚则悲。又：疾徐者，调其虚实也。又：止取三节而曰五脏。〕

寒热病第二十一

皮寒热者，不可附席。毛发焦，鼻槁腊，不得汗，取三阳之络，以补手太阴。

"腊"，思亦切。上二章论五脏六腑，以及外合之皮肉筋骨为病。此章论病三阴三阳之经气，而为寒为热也。病在皮，故不可附席。皮肤之血气以滋毛发，皮气伤故毛发焦也。"腊"，干也。肺主皮毛，开窍在鼻，故鼻为之干槁，此邪在表，而病太阴太阳之气。当从汗解，如不得汗，宜取太阳之络以发汗，补手太阴以资其津液焉。按以上三章，经旨相连。故无君臣问答之辞。其病在腑脏经气之不同，故分为三章。此章通论阴阳之经气为病，故篇名寒热。寒热者，阴阳之气也。

肌寒热者，肌痛，毛发焦，而唇槁腊。不得汗，取三阳于下，以去其血者，补足太阴，以出其汗。

脉外之血气，充肤热肉生毫毛，故病在肌，则肌肉痛而毛发焦也。脾主肌肉，开窍于口，故唇口槁腊。如不得汗，当取三阳于下，以去其血，补足太阴，以资水谷之汗。"三阳"，太阳也。盖寒热虽在肌，而汗从表出也。莫云从曰："肺之鼻窍，脾之口窍，皆在气分上看。"

骨寒热者，病无所安，汗注不休。齿未槁，取其少阴于阴股之络；齿已槁，死不治。骨厥亦然。

"骨寒热者"，病少阴之气也。病无所安者，阴躁也。少阴为生气之原，汗注不休者，生气外脱也。齿未槁者，根气尚存，取足少阴于阴股之络以去其邪。齿已槁，死不治矣。此邪病少阴之气，邪正相搏，故为寒热，邪去则愈，正脱则死矣。骨厥者，谓肾脏为病，而肾气厥逆也。夫圣人南面而立，前曰广明，后曰太冲，太冲之地，名曰少阴，少阴之上，名曰太阳，是少阴为生阳之本，然肾脏亦为生气之原，故曰："骨厥亦然。"盖以分别骨寒热者，病少阴之气也。沈亮宸曰："以上三节，病在三阴之气，故曰取三阳之络，曰取少阴于阴股之络，而不言经穴。上章之病在五脏，则曰行间三里昆仑涌泉，而不言三阴三阳。"

骨痹，举节不用而痛，汗注烦心，取三阳之经补之。

"骨痹举节不用而痛，汗注烦心"，病在少阴之气而入深也，故当取太阳之经补之，以去其邪。夫经脉为里，浮见于皮部者为络，上节论三阴之气而为寒热者，病在于肤表，故取之络。此病气入深，故取之经。此篇论三阴三阳之经气为病，有病在气而不及于经者，有病在气而转入于经者，有经气之兼病者，盖阴阳六气，合手足之六经也。沈亮宸曰："冬者盖藏，血气在中，内着骨髓，通于五脏。'骨痹'，冬痹也。'汗注烦心'，病通于脏也。邪气者，常随四时之气血而入客也，故下文曰冬取经输。经输者，治骨髓，故取三阳之经，以发越阴脏之痹。"莫云从曰："以本经之法，施于治道，如鼓应桴。马氏退理以先针，致使后学咸视为针刺而忽之，不知针刺之中，有至道存焉。"

身有所伤，血出多，及中风寒，若有所堕坠，四肢懈惰不收，名曰体惰，取其小腹脐下三结交。三结交者，阳明太阴也，脐下三寸关元也。

此言皮肤之血气有伤，当取之阳明太阴也。夫首言皮腠之寒热者，病三阴之气也。此言皮腠之血气受伤，亦取之太阴阳明，阴阳血气之相关也。"身有所伤，血出多"，伤其血矣。"及中风寒"，伤其营卫矣。夫人之形体，藉气呴而血濡，血气受伤，故若有所堕坠，四肢懈惰不收，名曰体惰。夫充肤热肉之血气，生于阳明水谷之精，流溢于中，由冲任而布散于皮腠，故当取小腹脐下之阳明太阴，任脉之关元，以助血气之生原。三结交者，足太阴阳明，与任脉交结于小腹脐下也。沈亮宸曰："首言三阴之气本于里阴，而外主于皮毛肌骨，下节论三阳之气，从下而生，而上出于颈项头面，此言肤表之血气，亦由下而上，充于皮肤。盖阴阳血气，皆从下而上也。"

厥痹者，厥气上及腹，取阴阳之络，视主病也，泻阳补阴经也。颈侧主动脉人迎，人迎足阳明也，在婴筋之前；婴筋之后，手阳明也，名曰扶突。次脉手少阳也，名曰天牖。次脉足太阳也，名曰天柱。腋下动脉，臂太阴也，名曰天府。

此言阳气生于阴中，由下而上也。"厥痹者"，痹闭于下，以致三阳之气，厥逆止及于腹，而不能上行于头项也。取阴阳之络，视主病者，视厥痹之在何经也。泻阳者，泻其厥逆而使之上也。补阴者，阳气生于阴中也。次脉者，从喉旁而次序于项后，即《本输篇》之所谓一次脉二次脉也。盖三阳之经气，皆循颈项而上充于头面也。"腋下动脉"，手太阴也。"太阴"，统主阴阳之气者也。

阳迎头痛，胸满不得息，取之人迎。

此下五节，承上文而分论厥逆之气，各有所见之证，各随所逆之经以取之。阳明头痛，阳明之气厥逆于腹，不得循人迎而上充于头，是以头痛。逆于中焦，故胸满不得息，当取之人迎以通其气。

暴喑气鞭，取扶突与舌本，出血。

鞭，梗同。夫金主声，心主言，手阳明主气而主金，故阳明气逆于下，则暴喑而气梗矣。取扶突与舌本，出血，则气通而音声出矣。

暴聋气蒙，耳目不明，取天牖。

手少阳之脉，入耳中，至目锐眦，少阳之气厥于下，则上之经脉不通，是以暴聋气蒙，耳目不明，当取之天牖。

暴挛痫眩，足不任身，取天柱。

足太阳主筋，故气厥则暴挛而足不任身矣。太阳之脉，起于目内眦之晴明，气不上通，故痫眩也，当取之天柱。

暴瘅内逆，肝肺相搏，血溢鼻口，取天府。

"瘅"，消瘅。"暴瘅"，暴渴也。肝脉贯肺，故手太阴之气逆，则肝肺相搏。肺主气而肝主血，气逆于中，则血亦留聚而上溢矣。肺乃水之生原，搏则津液不生而暴瘅矣。皆当取手太阴之天府，以疏其搏逆。夫暴疾一时之厥证也。此因于气厥，故用数暴字。

此为大牖五部。

"牖"，窗也。头面之穴窍，如楼阁之大牖，所以通气者也。气厥于下，以致在上之经脉不通，而为耳目不明，暴喑痫眩诸证。盖言三阳之气，由下而生，从上而出，故总结曰："此为大牖五部"，以下复论其经络焉。沈亮宸曰："人迎扶突天牖天柱，头气之街也。腋下动脉，胸气之街也。"莫云从问曰："《本输篇》论次脉，乃手足三阳之六经。此节止言手阳明、少阳，足阳明、太阳为大牖何也？"曰："太阳之气，生于膀胱水中；少阳之气，本于命门相火；阳明之气生于中焦胃腑。在经脉有手足之六经，在二气止论三阴三阳也。其手阳明与太阴为表里，主行周身之气，故合为五大牖焉。"

臂阳明有入頄遍齿者，名曰大迎，下齿龋，取之臂，恶寒补之，不恶寒泻之。足太阳有入頄遍齿者，名曰角孙，上齿龋，取之在鼻与頄前。方病之时其脉盛。盛则泻之，虚则补之。一曰取之出鼻外。

"頄"音仇。"龋"，邱禹切。上节论三阳之气，循次而上出于大膈。此复论气从络脉以相通，所谓络绝则径通，如环无端，莫知其纪也。盖气之出于大膈者，从气街而出于脉外，气之行于脉中者，从络脉而贯于脉中，外内环转之无端，故莫知其纪也。观鼻交处为頞。"齼"，齿痛也。臂阳明有入頞遍络于齿者，名曰大迎，大迎乃足阳明之经穴。此手阳明之气，从络而贯于足阳明之经，故下齿痛当取之臂阳明。恶寒饮者，虚也，当补之；不恶寒饮者，实也，当泻之。足太阳有入頞遍络于齿者，名曰角孙。角孙乃手少阳之经穴，此足太阳之气，贯于手少阳之经，故上齿痛者，当取之鼻与頞前，乃太阳之络脉也。按营血宗气之所营行者，经脉也。足太阳之络不入于齿中，此非经脉，亦非支别，乃微细之系，以通二阳之气者也。故方病之时其脉盛，乃气之太过也。太过则泻之，不及则补之。莫云从曰："三阳之气，分则有三，合则为一。一阳之气，下通于泉，绕地环转，而复通贯于地中，故遍历于齿，属口对入。齿者，水藏之所生。口者，土之外候也。"

足阳明有挟鼻入于面者，名曰悬颅，属口对入，系目本，视有过者取之，损有馀，益不足，反者益。

"足阳明"，当作手太阳。此总结三阳之六次脉也。盖三阳之气，上出于大膈者，循手之阳明少阳，足之阳明太阳，而经脉之贯通，则有手足六脉之相交矣。故手太阳有挟鼻入于面者，名曰悬颅，悬颅乃足少阳之经穴。此手太阳之气，从络脉而通于足少阳之经也。属口对入，上系目本，视有过者取之。"过"，病也。如病在太阳，而太阳之络有馀，少阳之经不足，则当损太阳之有馀，益少阳之不足。反是者，又当益太阳也。沈亮宸曰："反者，当从有过上看，推此二句，当知太阳之气，从络脉而贯于少阳之经，少阳之气，从络脉而通于太阳之经也。以上四脉亦然。"莫云从问曰："阳明手足相交，自然之道也。太阳之与少阳相合，其义何居？"曰："太少之气，本于先天之水火，犹两仪所分之四象，是以正月二月主于太少，五月六月主于太少，太少之相合也。阳明者，两阳合明，故曰阳明主于三月四月，此阳明之自相交合也。夫阴阳之道，推变无穷，明乎经常变易之理，始可与言阴阳矣。"朱济公问曰："太阳之气主皮毛，阳明之气主肌腠，少阳之气主枢胁，今论三阳之气，又皆循经而上出于头面焉。"曰："此升降出入之道也。阴阳之气，出入于外内，故皮寒热者，取之太阳太阴，肌寒热者，取三阳于下，升降于上下。故邪中于面则下阳明，中于项则下太阳，中于颊则下少阳。三阳之气，运行于肌表，故中于阳则溜于经，经气外内之相通也。此升降出入之无息者也，一息不运，则失其机矣。”

其足太阳有通项入于脑者，正属目本，名曰眼系。头目苦痛取之，在项中两筋间，入脑乃别阴跷阳跷，阴阳相交，阳入阴，阴出阳，交于目锐眦。阳气盛则瞋目，阴气盛则瞑目。

此言足太阳之气，贯通于阳跷阴跷也。其者，承上文而言，言其足太阳又有通项入于脑者，正属目本，名曰眼系，在项中两筋间，入脑乃别络于阴跷阳跷，而阴阳相交于目锐眦，阳跷之气入于阴跷，阴跷之气出于阳跷。如阳跷之气盛则张目，阴跷之气盛则瞑目，此太阳之气，又从眼系而贯通于阴阳之跷脉也。按《脉度篇》曰：“跷脉者，少阴之别，起于然谷之后，循胸上行，属目内眦，合于太阳阳跷而上行，气并相还则为濡目。”此言阴跷之脉，起于足少阴而上通于太阳阳跷。此节论太阳之气，通于阳跷阴跷，故曰：“男子数其阳，女子数其阴。”盖阴跷之脉，通少阴之精水于阳跷；阳跷之脉，通太阳之气于阴跷。男子以气为主，故男子数其阳；女子以精血为主，故女子数其阴。气为阳，而血为阴也。莫云从曰：“举足行高曰跷。足少阴太阳，乃阴阳血气之生原，阴跷阳跷主通阴阳血气，从下而上交于目。目者，生命之门也。”〔眉批：目之尖角为锐，故外内皆名锐眦。又：在阳曰入阴，在阴曰出阳。〕

热厥，取足太阴少阳，皆留之。寒厥，取足阳明少阴于足，皆留之。

此论阴阳之气不和，而为寒厥热厥也。盖在表之阴阳不和，则为肌皮之寒热，发原之阴阳不和，则为寒厥热厥矣。马玄台曰：“少阳当作少阴，少阴当作少阳。按《素问·厥论》曰：‘阳气衰于下，则为寒厥。阴气衰于下，则为热厥’。盖以热厥为足三阳气胜，则所补在阴，故当取足太阴少阴皆留之，以使针下寒也。寒厥为足三阴气胜，则所补在阳，故当取足阳明少阳于足者留之，以俟针下热也。”余伯荣曰：“取之于足者，谓阳气生于下也。”

舌纵涎下，烦悗，取足少阴。

此言上下之阴阳不和也。少阴之上，君火主之，而下为水脏，水火之气，上下时交。舌纵涎下烦悗者，肾气不上资于心火也，故当取足少阴，以通少阴之气。

振寒洒洒，鼓颌不得汗出，腹胀烦悗，取手太阴。

此言表里之阴阳不和也。《内经》云：“阳加于阴，谓之汗。”肤表为阳，腹内为阴，在内之阴液，藉表阳之气，宣发而为汗。振寒洒洒，鼓颔不得汗出，腹胀烦悗者，表里之阴阳不和也，故当取手太阴，以疏皮毛之气，以行其汗液焉。手太阴主通调水液，四布于皮毛者也。莫云从曰："上节论上下，此节论表里，乃阴阳之升降出入，篇名寒热者，皆阴阳之不调也。"

刺虚者，刺其去也；刺实者，刺其来也。

此总论阴阳寒热之不调，因邪正虚实之有碍也。虚者真气之不足，实者邪气之有馀，盖邪气实则真气虚矣。故刺虚者，刺其气之方去，所谓追而济之也；刺实者，刺其气之方来，所谓迎而夺之也。迎之随之以意和之，可使气调，可使病已也。

春取络脉，夏取分腠，秋取气口，冬取经输。凡此四时，各以时为齐，络脉治皮肤，分腠治肌肉，气口治筋脉，经输治骨髓。

此以人之形层深浅，与四时之气为齐也。盖人之血气，应天地之阴阳出入，故春取络脉，夏取分腠，春夏之气，从内而外也；秋取气口，冬取经输，秋冬之气，复从外而内也。此人之气血，随天地四时之气，而外内出入者也。齐者，所以一之也。凡此四时，以应人之阴阳出入，故各以时为齐。故取络脉者，以治皮肤；取分腠，以治肌肉；取气口，以治筋脉；取经输，以治骨髓。此又以四时之法，以治皮肉筋骨之浅深。盖天气有四时之出入，而人有阴阳之形层，故各以时为齐也。

五脏身有五部：伏兔一；腓二，腓者，腨也；背三；五脏之腧四；项五。此五部，有痈疽者死。

夫在外者，皮肤为阳，筋骨为阴，痈疽所发，在于皮肉筋骨之间。此言五脏各有五部，而一部之阴阳不和，即留滞而为痈矣。"伏兔"，肾之街也；腨者，脾之部也；背者，肺之俞也；五脏腧者，谓五椎之心腧也；项者，肝之腧也。《本经》曰："痈疽之发，不从天下，不从地出，积微之所生也。故五部之有痈疽者，乃五脏渐积之郁毒，外应于血气之不和而为痈疽，故五部有此者死。按上章论五脏之邪，外应于皮肉筋骨，此言五脏各有五部，而一部之中皆有阴阳血气之流行，所谓阴中有阳，阳中有阴也。余伯荣曰："痈疽之发，有因于风寒外袭者，有因于喜恶不测、食饮不节、营卫不和、逆于肉理，乃发为痈。阴阳不通，两热相搏，乃化为脓。然有发于股臂而死者，有发于项背而生者，此又以邪毒之重轻，真气之虚实，以别其死生，然病及五脏者必死。故因于外邪者，善治治皮毛，其次治肌肉。因于内伤者，使五脏之郁气四散于皮肤，弗使痛肿于一部，所谓始萌可救，脓成则死，此上工之治未病也。"〔眉批：句法与背三节五脏之旁相同。又：一部之中，有皮肉筋骨。〕

病始于臂者，先取手阳明太阴而汗出。病始头首者，先取项太阳而汗出；病始足胫者，先取足阳明而汗出。

此分别形身上下，各有所主之阴阳也。夫身半以上，手太阴阳明皆主之，故病始于臂者，先取手阳明太阴而汗出；太阳之气，生于膀胱而上出于头项，故病始于头首者，先取项太阳而汗出。身半以下，足太阴阳明皆主之，故病始足胫者，先取足阳明而汗出。曰始者，谓病始于下者，下行极而上。始于上者，上行极而下。曰先者，谓手足之阴阳，虽各有所主，然三阴三阳之气，上下升降，外内出入，又互相交通者也。

臂太阴可汗出，足阳明可汗出。故取阴而汗出甚者，止之于阳；取阳而汗出甚者，止之于阴。

汗乃阴液，生于阳明。太阴主气，行于肤表，水津四布，乃气化以通调，故臂太阴可汗出。水谷之津液，从腠理发泄，汗出溱溱，故足阳明可汗出。然汗液必由气之宣发，气得液而后能充身泽毛，故取阴而汗出甚者，止之于阳；取阳而汗出甚者，止之于阴。盖阳为阴之固，阴为阳之守也。〔眉批：阴主气而阳主液，阴阳之互换也。〕沈亮宸曰："此篇论阴阳之不调，而为寒热之证，宜从汗解，故总结汗法数条。"

凡刺之害，中而不去则精泄，不中而去则致气。精泄则病甚而恇，致气则生为痈疽也。

泄精者，谓阴阳血气生于精，过伤则并伤其根原矣。痈疽者，谓阴阳血气，营行于皮肉筋骨之间，邪气留客，致真气不行，则生痈疽矣。本篇论阴阳寒热，缘邪正之实虚，故以此节重出于篇末，盖以戒夫治病者，慎勿再实实而虚虚也。